MARION GRILLPARZER

Die Erfolgsdiät

simple glyx

Inhalt

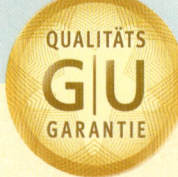

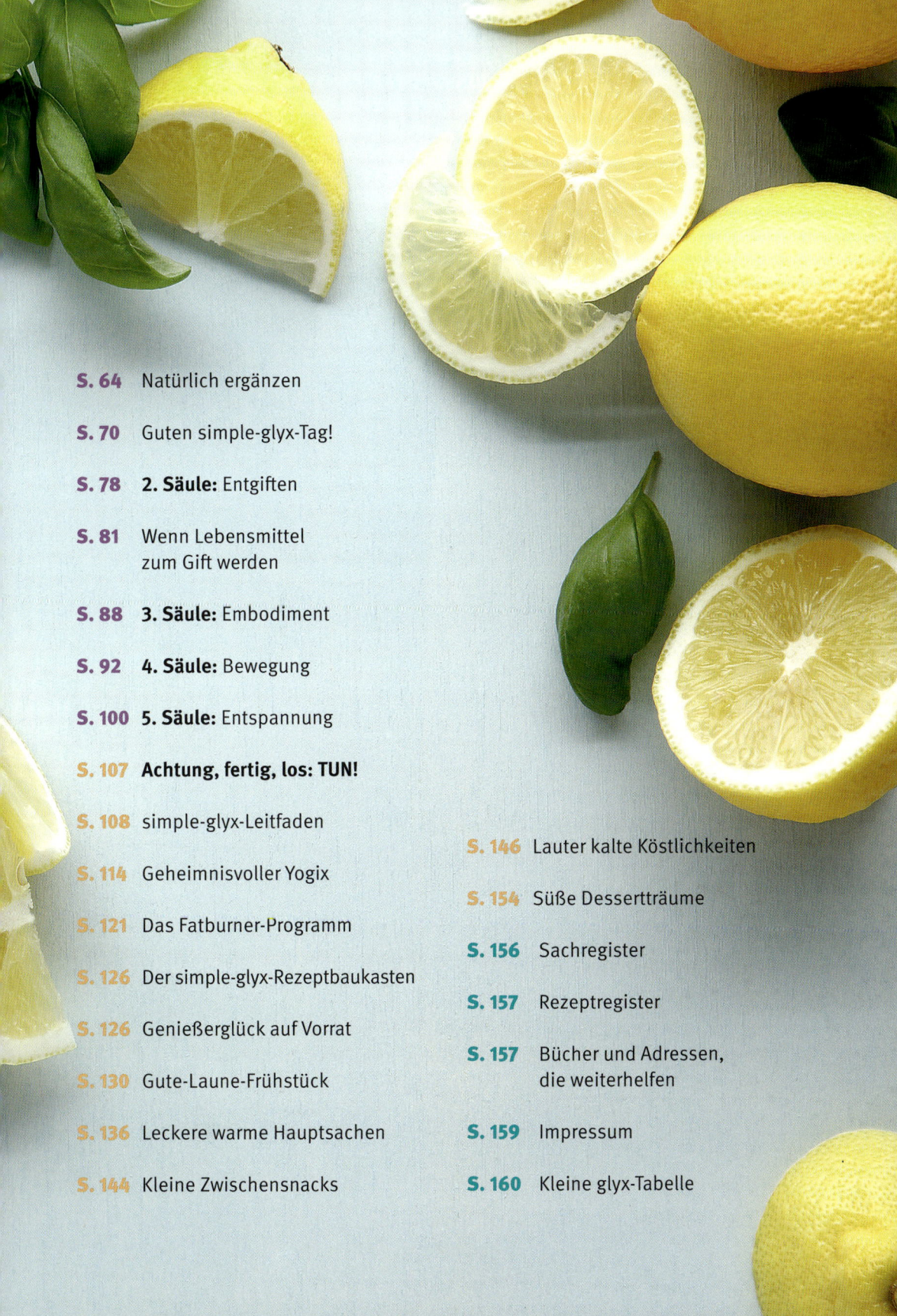

Vorwort

Haben Sie schon mal was von der GLYX-Diät gehört? Von der Diät, mit der man auch 50 Kilo abnehmen kann, nachhaltig, weil sie ganzheitlich ist?

GLYX ist die Diät, die Muskeln, Seele und Gehirn mitnimmt, Genuss und Lebensfreude einbezieht. Die gegen Heißhunger kein Glas Wasser verordnet und den Eimer Popcorn genauso integriert wie den Teller Kohlsuppe. Das ist die Diät, die der Arzt verschreibt, weil sie binnen vier Wochen die Blutwerte verbessert. Die Diät, die Diätgeplagte machen, weil es eigentlich keine Diät ist, sondern eine Lebensumstellung. Die glücklich macht, weil Essen die stärkste Droge ist, die wir kennen. Aber nicht das Einzige ist, was uns wichtig ist. Wir leben nicht, um zu essen, sondern essen, um zu leben.

Eine simple Lebensglyxosophie

Heute heißt es oft, wenn Du abnehmen willst, lass die Kohlenhydrate weg. Punkt. Das Gleiche hieß es mal mit Fett. Grundfalsch. Genau das macht langfristig dick. Beides drosselt den Stoffwechsel runter. GLYX steht deshalb auf fünf Beinen:

❖ Clever genießen.
❖ Klug entgiften.
❖ Körperwahrnehmung schulen.
❖ Mit Spaß bewegen.
❖ Sanft entspannen.

Genau das ist die Basis für langfristigen Erfolg. Ich hab das immer in Großbuchstaben geschrieben: GLYX. In Anlehnung an den DAX – und sicherlich auch ein bisschen, weil es mir so wichtig ist. Weil es zu einer runden, ganzheitlichen Lebensphilosophie herangewachsen ist. Mit meinem Ernährungs-Studium, den Gesprächen mit den tollen Experten, meiner Recherche für die Bücher – und vor allem durch die Erfahrungen mit lieben Menschen im Forum und in Gesprächen ist GLYX für mich eine über Jahrzehnte gewachsene Philosophie, die auf eine einfache Art und Weise hilft, das Leben ganz schonend umzukrempeln – und es damit echt lebenswerter zu machen. Weil man keine Angst mehr vor dem Essen hat, weil man sich in seiner Haut, in seinem Körper plötzlich viel wohler fühlt.

Trendig & traditionell

Das Wichtigste für mich: GLYX wächst. Neues aus der Wissenschaft fließt mit ein. Trends, die Gutes bewirken, trimmen wir auf GLYX-Tauglichkeit:

❖ Smoothies trinken,
❖ Faszientraining machen,
❖ weizenfrei essen,
❖ Achtsamkeit üben,
❖ Vibration genießen,
❖ Jumping entdecken
❖ und noch mehr.

Die Grundlage ist und bleibt: Gesundheitsrezepte müssen einfach sein. Sie sollten sich in den Alltag schmiegen. Alles, was Sie hier lesen, sind Vorschläge, die Sie annehmen können – oder auch nicht. Trends macht man freiwillig mit, weil sie Spaß machen: so wie der GLYX und so wie das Mini-Trampolin, das ich seit 15 Jahren als Trainingspartner für Abnehmer und Gesundeinwoller empfehle. Das erlebt jetzt erst seinen Boom. Wenn erst publik wird, dass das Trampolin nicht nur Fett wegschmilzt, dass es Herz-Kreislauf-System, Muskeln und Knochen trainiert, sondern auch noch die Faszien ...

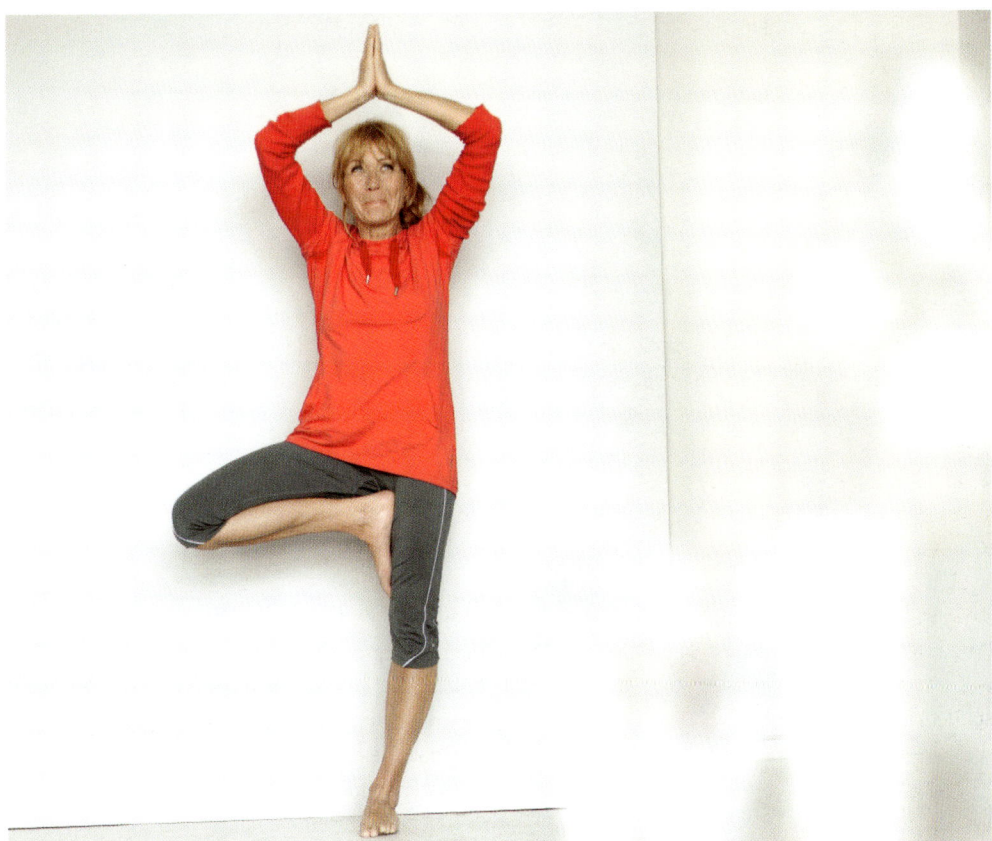

Heute wirklich simple

Auf dem Buchtitel schreibe ich glyx klein. Weil das glyx-Wissen damit auf das Wesentliche konzentriert ist. Das Wertvollste und Wichtigste extrahiert. Sie bekommen die glyx-Essenz, sozusagen.

Und wieso simple glyx? Aus zwei simplen Gründen. Erstens: weil glyx heute wirklich einfach ist. Es gibt 99 verschiedene Schokoladen mit niedrigem GLYX. Sogar mit 99,5 Prozent Kakaoanteil – das Bitterste vom Bitteren. Es gibt grüne Smoothies, Eiweißbrot, viele Klassiker glutenfrei: clean food, wo man hinguckt. Unendlich viele glyxliche Alternativen. Betrachtet man das Angebot in den Läden zu Vor-GLYX-Zeiten, da ist das eine riesige Weiterentwicklung. Gerade für diejenigen, die nicht immer alles selber machen wollen oder können.

Der zweite simple-Grund: weil mein Mann Wolf nix macht, was kompliziert ist. Er macht dann nur ein ungläubiges Gesicht. Er mag es simple, wie wir alle, die nicht viel Zeit haben. Darum hab ich jede der Regeln in diesem Buch auf das Einfache heruntergebrochen. Auf simple glyx eben.

Und noch einfacher macht das Ganze für Sie: Jeder Tipp, den ich gebe, ist ein unverbindliches Angebot, das einfach mal auszuprobieren. Für gut zu befinden – oder eben nicht. Die Veränderung muss in Ihr Leben passen ... und jeder Schritt, den Sie tun, zieht einen weiteren nach sich. Irgendwann läuft alles wie von selbst. Sie werden es schon sehen.

Das klingt doch einfach – oder? Auch die Rezepte von Martina Kittler sind blitzschnell gezaubert – und superlecker. Aber was erzähle ich ... probieren Sie es doch einfach aus.

Ich wünsche Ihnen viel Spaß und guten Appetit!

Herzlichst,

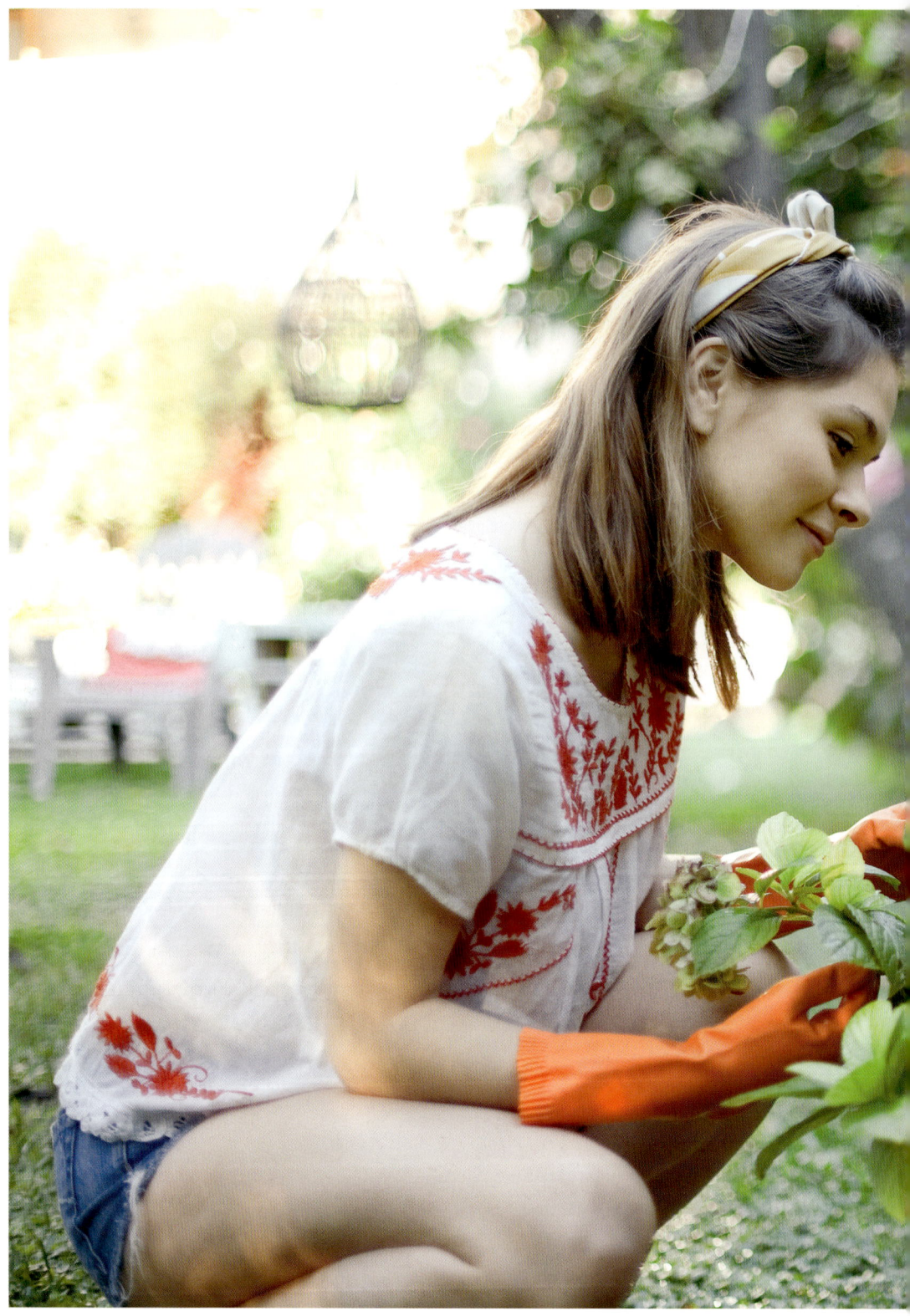

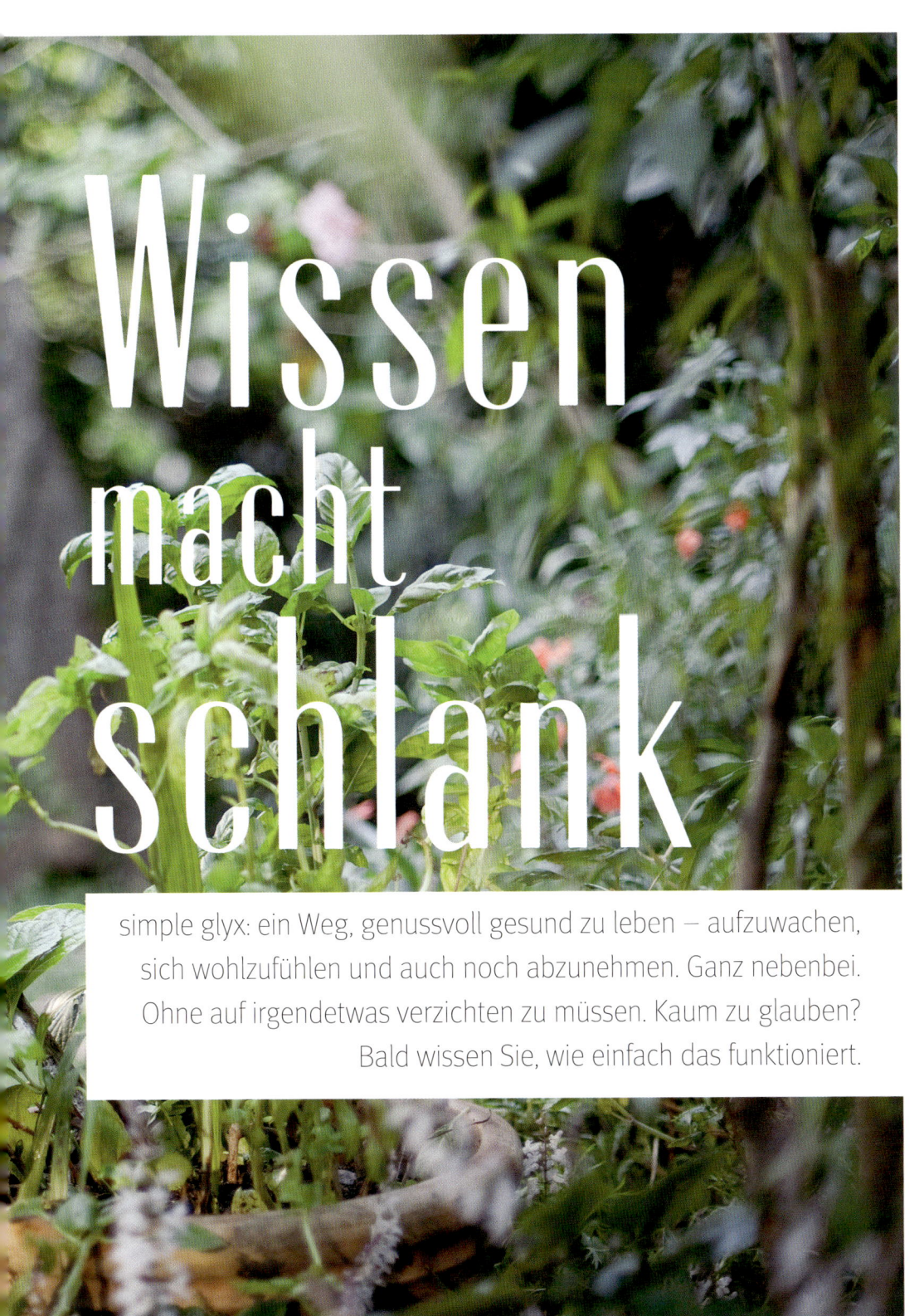

Wissen macht schlank

simple glyx: ein Weg, genussvoll gesund zu leben – aufzuwachen, sich wohlzufühlen und auch noch abzunehmen. Ganz nebenbei. Ohne auf irgendetwas verzichten zu müssen. Kaum zu glauben? Bald wissen Sie, wie einfach das funktioniert.

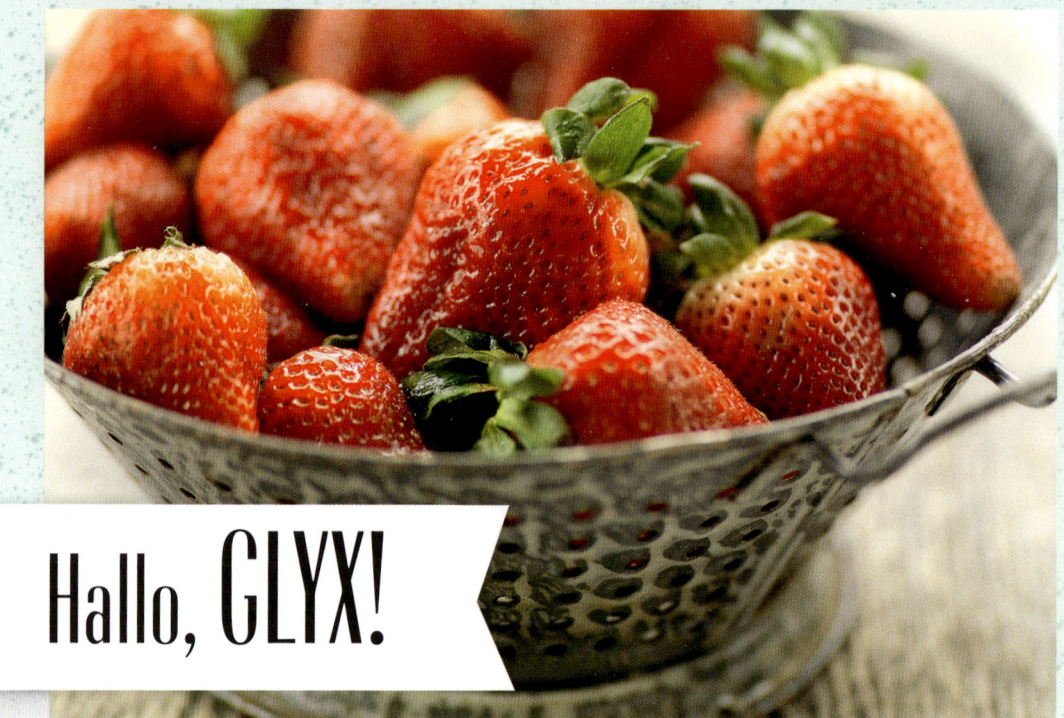

Hallo, GLYX!

Der aufregendste Tag in meinem Leben war der, als ich bei einem der wichtigsten Verleger Deutschlands im Büro saß und er zu mir sagte: »Erklären Sie mir doch bitte glix.«

Das ist 15 Jahre her. Seitdem ist einiges passiert. Damals kämpfte ich gegen Windmühlen. Die »offizielle« Meinung damals, vor etwa 15 Jahren: man könne nicht abnehmen wollen und gleichzeitig reichlich Olivenöl über den Salat kippen. GLYX sei umständlich, mit so wenig Kohlenhydraten könne man nicht leben, das Trampolin sei gar gefährlich. Eiweiß auch. Und und und …

Heute steht Glyx im Duden

Damals kannte noch kaum einer meinen Begriff GLYX, heute steht er im Duden. Das Trampolin ist derzeit der Renner. Allerorts wippt, dancet und jumpt man. Und abnehmen kann man mit der Philosophie, so viel man will: 85 Kilo, 50 Kilo, 30 Kilo, 10 Kilo oder auch nur 3 Kilo. Das erzählen die vielen Menschen im GLYX-Forum. Was mir aber am allerwichtigsten ist: sich besser fühlen! Das ist das Zauberwort. Immer wieder werde ich gefragt, ob ich das auch selbst lebe, was ich so erzähle. Ja, tue ich! Ich bin schlank, muskulös, fühle mich wohl in meinem Körper. Mag jedes Fältchen. Und ich kann essen wie ein Scheunendrescher. Das war nicht immer so. Heißt: Ich kann auch sonst mitreden, was die ungeliebten Pölsterchen betrifft.

Das GLYX-Konzept ist ein Angebot und keine Verpflichtung. Es tut gut. Die richtige Bewegung macht fröhlich. Essen ist unser Treibstoff und eine ganz legale Droge. Es macht uns glücklich. Gesund leben fühlt sich mit den richtigen Rezepten einfach gut an. Und das Schönste daran: Wir erleben das jeden Tag aufs Neue. Und das Zweitschönste: Freilich darf man schlampern. Verbote gibt es nicht. Auch das gehört zum Glück dazu. Das Abnehmen klappt trotzdem – nein, es klappt gerade deswegen.

Warum kann man mit GLYX so prima abnehmen?

Weil man dem Körper Zeit lässt, sein Fett zu verbrennen. Es gibt eine einfache Regel, und die lautet: Kohlenhydrate stoppen die Fettverbrennung. Die schnellen Kohlenhydrate tun das sofort. Die langsamen nur, wenn man viel davon isst. Genau das zeigt der GLYX. Eine moderne Kalorie sozusagen – nur nicht zählbar! Zum Glück, denn auch das ist simple glyx: nicht abwiegen, nicht zählen, nicht kontrollieren. Denn Kontrolle raubt Lebensfreude. Macht träge, macht dick. simple glyxend müssen wir nicht kontrollieren, nur wissen und spüren. Na ja, man darf schon mal einen Blick auf die Waage werfen. Einmal die Woche. Auf eine Fettwaage. Mehr dazu auf Seite 17. Und: Idealerweise tut man sich mit seinem Arzt zusammen, der die Blutwerte anguckt, im Darm schaut, welche Bakterien vorherrschen, ob der Darm intakt ist und ob vielleicht schwelende Entzündungen im Körper das Abnehmen schwer machen. Mehr lesen Sie auf Seite 23!

GLYX ist eine Zahl

Wissenschaftler haben im Blut von Testpersonen gemessen, welche Lebensmittel im Vergleich mit Traubenzucker den Blutzucker schnell ansteigen lassen, welche also viel vom Heißhunger- und Fettspeicherhormon Insulin (siehe Seite 10) aus der Bauchspeicheldrüse herauslocken und welche nicht. Jedes dieser Lebensmittel hat man dann mit einer Zahl von 1 bis 110 bewertet. Grob kann man sagen:

❖ Lebensmittel bis GLYX 55 halten schlank. Dazu zählen Geflügel, Fisch, Fleisch, Tofu, Lupinenschnitzel, naturbelassene Milchprodukte, Eier, Nüsse, das meiste Gemüse, saures Obst wie Beeren, Zitrusfrüchte oder Äpfel, außerdem auch Bitterschokolade und Akazienhonig.

❖ Mittelgewichte findet man von 55 bis 70. Davon sollte man nur eine kleine Portion essen: Banane, exotische Früchte, Pellkartoffel, Nudeln, Reis, Süßkartoffel, Honigmelone, gekochte Möhren.

❖ So richtig dick macht ein Lebensmittel, dessen GLYX über 70 liegt, wie Weizenbrot, Bier, Cola und Co, Kartoffeln, Süßes, Kuchen, Kekse, Kürbis, Saubohnen, Jasminreis, Brezeln, jegliches Junkfood und – wer hätte das gedacht – einige typische Diätlieblinge wie Reiswaffeln, Hirsebrot, Cornflakes, Knäckebrot und Wassermelone.

Die kleine und die große Portion

Man muss also wissen: Welche Lebensmittel stoppen die Fettverbrennung erst in großer, welche schon in winziger Portion? Ich kann kiloweise Fisch und grünes Gemüse essen – und nix stoppt. Ich kann einen 500-Gramm-Becher Joghurt mit Beeren essen. Nix stoppt – wenn ich mir das selbst mixe. Ein kleiner Becher Fertigfruchtjoghurt? Stopp. Ein kleines Schüsselchen Cornflakes? Stopp. Eine Scheibe Roggenvollkornbrot? Nix stoppt! Eine Scheibe Weizenvollkornbrot: Stopp. Sie haben richtig gelesen: ja, sogar Vollkorn, aber nur Weizen. Nicht gut, wenn dann noch Wurst drauf liegt: Die Kombination hoher GLYX + tierisches Fett macht doppelt dick. Pizza, Pommes, Tiramisu, Hamburger im Brötchen und ihresgleichen kann man sich gedanklich gleich auf die Hüften kleben.

Tabellen und Menschenverstand

GLYXen ist keine Zauberei. Es ist Wissen, das man in einer Tabelle (siehe Seite 160) ablesen kann, simple nach dem Ampelprinzip – und das hat man binnen vier Wochen so drin, dass man nur noch selten was nachgucken muss. Weil da auch kluger Menschenverstand weiterhilft. Süß heißt: hoher GLYX. Fertigprodukt heißt: hoher GLYX. Alles mit viel Zucker, Mehl, Stärke heißt: Fettverbrennung stopp. GLYX-hoch, das kommt in der Natur selten vor. In Form von stärkereichen Wurzeln, all dem, was unter der Erde wächst: Kartoffeln, Rüben, Möhren. Und in Form von süßen Früchten, die hier nicht wachsen: Banane, Ananas, Melonen, Datteln. Und wenn sie doch hier wachsen, dann gibt es die reifen Früchte nur einen Monat lang, wie Süßkirschen und Trauben.

Insulin sperrt das Fett ein

Hinter GLYX steckt das Blutzuckerhormon Insulin. Es ist ein anaboles Hormon. Das heißt: Es stellt alle biochemischen Funktionen im Körper auf Speichern. Insulin sperrt die Türen der Körperzellen einladend für den Zucker auf, der im Blut kursiert – in den Muskelzellen wird daraus Energie gewonnen, in den Fettzellen wird gespeichert. Insulin bremst außerdem andere Hormone aus: Wenn Insulin im Blut ist – also immer wenn wir Kohlenhydrate essen –, kann das Fastenhormon Glukagon nicht aktiv werden, das den Stoffwechsel in Richtung Abnehmen trimmt. Auch das Wachstumshormon, das Muskeln aufbaut und Fett abbaut, arbeitet nur, wenn Insulin schläft. Genau wie Testosteron, das wach und agil macht.

Ziel ist also, den Insulinspiegel niedrig zu halten und dem Körper insulinfreie Fastenzeiten zu verschaffen, wo er Fett verbrennen kann. Das hält schlank, schützt uns vor Diabetes und bremst Alterungsprozesse aus. Es gibt auch herrliche zusätzliche Tricks, den Insulinspiegel niedrig zu halten: Grapefruit, Essig oder Olivenöl vor dem Essen, Marionade (siehe Seite 63) trinken, mit Chili würzen … Auch davon lesen Sie viel in diesem Buch.

Viel Eiweiß, viel lebenswichtiges Fett

Denn GLYX ist nicht alles. Natürlich spielen all die anderen wunderbaren Bestandteile auf unserem Teller auch eine Rolle, ob wir ab- oder zunehmen. Ob wir Energie haben und Fett verbrennen. Ob die Leichtigkeit des Seins uns ganz natürlich mehr in Bewegung bringt. Wir brauchen alles, was die Natur uns auftischt. Alle Vitalstoffe, alle Vitamine, alle Mineralien, alle Biostoffe der Pflanze. Und: Wir wissen längst, ohne Eiweiß zu jeder Mahlzeit funktioniert keine Diät. Eiweiß lockt Schlankhormone, bremst den Appetit und ist selbst ein Fatburner. Wir essen einen Fisch und damit wir Muskeln, Blut, Immunsystem daraus basteln können, schießt der Körper Kalorien zu, dafür bedient er sich aus den Fettdepots. Oder Fett … auch das macht nur in Form von Braten und Wurst und Sahne oder Butterbrot dick. Gesunde pflanzliche Fette wie Olivenöl, Nuss- oder Leinöl helfen beim Abnehmen auf spannende, vielfältige Art und Weise. Lesen Sie mehr ab Seite 44. Das Wichtigste: Hungern muss keiner. Denn wer hungert hat schon verloren. Dass Sie satt bleiben, dafür sorgen auch die GLYX-Trümpfe auf der nächsten Seite.

Was Wissen schafft

Glück macht schlank

… nicht nur, weil es keine Kalorien hat. Sondern weil es uns aus der Trägheit zieht. Und den gleichen Nervenbotenstoff benutzt, der auch den Appetit zügelt: Serotonin. Das Glück lässt sich nicht jagen. Es ist einfach da. Man muss es nur sehen. Was macht glücklich? Selbermachen. Tisch schön decken. Pesto auf Vorrat kochen. Das Fahrrad aufpolieren. Tryptophan (Baustoff für Serotonin) in Form von Joghurt mit Schokosplittern. Gärtnern: Kräuter pflanzen, Rasen mähen und damit den Glücksfunken zünden. Gutmensch sein: für andere was Liebes tun. Grünen Smoothie mit ins Büro bringen. Gut schlafen und mit dem richtigen Fuß aufstehen. Dem Partner netterweise die linke Schlafseite im Bett überlassen, denn dort wacht man besser gelaunt auf. Hüpfen statt dahinschleichen. Denn alle Aufwärtsbewegungen bringen Frohgemut in unser Nervenbotenstoffsystem. Danke sagen: einfach jetzt gleich drei Emails oder SMS schreiben, an Menschen, denen man schon lange Danke sagen will.

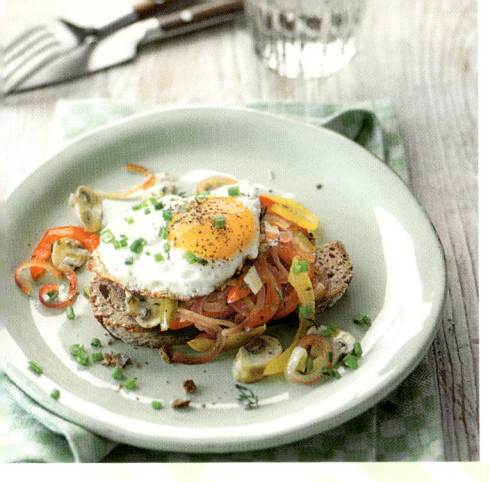

1. **Die 1-2-3-Formel:** Wer den Teller mit ihr füllt, den macht gar nix dick: Vom Gemüse so viel Sie können (3 Teile). Vom Eiweiß (Geflügel, Fisch, Ei, Hülsenfrüchte, Milchprodukte, Tofu, Lupine) so viel Sie mögen (2 Teile). Von Kohlenhydraten (Reis, Nudeln, Kartoffeln, Brot) ein Genuss-Portiönchen (1 Teil).

simple-GLYX-Trümpfe

2. **Kalorientraining:** Verbote machen dick. Die Praline, an die man ständig denkt, isst man irgendwann. Um das schlechte Gewissen zu besänftigen, isst man anschließend die ganze Schachtel. Und schiebt Frust. Dabei darf man jede kleine oder größere Diät-Sünde als Kalorientraining ansehen. Wer ab und zu gekonnt sündigt, hält den Stoffwechsel-Level oben. Alles kann mit der nächsten Mahlzeit ausgeglichen werden, mit leckerer Gemüsesuppe, mit Antipasti, Ei im Glas oder Salat.

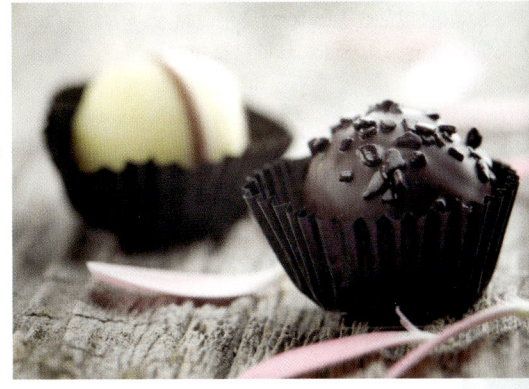

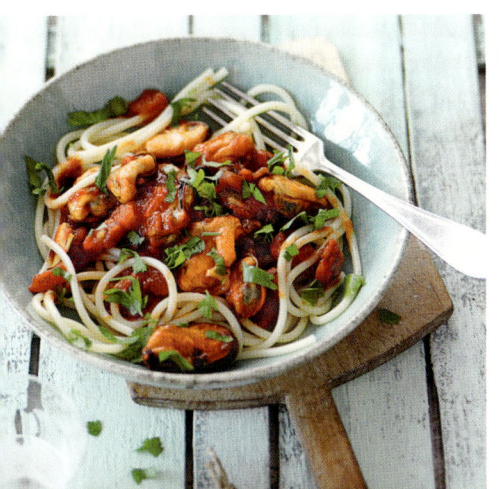

3. **Pasta-Joker:** Wer Lust hat auf einen riesigen Berg Kohlenhydrate, kann das ruhig mal machen. Die Fettzellen rümpfen die Nase, wenn das Ganze GLYX-niedrig ankommt und ohne tierische Fette: Spaghetti al dente agli'olio mit Garnelen. Linguine in Tomaten-Rucola. Naturreis mit Brokkoli und Pilzen, festkochende Kartoffeln mit Quark und Kräutern. Amaranth oder Quinoa mit Tatar- oder Soja-Bolognese.

GLYX steht auf fünf Beinen

... denn wackelig geht nun mal gar nicht. Wer abnehmen möchte, der braucht the big five.

Es gibt Unken, die trifft man an jedem Wirtshaustisch und auch in Talkshows und die sagen man könne nicht abnehmen, man solle es deswegen gar nicht erst versuchen. Es gäbe keine Studie, die zeigt, was langfristig Erfolg hat. Gibt es schon. Eine heißt: das Leben der Naturvölker, die andere Diogenes-Studie. Beide zeigen: Ein niedriger GLYX, viel Eiweiß, genug essenzielle Fettsäuren – sprich: simple glyxen – sorgen für niedriges Gewicht. Fast jeden Tag schickt mir jemand seine Freude über den Gewichtserfolg. Kann man auch im GLYX-Forum nachlesen. Jürgen wiegt 35 Kilo weniger. Nimmt keine Tabletten mehr. Bianca hat mit ihrem Mann gemeinsam 75 Kilo abgenommen. Keinen Stress gehabt, trotz vier Kindern. Anja hat sich von 159 Kilo heruntergehalbiert und ist endlich nicht mehr »unsichtbar« ... Herauskristallisiert hat sich für mich: Eine Diät hat dann Erfolg, wenn sie auf diesen fünf Beinen steht. Essen und Trinken, Entgiften, Entstressen, den Körper wahrnehmen, Bewegen. Das ist das E=mc² des Schlankseins – hab ich schon mal für Sie ausgerechnet. Sie dürfen nun einfach ausprobieren.

Essen und Trinken

Wer abnehmen will, braucht insulinfreie Zeit. Fastenphasen. Die Schlankhormone können ihre Arbeit verrichten, man baut Fett ab und Muskeln auf. Das funktioniert auf viele leckere Arten und Weisen. Mit morgens oder abends No Carb. Mit der 1-2-3-Formel auf dem Teller. Mit dem Schlamperjoker ... Es funktioniert aber nur, wenn der Körper jeden Nährstoff kriegt, den er braucht. Sonst fordert er gnadenlos Nachschub. Es klappt, wenn man keinen Hunger hat, wenn man nicht stark an den Kalorien schraubt, wenn's schmeckt, wenn nichts verboten wird. Wenn einen die Diät nicht stresst.

Man muss essen, um abzunehmen

Kalorien meiden bringt nichts. Im Gegenteil, wer zu wenig Kalorien aufnimmt, unter den Grundumsatz des Körpers (Kalorienverbrauch in Ruhe für Herzschlag, Temperatur, Atmung ...) geht, der drosselt den Stoffwechsel. Verbrennt weniger Energie. Das endet im Jo-Jo-Effekt (siehe Seite 15). Genauso, wenn ein Nährstoff fehlt, dann schickt uns der Kör-

Was Wissen schafft
simple-glyx-Mindestlaufzeit

Vier Wochen. So lange brauchen Körper und Seele. Um zu spüren, was einem wirklich gut tut. Und ein gutes Gefühl hat dann die Kraft, im Gehirn ein Programm umzuschreiben und mit alten dick machenden Gewohnheiten zu brechen, die da heißen Morgen-Marmeladenbrot, Abend-Wurstbrot, Stress-Schokolade, mehr TV als Bewegung, fehlende Körperwahrnehmung, überlastete Entgiftungsorgane ... In diesen vier Wochen lernt man fürs Leben. Eine gute Diät ist eine Lebensweise. Aber was erzähle ich. TUN Sie. Spüren Sie. Dann ändern Sie auch.

per nicht nur Hunger, sondern er schaltet auch auf Energiesparen. Und das macht uns träge. Wer träge ist, bewegt sich weniger, verbrennt weniger Fett ...
Mit dem Baukastensystem ab Seite 126 kann sich jeder nach seinen Vorlieben seinen alltagsgerechten simple-glyx-Schlankplan zusammenstellen.

Entgiften

Abnehmen bedeutet immer, mit im Fettgewebe gespeicherten Giften umgehen zu müssen. Und wenn die Entgiftungsorgane, Leber, Niere, Darm, Lymphe, Haut, überfordert sind, drosselt der Körper den Stoffwechsel, um sie zu schützen. Erkennt man auf der Waage: Nichts geht mehr. Auch das gehört zu simple glyx: Mit Ölziehen, Zungenschaben, Detoxen (ab Seite 78) unterstützt man Darm, Leber und Niere. Dann können auch die Pfunde schmelzen. Wenn man den Kopf mitnimmt: Das größte Dickmachergift sind unsere Gedanken. Misttag. Fühl mich schwer. Huch, die Waage ... Negative Gedanken stressen. Stress wirkt hormonell wie ein Familienbecher Eis. Da sollte man sich morgens lieber auf Leichtigkeit primen. Wie das funktioniert? Lesen Sie auf Seite 103.

Körperwahrnehmung

Langfristig abnehmen funktioniert nur, wenn man den Körper wahrnimmt – das konnte man schon mal richtig gut: als Kind. Kann man auch wieder lernen. Und man spürt wieder, wie sich satt zu sein anfühlt. Worauf der Körper Lust hat, nicht der Kopf. Wie gut wann welche Bewegung tut. Ob ich schlafen will – oder Kaffee. Der Körper hält einen wunderbaren Cocktail an Hormonen und Nervenbotenstoffen bereit, die einen entspannen, die fröhlich stimmen, die glücklich machen, die den Appetit zügeln, wach machen, selbstbewusst machen ... Sie brauchen nur ein kleines Übungsprogramm, das in einer Viertelstunde Körper und Geist flexibel macht, Resilienz fördert (also unsere Stehaufmännchenqualitäten) – und gleichzeitig schlank, fit, gesund und jung macht. Den Yogix, ab Seite 114. Er ist der ideale Kombipartner zu Ihrem morgendlichen Lauf- oder Trampolin-

programm. Wer fühlt, was der Körper will, tut sich viel, viel leichter mit dem Abnehmen.

Bewegung

Nicht jeder kann oder will ins Fitnessstudio oder im Park joggen. Ein Mini-Trampolin, zwei Hanteln, ein Springseil, das Radl, ein paar Körperübungen sind Ihr Fitnesszentrum. Ohne Bewegung funktioniert keine Diät. Man muss Muskeln aktivieren, denn die verbrennen das Fett. Bindegewebe (Faszien) trainieren, Koordination schulen, Balance ernten, über die Lymphe den Körper entgiften, Verspannungen abbauen, Kondition und gute Laune tanken. Und das optimal und im Zeitraffer (ab Seite 92).

Entspannung

Wenn wir akut oder chronisch in Stress geraten, schickt der Körper Zucker ins Blut aus seinen Depots in Leber und Muskeln. Damit die Muskeln schnell was haben zum Zuschlagen oder Flüchten. Weil wir vorm Chef nicht flüchten und dem Nachbarn keine semmeln, bauen wir den Zucker nicht ab. Der schwimmt im Blut. Die Bauchspeicheldrüse schickt Insulin. Das senkt den Blutzucker schnell, ein leichter Unterzucker macht das Gehirn nervös, denn es lebt vom Zucker. Es schickt Heißhunger.
Wir müssen Stressresistenz aufbauen. In jeder Körperzelle. Ideal und immer verfügbar: Atmen. Tief und regelmäßig. Und Achtsamkeitstraining macht einen resistent für den ganzen Tag.

Stressresistenz kann man sich erradeln.

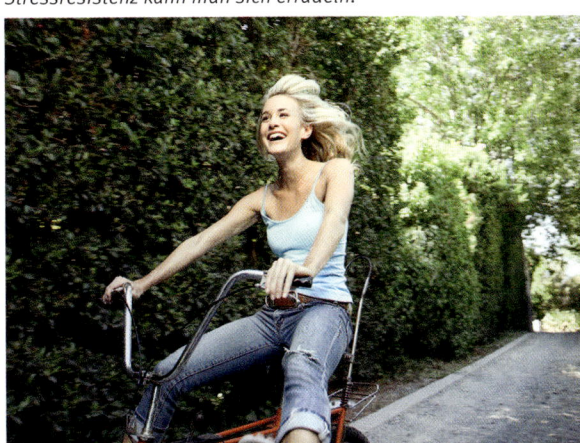

Die Esslügen

Wer die Wahrheit übers Essen kennt, der nimmt ab. Das geht dann ganz von selbst und ohne Quälerei.

Wir haben uns in den letzten 100 Jahren mit einigen merkwürdigen Dingen auseinandersetzen müssen. Mit Kommafehlern in Eisenwerten, woraufhin man mehrere Generationen Kinder mit Spinat quälte. Mit der Warnung vorm tödlichen Cholesterin im Ei ...

Der falsche Glauben

Am schlimmsten sind immer die Abnehmer dran. Sie schlucken Bandwurmeier für eine Twiggy-Figur. Ernten mit der Ananas-Diät den Jo-Jo-Effekt. Glauben Experten, knabbern Gemüsestreifen gegen Heißhunger, zählen Fettaugen und plündern die Haushaltskasse für »light«-Luft im Quark. Sie fürchten die Kalorie wie der Teufel das Weihwasser, haben nach dem Fett die Kohlenhydrate zum Feind gemacht ... Statt das Leben, das Essen zu genießen, essen sie Speck und Sahne und quälen sich mit 20 Gramm Kohlenhydraten pro Tag ab (die stecken bereits in einem Apfel!). Der Abnehmer von heute vertraut auf Süß- und Aromastoffe, mit denen man Schweine mästet. Wickelt sich in Wunderwickel. Glaubt an Stromelektroden am Bauch, mixt Shakes aus dem Beutel oder schluckt kleine, runde Schlankversprechen für viel, viel Geld. Je teurer, desto besser: der Placebo-Effekt.

Irgendwann landen die Abnehmer mit dem Jo-Jo im Gepäck beim GLYX. Wenn sie Glück haben. Denn das Einzige, was einen schlank und gesund macht, ist Wissen. Wer Bescheid weiß über gesunde Ernährung, kann handeln. Wer handelt, der kann sich und seinen Körper spüren. Und wer sich spürt, kann seine Lebensweise ändern. Das kann sich ziemlich wunderbar anfühlen. Übergewicht abbauen, Leber entfetten, Diabetesrisiko minimieren – einfach länger, besser, gesünder, glücklicher leben.

Kleiner Wissens-Test

Machen Sie sich mal kurz Gedanken über jede der folgenden fünf Aussagen: Stimmt sie oder nicht?

❖ Kalorie = Kalorie?
❖ Nüsse machen dick?
❖ Zucker ist gefährlicher als Brot?
❖ Wer abnehmen will, muss leben wie der Steinzeitmensch?
❖ Weniger essen macht schlank?
❖ Kochbücher verlängern das Leben?

Und? Ein bisschen nachgedacht? Hier die Lösung.

Kalorie = Kalorie?

Glauben Sie daran, dass es der Hüfte egal ist, ob die Kalorie aus der Kaninchenkeule kommt oder vom Tiramisu? Dazu erzähle ich Ihnen kurz die Geschichte nach, die ich heute Morgen faul im Bett liegend gelesen habe: »Kaninchen können als Mordwaffe verwendet werden.« Das funktioniere zwar nicht so schnell wie beim Kugelfisch. Aber, so meine Erkenntnis: Es funktioniert auf längere Sicht, und zwar hundertprozentig. Wer nur mageres Fleisch isst, kann hungrig bleibend immer mehr davon essen – und verhungert quasi vor der Grillplatte für zwei Personen. Das Phänomen, von dem das Buch »Gedankenlesen durch Schneckenstreicheln« berichtet, ging in die Annalen der Ernährungsliteratur ein unter dem Fachbegriff »rabbit starvation«. Man verhungert an magerem Kaninchenfleisch. Funktioniert auch mit magerem Huhn. Mit Fisch. Mit Eiweißpulver. Und warum ist das so? Weil Eiweiß zehrt. Es überfordert die Leber, unser Körperkraftwerk. Weil wir am Teller verhungern, wenn da kein Fett und kein Gemüse drauffliegt. Nun hat auch ein mageres Stück Kaninchen Kalorien. Sagen wir 50. Nur, diese haben auf den Körper nicht die gleiche Wirkung wie 50 Tiramisu-Kalorien. Die springen gleich auf die Hüfte. Weil da Zucker drin ist. Wieder anders ist es mit 50 Salatkalorien. 50 Seefisch- oder Roggenvollkornkalorien. Gesund ist immer eine Frage der Dosis und der Mischung.

Nüsse machen dick?

Nüsse sind der Inbegriff von Fett. Und lange Zeit hat man uns erzählt, dass Fett dick macht. Das war die glaubhafteste Ernährungslüge, die sich über Jahrzehnte auf unseren Hüften ausbreiten durfte. In Form von »light« und mager und nussgenussfrei ... Bis zu folgendem Versuch, der im Jahr 2012 durch die Medien ging – man las: Wer zwei kleine Portionen Mandeln (2 x 30 g) täglich zusätzlich snackt, nimmt sogar mehr ab, als die, die sich nussfrei ernähren.
Heute weiß man: Das Fett in der Nuss macht nicht dick. Es macht glücklich, gescheit, meidet die Hüfte und schützt das Herz. Man darf Nüsse lieben und snacken. Mit den Nüssen hatte auch die Atkins-Diät (Low Carb, pro Fett und Eiweiß) ein Comeback. Klug, wer sich rechtzeitig um ein Paket Mandelaktien gekümmert hat. Für die Erdnuss gilt das leider nicht. Die ist nämlich gar keine Nuss. Die ist botanisch eine Hülsenfrucht. Und hat leider kaum Omega-3-Fettsäuren. Mehr über leckere Fettnäpfchen ab Seite 44.

Zucker ist gefährlicher als Brot?

Sie sind beide heimliche Killer, nur kann Weizenbrot das sogar noch ein bisschen besser. Beide beschleunigen die Alterung, begünstigen Krankheiten. Freilich kommt's auf die Dosis an. Weder der Löffel Zucker in meinem Cappuccino bringt mich um, noch mein selbst gebackenes Mandel-Kleie-Brot. Auch nicht auf Dauer. Im Industrie-Brot steckt zusätzlich allerlei drin, das schadet. Angefangen vom modernen Weichweizen, den kaum einer mehr verträgt, bis zu jeder Menge Chemie, die das Ganze zusammenhält und haltbar macht. Und leider hat auch Vollkornweizenmehl einen GLYX von 71 – also höher als Zucker (69). Im Weißmehl (Toast, Hamburger, Baguette) fehlen die Ballaststoffe, und je weniger der Körper, die Enzyme, die Darmbakterien verdauen müssen, desto schneller landet der Zucker im Blut. Weizenweißmehl lässt also mit GLYX 95 den Blutzucker superrasant in die Höhe schnellen. Weizen ist also schlimmer als Zucker. Egal ob als Vollkornmehl oder als Weißmehl..

Schlank wie der Steinzeitmensch?

Also ich möchte ehrlich gesagt keinem Mammut hinterherlaufen. Wurzeln sammeln. Blätter kauen. Ich bin ganz froh, dass ich meinen französischen Bräter habe und den Hochleistungsmixer, der mir aus den Blättern einen leckeren Smoothie macht. Wer (gesund)

Was Wissen schafft

No-Jo-Jo

Mediziner des Boston Children's Hospital verglichen drei Diäten mit gleichem Kaloriengehalt:

1. Fettarm, ballaststoffreich.
2. Viel Fett und Eiweiß, kaum Kohlenhydrate.
3. Man ließ nur Kohlenhydrate mit hohem GLYX weg, die den Blutzuckerspiegel schnell in die Höhe treiben.

Ergebnis: Diät Nr. 1 drosselte den Grundumsatz um 423 Kalorien pro Tag. Nr. 2 senkte ihn um 297 kcal. Und Nr. 3? Die GLYX-niedrig-Diät senkte den Energieumsatz nur um 97 kcal. Reduzierte den Stoffwechsel nur gering. Macht also langfristig schlank. Noch weniger reduziert man übrigens den Stoffwechsel, wenn man das Ganze mit kluger Bewegung kombiniert. Mit unserem Sportprogramm (ab Seite 114).

abnehmen will, darf freilich das essen, was dem Steinzeitmenschen geschmeckt hat. Fleisch, Fisch, Wurzeln, Pilze, Gemüse, Beeren, Nüsse, wilde Gräser. Natürlich: Zucker, Nudeln, Reis, Kartoffeln, Brot hatte er in unserer Form nicht auf dem Teller. Und da wir genetisch nicht auf Softdrinks, Wurst, Tütensuppenchemie, Fruchtzuckerarien und Stärkeorgien programmiert sind, könnten wir uns darüber ja mal ein paar Gedanken machen. Das Ganze maßvoll angehen – und ein paar Änderungen ins Leben einbauen. Wir müssen uns ja nicht unbedingt 600000 Jahre zurück beamen. Es reichen 100 Jahre.

Wenig essen macht schlank?

Völlig falsch. Im Gegenteil. Fehlen Kalorien oder fehlt auch nur ein einziger Nährstoff, schraubt der Körper den Stoffwechsel runter und den Appetit nach oben. Die Muskeln stellen über Myokine (hormonähnliche Botenstoffe) die Fettverbrennung ein. Wir verbrennen immer weniger Kalorien und wir haben weniger Energie. Dann baut der Körper auch noch Muskeln ab – der einzige Ort, wo Fett verbrennt. Das Ende kennt man unter einem niedlich klingenden Namen:

Jo-Jo (siehe Seite 15). Wir wissen heute ganz genau, wie man langfristig abnehmen kann: Mehr essen – und das Richtige. Magen füllen mit Gemüse. Auf ausreichend Eiweiß achten. Und den Kohlenhydraten den Rang einer kleinen Beilage einräumen. Und natürlich: GLYX-niedrig wählen.

Kochbücher verlängern das Leben?

In den Ländern, wo am meisten selbst gekocht wird, sind die wenigsten Menschen dick. Kein Wunder. Wer würde schon freiwillig 12 Würfel Zucker in seine Spaghetti-Tomatensauce rühren. Oder 30 Gramm in ein Glas Eistee ... Wer sein Essen selbst salzt, zuckert und mit Öl verfeinert, tut das auf eine äußerst gesunde, angenehme, schlank erhaltende Art und Weise. Ganz automatisch. Haben Sie schon mal Pommes selbst zubereitet? Aus der puren Kartoffel und hochwertigem Öl ... Wetten, dass die nicht dick machen! Darum gibt es zu diesem simple-glyx-Buch auch das passende Pendant, das simple-glyx-Kochbuch. Keine Angst – simple glyx funktioniert auch dann, wenn man mal den Kochlöffel nicht selbst in die Hand nimmt.

Carpe diem

Gaaaanz laaangsaaaaam

simple glyx ist eine Diät für Genießer. Trotzdem hat man Erfolg. Langfristig. Denn man kümmert sich um alles: um die Pölsterchen, um die Muskeln, um die Entgiftungsorgane, um die Seele und sogar um die Darmbakterien. Und man weiß Bescheid: Ein Kilo Fett hat 7000 kcal. Das kriegt man in drei Tagen weg ... Mit Nulldiät oder indem man drei Stunden lang joggen geht. Dann verbraucht der Körper Pi mal Daumen 2300 kcal. Nulldiät heißt aber: Dann frisst der Körper seine Muskeln auf, drosselt den Stoffwechsel. Die drei Kilos sind dann schneller wieder drauf, als

man sich über den Verlust freuen kann. Lieber macht man es so wie ich: mit einer gesunden Mischung aus allem. Und ein paar cleveren biologischen Tricks.
Dazu gehören:
Achtsamkeit, Bewegung, leichte Gedanken, Fatburner und die geheimnisvolle Thermogenese (siehe Seite 93).
Man kann sich ruhig eine Woche Zeit lassen für ein Kilo, das man loswird. Das finde ich gut. Dann hat man im Monat vier Kilo weg. Macht in einem halben Jahr 24 Kilo. Das reicht doch.

Erfolgs-Maßnahme

Gehören Sie zu der Spezies Mensch, die es immer noch wagt, sich morgens auf die Waage zu stellen?

Hoffentlich ist es wenigstens eine alte mechanische. Wie meine. An der kann ich, wenn ich mich unbedingt wiegen will und keine schlechte Laune brauch, das Rädchen noch so verstellen, dass es das Gewicht ein wenig runtermogelt, wenn man meint, es könne einem zu viel sein. Weil man gestern ein wenig salzig oder was Unverträgliches gegessen hat (hier lagert der Körper bis zu zwei Kilo Wasser ein!), weil der Zyklus auf »Wasser einlagern« steht ... oder gar, weil man Muskeln aufgebaut hat. Die sind nämlich schwerer als Fett. Darum lohnt es sich, mit der neuesten Technik die Wahrheit zu erkunden. Was wiegt denn da? Fett oder Muskeln? Wasser oder schlechtes Gewissen?

Innere Werte messen

Jahrzehntelang verunsicherte man die Menschen mit Idealgewichtsformeln wie dem BMI. Heute zählen eher die inneren Werte, die Bodycomposition. Die Anteile von Muskeln, Wasser, Fett.
Mit einem Leichtstrommessgerät sieht man, wie gut der Körper ernährt ist, wie viel Muskel er hat, wie jung und fit die Zellen sind. Das bieten schon viele Ärzte, Heilpraktiker, Wellnesshotels und Fitnessstudios an. Oft haben die beleibteren Menschen die verhungertsten Zellen. Und nicht selten steckt im schlanken Körper unglaublich viel Fett. Genau das deckt man mit der BIA auf, der Bioimpedanz-Analyse. Von dem ganz leichten Strom spürt man gar nix –aber in wenig Sekunden weiß man, wie viel Muskel, wie viel Wasser und wie viel Fett im Körper ist, und außerdem, wie gut die 70 Billionen Körperzellen mit Nährstoffen versorgt sind. Wer abnimmt, sollte unbedingt einmal die Woche die Muskeln kontrollie-

ren. Die hat man sich mit Diätfehlern nämlich ganz schnell weggehungert. Für den Normalmenschen ist eine gute Bioimpedanz-Waage mit Handgriffen ausreichend. Zwar sind die Ergebnisse nicht so genau wie die einer professionellen Bodycomposition-Messung, aber wenn man jeden Tag zur etwa gleichen Zeit vor dem Sport, nach dem Toilettengang mit trockener Haut draufsteht, hat man eine prima Verlaufskontrolle.

Das ehrliche Maßband

Muskeln sind schwerer als Fett, aber dünner! Heißt: Die Hose wächst. Messen Sie Ihren Erfolg mit dem Maßband. Das macht fröhlich. Regelmäßig Oberschenkel unter der Pofalte, Oberarme (Mitte zwischen Schulter und Ellenbogen) und Bauch (dickste Stelle) messen. Apropos Bauch. Über 88 Zentimeter bei Frauen und 102 Zentimeter bei Männern sind zu viel. Das ist gefährlich, denn das Bauchfett produziert Hormone, die hungrig machen, die dick machen und das Herzinfarktrisiko erhöhen.

Muskeln sind dünner als Fett.

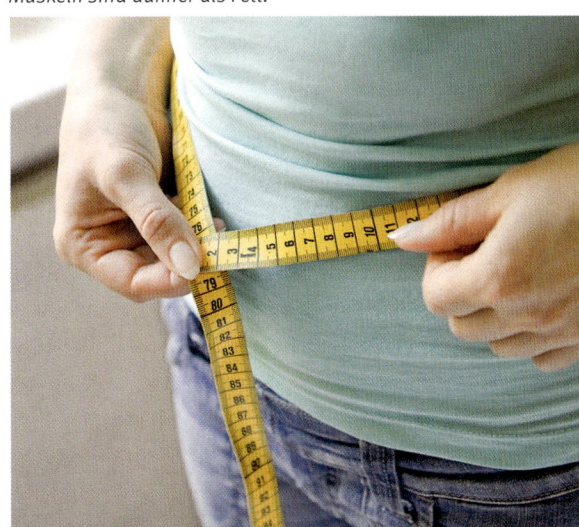

Erfolgs-Geheimnisse

Mit GLYX kann man abnehmen, 3, 10, 30 und 85 Kilo ... ganz individuell – mit seiner eigenen Art zu glyxen.

Ich hab auch schon Probleme mit den kleinen Monstern gehabt, die einem nachts einfach die Jeans enger nähen. In der Pubertät frustete ich mir 18 Kilo drauf. Die ließ ich dann als Volljährige im Biergarten. Mit krügeweise Bier. Nein, ich trank sie nicht, ich schleppte sie. Mit 25, in den USA, junkfoodede ich mir binnen sechs Wochen noch mal acht Kilo drauf. Die bekam ich daheim mit meinem Wissen schnell wieder runter. Und als ich vor drei Jahren endlich vom Glimmstängel loskam, gönnte ich mir auch eine dickere Haut mit acht Kilo mehr. Drei davon durften gerne bleiben. Weil schließlich ein wenig rund sehr gesund ist – in meinem Alter. Noch viel interessanter finde ich aber diese Kandidaten:

dazu gebratene Pilze mit Knoblauch und Petersilie und als Dessert Blaubeerenquark. Er nahm sich Zeit, zum Kochen wie zum Essen. Auch das Glas Rotwein zum Abendmenü durfte nicht fehlen. Freilich, auf sein geliebtes Baguette (Weizen!), das er sonst jeden Tag frisch vom Bäcker holt, verzichtete er zehn Tage lang. Baute dafür mehr Bewegung in den Alltag ein und ging fast jeden Tag schwimmen. Seit der Hosenbund wieder locker sitzt, kocht Philippe nach Lust und Laune, achtet aber weiter auf gute GLYX-Zutaten im Kochtopf. Es gibt nun öfter Fisch statt Fleisch und mittags fast immer einen großen Salat – nur mit einem kleinen Stück Baguette. »Ich trinke mehr Wasser als früher, mindestens zwei Liter am Tag. Gerne als Marionade mit Minze und Limone. Das hilft mir, mein Gewicht zu halten.«

Mit Genuss & Lebensfreude

Philippe Martin, 59 Jahre, 3 Kilo weniger: »Mir gefällt: Wer bewusst genießt, ohne schlechtes Gewissen, nimmt auch nicht zu. GLYX ist für mich irgendwie sehr französisch.« Der aus Frankreich stammende Übersetzer lebt auf Mallorca und liebt wie alle Franzosen

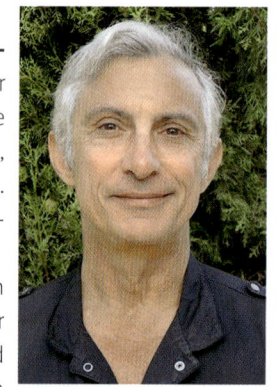

gutes Essen. Nach zwei Wochen Urlaub daheim hatte er einen kleinen Südfrankreich-Bauch angesetzt und verordnete sich per GLYX: 3 Kilo weg. Philippe kocht gern. Während des 10-Tage-Programms zauberte er GLYX-Menüs für sich und seine Frau. Es gab marinierte Putenbrust an Blumenkohl-Möhren-Püree,

Mit Ampelsystem & Verbotsverbot

Susanne, 58 Jahre, 10 Kilo weniger in 3 Monaten: »Manchmal probiere ich Kartoffeln oder Nudeln mit Soße vom Teller meines Liebsten – nach einer Gabel sind meine Gelüste befriedigt.« Die Bankangestellte hatte keine Lust, Kalorien zu zählen. Sie wollte eine Diät, die sich einfach im Alltag umsetzen lässt. Im Buchladen entschied sie sich für mein GLYX-Ampelprinzip. Das leuchtete ihr sofort ein. Sie hält sich an den Wochenplan, weil sie klare Regeln braucht. Morgens isst sie das Müsli

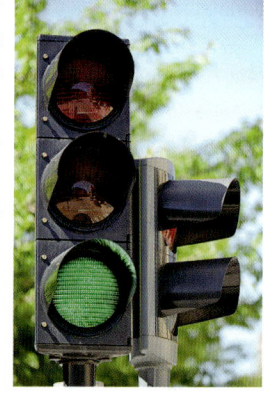

mit Quark, mittags gibt's etwas Schnelles wie Rührei mit Pilzen oder eine Suppe, die am Tag vorher gekocht, schnell warm gemacht ist. In die Arbeit nimmt sie Buttermilch und Obst mit. Susanne bewegt sich viel. Uwe, ihr Mann, unterstützt sie. Kocht abends für sie GLYX-Gerichte, für sich selbst auch mal Nudeln in Sahnesoße. Ein Stück Fisch oder Fleisch in Olivenöl gebraten gibt's für beide. Ihr Prinzip heißt, sich nichts zu verbieten, auf den Körper zu hören, zu genießen. Den Cappuccino am Nachmittag, das Stück Bitterschokolade am Abend. Worauf sie stolz ist: »Mein Bauch ist wieder flach und T-Shirts trage ich jetzt wieder in der Hose.«

Am All-you-can-eat-Buffet & mit viel Bewegung

Jürgen Egeling, 49 Jahre, 30 Kilo weniger: »Ich hatte nicht das Gefühl, dass ich auf etwas Wesentliches verzichten musste.« Damals in seinem Urlaub in Djerba wog der IT-Fachmann 125 Kilo, hatte hohe Blutfettwerte und schluckte seit Jahren Pillen gegen

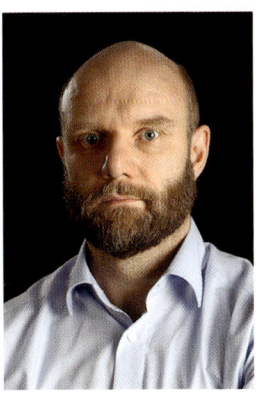

Bluthochdruck. Vor dem Urlaub bekam er die Diagnose Diabetes Typ II, sollte noch mehr Medikamente nehmen. Die Alternative hieß Abnehmen. Sein Arzt empfahl ihm die GLYX-Diät. Im Buchladen entdeckte Jürgen den »GLYX-Kompass« mit 900 Lebensmitteln. Am Hotel-Buffet aß er alles, was im GLYX-Kompass einen grünen Punkt hatte: Salat, Gemüse, Eier, Fisch, Geflügel ... Als er wieder zu Hause war, wog er sechs Kilo weniger. Jürgen machte weiter, las die »GLYX-Diät« und nahm in drei Jahren weitere 30 Kilo ab. Seine Hosengröße schrumpfte von 44 auf 32. Medikamente braucht er heute keine mehr, er fühlt sich fit, macht viel Sport, fährt mit dem Rad zur Arbeit, im Keller steht jetzt ein kleines Sportstudio. »Wenn ich mal ein paar Tage nicht laufe, schreit mein Körper nach Bewe-

gung«, sagt Jürgen. Noch 15 Kilo weniger, dann hätte er sein Traumgewicht. »79 Kilo, so viel wog ich mal mit 18 Jahren.« Das motiviert ihn, weiter zu glyxen.

Mit Körperbewusstsein & Wissen

Anja Kapries-Woche, 45 Jahre, 85 Kilo weniger: »Ich bin ein anderer Mensch geworden. Ich war unsichtbar. Nun kann ich mich sehen – und sehen lassen.« In ihrem Mode-Geschäft »La Diva« (für Größen ab 44) lässt sie andere an ihrem Wissen teilhaben. 2006 fing Anja,

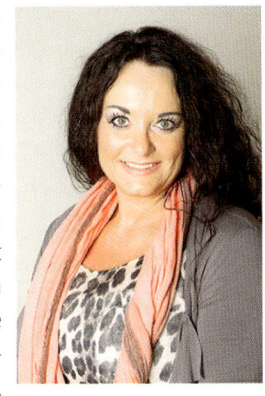

unterstützt von einem Heilpraktiker, an zu glyxen. Mit 159 Kilo. Das ganze Geheimnis: Man muss seine Lebens- und Essgewohnheiten etwas umstellen und auf den Körper hören. Man braucht ein neues Bewusstsein und lernt auszugleichen. Anja achtete vor allem auf genügend Eiweiß und Vitamine. Das ist auch wichtig für die Haut, damit sie straff bleibt. Anja liebte sofort ganz besonders den grünen Smoothie, und die Kohlsuppe aus dem Simple-Detox-Buch ist heute noch ihre Lieblingssuppe. Auch Bewegung ist natürlich wichtig, sie lockt Glückshormone und macht Spaß. Anja liebt alles, was mit Wasser zu tun hat. Aquafitness, Aquajogging, schwimmen ... dafür hat sie sich einen wasserdichten MP3-Player gegönnt. Außerdem geht sie ins Fitnessstudio und in den Wald, um zu laufen. Ihr Körper hat sich verwandelt, sie trägt statt 54 jetzt Kleidergröße 38. Sie hat eine ganz neue Ausstrahlung. Besucht jetzt Cafés, geht tanzen. Stück für Stück erobert sie sich ihre Freiheit zurück. Abgenommen hat Anja ohne chirurgische Eingriffe, nur die Bauchdecke ließ sie sich vor sechs Monaten straffen. Die Heilung kann bis zu eineinhalb Jahren dauern, sagen die Ärzte, bis alle Schwellungen zurückgehen. Schon jetzt findet Anja: »Ich habe noch nie so einen schönen Bauch gehabt.« Für den Marokko-Urlaub im Sommer hat sie sich den ersten Bikini ihres Lebens gekauft!

Wissen macht schlank

Die arbeiten am Gewicht mit

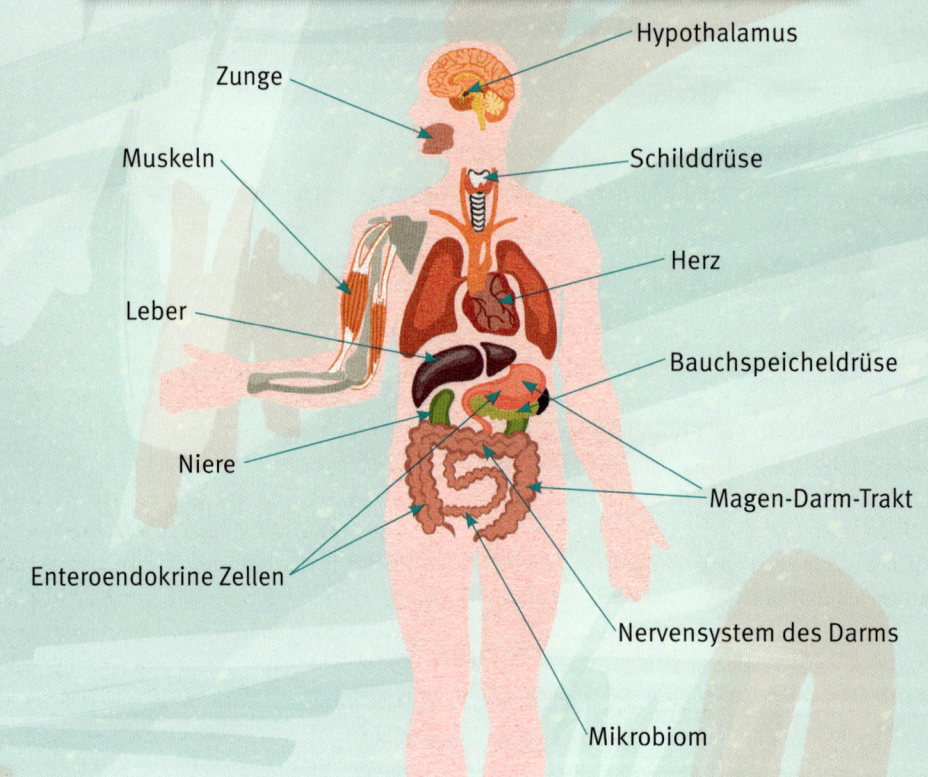

Hypothalamus

Zunge

Muskeln

Schilddrüse

Herz

Leber

Bauchspeicheldrüse

Niere

Magen-Darm-Trakt

Enteroendokrine Zellen

Nervensystem des Darms

Mikrobiom

Im **Hypothalamus** im Gehirn sitzen die beiden Zentren für Appetit und Sättigung. Befeuert und gedämpft werden sie durch Neurotransmitter wie Noradrenalin, Serotonin, CCK, Ghrelin, Leptin … Diese machen wir mit unserer Stimmung (Stress, Trauer, Angst, Fröhlichkeit …) und mit dem, was auf dem Teller liegt.

Die **Zunge** ist unser beweglichster Muskel mit Geschmacksknospen für bitter, sauer, salzig, süß, umami (würzig) – und neuerdings wissen wir: Fett. Wer Fett gut wahrnimmt, wird schneller satt. Wer empfindlich auf bitter reagiert (jeder Fünfte), mag kein Gemüse. Und nimmt mangels Bitterstoffen leicht zu.

Die Hormone unserer Energiezentrale **Schilddrüse** steigern den Appetit, die Darmaktivität, fördern die Glukoseaufnahme in die Zellen, beeinflussen den Fettstoffwechsel, bauen Knochen auf, halten das Gehirn jung, lassen Mitochondrien (Energiekraftwerke) in den Zellen wachsen. Eine Unterfunktion (Hypothyreose) verlangsamt den Herzschlag, man legt an Gewicht zu, leidet an Verstopfung, Erschöpfung, Depression.

Das Herz schickt den Muskeln Energie in Form von Nährstoffen zum Verbrennen und Sauerstoff, sodass sie Leistung bringen können. Je leistungsfähiger (durch Ausdauersport) das Herz ist, desto leichter fällt das Abnehmen.

Die Nieren filtern Giftstoffe, Abbauprodukte des Stoffwechsels, aus dem Körper. Wer abnimmt, muss seine Nieren unterstützen, denn dann werden sie überschwemmt mit Giften, die im Fettgewebe gespeichert waren. Viel trinken, Bitterstoffe essen, Kräuter in den Greenie – einfach mal ein paar Tage simple detoxen (siehe auch Buchtipp auf Seite 157).

Ein Kilogramm Muskeln verbraucht im Ruhezustand in 24 Stunden etwa 100 Kalorien. Macht im Jahr: 36500 kcal = 5 kg Fett weniger. Die Basis fürs Schlankwerden ist der Nachbrenneffekt. Man verbrennt mit mehr Muskelmasse mehr Kalorien, auch nach dem Sport, ganz gemütlich auf der Couch liegend.

Im Magen-Darm-Trakt registrieren kleine Antennchen (Rezeptoren) die Dehnung sowie chemische Veränderungen. Das geben sie ans Sättigungszentrum weiter. Darum machen Ballaststoffe und Aminosäuren satt.

Enteroendokrine Zellen (EEZ) in Darm und Magen, auch Bürstensaumzellen genannt, schmecken mit. Sie tragen die Rezeptoren für süß, umami, bitter und fett auf ihrer Oberfläche und schicken Nervenbotenstoffe oder Hormone los, die Verdauung und Sättigung regulieren. Darum macht Olivenöl in der Vorspeise schnell satt. Glukose stimuliert die Ausschüttung der Ich-bin-satt-Hormone GLP-1 und PYY, während die Fruktose dies nur schwach anstößt und Süßstoffe gar nicht. Darum machen Süßstoffe nicht satt – und wir essen und trinken mehr.

Das sogenannte Mikrobiom besteht aus so ungefähr zwei Kilogramm Mikroorganismen (Bakterien, Hefen und Bakteriophagen). Die eliminieren Gefährliches und verwerten Unverdauliches. Dabei entstehen zum Beispiel kurzkettige Fettsäuren. Diese decken schätzungsweise fünf bis zehn Prozent des menschlichen Gesamtbedarfs an Energie.

Das Nervensystem des Darms (»Darmhirn«) besteht aus etwa 100 Millionen Nervenzellen. Sie arbeiten mit den gleichen Nervenbotenstoffen wie das Hirn. Das Darmhirn reguliert die Vorwärtsbewegung im Darm, die Ausschüttung von Verdauungsenzymen, die Aufnahme von Nährstoffen über die Darmwand, den Blutfluss und die Barrierefunktion der Darmwand. In dieser sitzen Mechanorezeptoren – Sensoren, die entweder auf Nährstoffe oder auf Entzündungssignale reagieren.

Steigt der Blutzuckerspiegel, schüttet die Bauchspeicheldrüse Insulin aus, das den Zucker aus dem Blut in die Zellen schleust. Die auf den gesunkenen Blutzuckerspiegel folgende Freisetzung von Glukagon signalisiert dem Gehirn ein Zuwenig an Nährstoffen: Das macht hungrig.

Die Leber entgiftet den durchs Abnehmen anfallenden Stoffwechselmüll. Verteilt die Nährstoffe aus dem Darm. Koordiniert Informationen über den Zustand der Energieversorgung und leitet sie weiter an das Gehirn. Ist sie überfordert, drosselt sie die Gewichtsabnahme.

Einfach gute Laune

Wie hängt depressive Verstimmung mit den Nährstoffen, dem Darm und Entzündungen zusammen? Warum macht GLYXen glücklich und wie helfen GLYX-Gefühle beim Abnehmen?

Klar, das Gefühl kennen Sie: wenn der Barsch auf der Zunge zergeht, die Salbeiravioli den Gaumen lächeln lassen, der graue Burgunder nach Sonnenuntergang schmeckt ... Wer es liebt, zu essen und zu trinken, hat einen Schlüssel zum Glück. Essen ist eine Droge. Es kann uns heißhungrig machen, wach, gut gelaunt, fröhlich, träge oder voller Energie. Mein Glück heißt im Moment Espressobohne im Bitterschokomantel. Da explodiert etwas an meinem Gaumen, und Glück pur funkt in meinem limbischen System. Dieses Glück hat den Vorteil, dass es nicht über Stresshormone und den Schrei des Gehirns nach Zuckernachschub zu Heißhungerattacken führt.

Neudeutsch: Nutraceuticals

Weltweit en vogue unter den Forschern ist die Erforschung der Nutraceuticals – der Bestandteile unseres Essens, die einen therapeutischen Nutzen haben. Schließlich gibt es jede Menge Menschen, die endlich Chips haben wollen, die glücklich machen – mit Johanniskraut gewürzt ... Gibt's dann im Supermarkt in der Spezialecke. Dabei müsste man nur einen Feldsalat essen, mit Lachs und Honigsenfsoße! Schon zieht das Glück ein, und zwar in 70 Billionen Körperzellen.

Die Probiotika (Mikroorganismen) des Joghurts sind ein Dauerbrenner unter den Nutraceuticals. Studien zeigen: Milchsäurebakterien verbessern die Laune und wecken chronisch Müde auf, lindern Angst. Sie zeigen auch: Es reicht, wenn man Labormäuse nur einen einzigen Tag lang mit Zucker, Weißmehl und viel tierischem Fett füttert, dann verändert sich die Darmflora der Mäuse derart, dass die Psyche darunter leidet. Die Mäuse werden ängstlicher, stressanfälliger und müder. Ist bei uns nicht viel anders.

Glück liegt auf dem Teller

Gerade habe ich mir Johannisbeeren gepflückt. Das ist für mich eine Schüssel voller Glück. Beere für Beere. Die helfen mir zusammen mit meinem Joghurt und dem Löffel Leinöl gegen Antriebslosigkeit, Schlafstörungen, Energielosigkeit, Konzentrationsprobleme – um nur einige Merkmale einer Depression aufzuzählen. Die bis ins Jahr 2020 weltweit zur zweithäufigsten Krankheit anwachsen wird. So die Weltgesundheitsorganisation.

Die Depression ist eine Stoffwechselstörung im Gehirn. Und es gibt zig Studien, die zeigen: Ein Mangel an bestimmten Nährstoffen begünstigt Depressionen. Ein Zuviel an anderen auch. Und es gibt Studien, die zeigen, bestimmte Nährstoffe können Depressionen spürbar lindern. Zu den Linder-Stoffen gehören gehirnaktive Aminosäuren – der Quark mit seiner für uns unverzichtbaren Aminosäure Tryptophan, Mineralstoffe und Vitamine. Logo. Daraus baut sich der Körper ja seine Botenstoffe der guten Laune wie Serotonin, Dopamin, Noradrenalin.

... das Unglück auch ...

Wir wissen, dass zu viel Zucker/Stärke kombiniert mit Fett ebenfalls Depressionen begünstigt, über falsche Darmbakterien und Entzündungen im Körper. Wenn man krank ist, legt man sich matt, müde, weinerlich ins Bett und mag nicht zum Sambatanzen gehen. Entzündungen machen depressiv.

Die Uni Leipzig untersucht derzeit, ob man mit Ernährung Depressionen vorbeugen kann. Die haben es gut, die da an der Studie mitmachen dürfen. Und schon mal Omega-3s kriegen, da weiß man, dass diese Fettsäuren das Risiko um 30 Prozent senken. Weil sie Entzündungen lindern.

Stress macht uns einen Stresshormon-Cocktail aus Cortisol, Aldosteron und Adrenalin im Körper. Der macht mitunter depressiv. Weil Mineralien ausgeschwemmt werden. Magnesium, so Studien, bessert die Depri-Stimmung. Auch Zink und Folsäure helfen.

... mit dem Namen Weizen!

Unser moderner Weizen liefert 40-mal so viel Gluten wie der Weizen vor 50 Jahren. Im Magen nagen Enzyme das Gluten klein zu Eiweißbausteinen, sogenannten Exorphinen. Die sind das Gegenteil von Endorphin, unserem Glücksbotenstoff. Wenn Exorphine unser Gehirn besetzen, dann haben die Endorphine keine Chance, uns fröhlich zu stimmen. Leider macht uns gerade der hohe Gehalt an Gluten süchtig: nach der Butterbrezel, dem Weißbrot, dem Croissant: »Mensch, Getreideteilchen, machst du mich zufrieden.« Denn die Exorphine driften über die Bluthirnschranke in unser Gehirn. Dort heften sie sich an Drogenandockstellen namens Morphinrezeptoren – und tauchen uns in Glückseligkeit. Machen genauso süchtig wie Opiate, für die diese Andockstellen vorgesehen sind.

Und wenn wir das Weizen-Essen mal bleiben lassen, dann kommen wir direkt in den Entzug. Dann geht es uns ein paar Tage lang erst mal gar nicht so gut. Allerdings sollte man das Weizen-frei schon mal ausprobieren, wenn man nicht gut drauf ist, müde ist, Probleme mit der Verdauung hat ...

Entzündungen machen Stress

Kürzlich habe ich einen spannenden Vortrag von der israelischen Forscherin Professor Hermona Soreq, Universität Jerusalem, gehört. Sie erforscht den Zu-

sammenhang zwischen Stress, Genen, Entzündungen, Depressionen und Diabetes. Sie erzählte, dass Frauen viel stressempfindlicher sind als Männer und, das ist neu: Stress geht eindeutig einher mit Entzündungen im Körper, diese wiederum mit Depressionen und beides schließlich mit Übergewicht und Diabetes. Wollen wir alles nicht.

Wer ist betroffen?

❖ Man kann die Entzündungen messen. Ein hoher hs-CRP-Wert zeigt, dass kleine Entzündungsherde im Körper schwelen. Die Konzentration im Serum von Gesunden liegt niedriger als 1 mg/l. Besser unter 0,5 mg/l.

❖ Man kann das Proinsulin, den Blutzucker und die Glukosetoleranz (siehe Seite 86) messen.

❖ Und man kann freilich auch das Stresshormon Cortisol messen.

Natürlich kann man eine schwere Depression nicht einfach mit ein paar Schüsseln Quark oder Pillen mit Nahrungsergänzung heilen. Aber man kann mit unserem Essen verhindern, dass wir irgendwann unglücklich sind, deprimiert sind ...

Süße Glückspillen gegen die Traurigkeit.

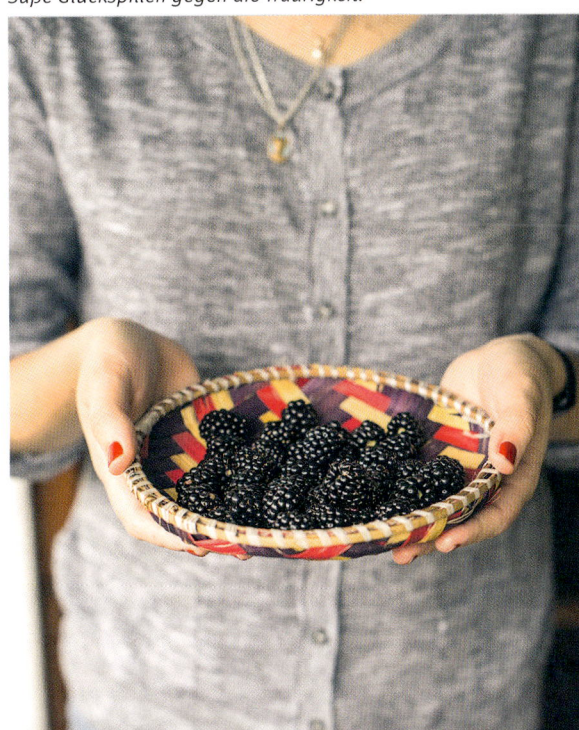

Xunt-Trends

Was macht das GLYX-Leben heute so leicht? Und welche Trends lohnt es sich zu beachten?

Man muss ja nicht jedem Hund hinterherlaufen, der durchs Dorf trottet. Bubble Tea und Kollagen-Drinks (aus Fisch!) braucht keiner, auch keine gefährlichen Schwangerschaftshormon-Diäten. Aber man darf schon hingucken, was sich Tolles tut im Internetzeitalter. simple glyx ist heute wunderbar möglich. Der Trend heißt: gesund & schnell. An der Salatbar. Im Kühlregal. Ja, sogar an der Haustüre: Kochbox-Services und manche Abokisten-Anbieter liefern einen Korb voller Zutaten mit dem Rezept nach Hause, zum Beispiel HelloFresh, KochAbo, Kochhaus, Kochzauber, KommtEssen ...

Und freilich gibt's auch spannende Bewegungstrends. HIIT, Jumping, Vibration ... Und entspannen tut man sich gerade trendig mit Achtsamkeit oder Bewegungs-Medi. Wer das Ganze noch mit ein wenig »Detox-nebenbei« kombiniert, der ist gut dabei.

Glutenfrei

Low Fat ist out. Inzwischen weiß man, dass gesunde Fette lebenswichtig sind und fettreduziert nicht gleich gesund ist. Dafür hat man erkannt, dass das Klebereiweiß, vor allem das genetisch veränderte des modernen Weichweizens, arg häufig schuld ist an den Malaisen der Neuzeit: Übergewicht, Diabetes, Alzheimer, Herzinfarkt, Rheuma, Allergie ... Darum wendet man sich wieder den alten Weizensorten zu, wie Dinkel, Einkorn, Emmer und Kamut. Oder man wählt gleich glutenfreie Süßgräser wie Amaranth und Quinoa. Das alles bekommen Sie mittlerweile in der Bio-Ecke in fast jedem Supermarkt oder im Reformhaus. Die Gräser-Samen haben außerdem einen niedrigen GLYX und versorgen uns mit viel Eiweiß.

Rohmilch ist erste Wahl

Jeder passt auf seine Proteine auf, schon wegen der Darmbakterien. Dazu später mehr. Interessant: Die Milch ist wieder im Kommen. Und zwar als Naturprodukt. Als Vorzugsmilch, das ist Rohmilch, die aber strenge Richtlinien erfüllen muss, sowie Joghurt und Co daraus. Nicht von der Industrie homogenisiert, ultrahocherhitzt und entfettet. Das Naturprodukt vertragen nämlich auch multiallergene Kinder (siehe auch Seite 45).

Raw, smoothen, Kohl ...

Rohkost-Restaurants mit Rohkost-Menüs von Rohkost-Sterneköchen ... Raw, das heißt schon lange nicht mehr einfach nur Gemüsestreifen knabbern, sondern schlicht: Nix wird über 42 Grad erhitzt. Denn ab 42 Grad gehen viele Vitamine, Mineralstoffe und Enzyme verloren, und auch die Struktur von Proteinen und Fetten verändert sich. Dank Raw-Öfchen sind der Fantasie keine Grenzen gesetzt: Pizza, Brot, Suppen, Gemüse, Chips, Saucen, Desserts, alles ist möglich. In diesen kleinen Kisten bläst warme Luft übers Essen, damit die Feuchtigkeit entweicht, die Nährstoffe aber drinbleiben. Natürlich kann man in den Raw-Öfchen auch wunderbar dörren und so den Sommer konservieren. Trotzdem gilt: Man muss Raw nicht zum Dogma machen. Wer die Hälfte »roh« isst, macht nix verkehrt. Natürlich nur, wenn man's verträgt. Morgens ist natürlich gleich der grüne Smoothie gefragt – aus dem Turbomixer. Voll im US-Trend sind derzeit auch Kohl (als Suppe, Salat, Gemüse, Chips), Kokosnuss (als »Kokosmilch«, Kokosöl, Kokosmehl) und Chia-Samen. Auch darüber lesen Sie später mehr.

... Kokosöl ...

Lange verpönt, weil es nur aus gesättigten Fettsäuren besteht, entdeckt man köstliches Kokosöl gerade neu. Nicht nur in der asiatischen Küche. Die Fettsäuren des nativen, naturreinen Öls kann die Leber in Ketonkörper umwandeln, die Zucker-Ersatz fürs Gehirn geben. So macht Kokosöl den Kopf fit und uns satt. Studien zeigen, dass es das Körperfett regulieren hilft, das Immunsystem stärkt, die Leber schützt und antimikrobiell wirkt, weshalb man es gerne zum Ölziehen verwendet (mehr dazu auf Seite 80). Kokosöl macht auch von außen schön. Die Haarspitzen schützt es vor Spliss, die Haut vor Trockenheit. Macht ganz weiche Fersen.

... und Vitaminwasser

Vitaminwasser ist in New York schon lange Trend. Seit einer Weile werben auch deutsche Kampagnen dafür. Wichtige Nährstoffe und natürlicher Geschmack sollen drin sein. Doch außer künstlich zugesetzter Vitamine steckt vor allem Zucker drin: 15 Gramm pro halber Liter. Und Farbstoffe. Und Aroma. Amerikanische Health-Trend-Blogger halten dagegen mit selbst gemachtem Vitamin-Wasser. Mit Gurke. Mit Zitrone. Mit frischer Minze. Das Rezept dazu finden Sie auf Seite 63. Das selbst dosierte Löffelchen Rohrohrzucker ist erlaubt.

Clean eating

Du bist, was du isst. Und das, was in so einem gekauften Fruchtquark drinsteckt, mag keiner so gerne sein. Konservierungsstoffe, Farbstoffe, Weichmacher, Aromastoffe, Süßstoffe, Maisstärke, Schweineborsten ... die alle bringen unseren fein justierten Hormonhaushalt durcheinander, trimmen den Energiestoffwechsel auf müde und dick. Die Lebensmittelhersteller haben den Trend inzwischen erkannt und werben immer öfter mit Produkten ohne künstliche Zusatzstoffe.
Nicht nur den Hunger stillen, sondern auch dem Körper was Gutes tun, schenkt uns ein Stück Kontrolle zurück über unsere Gesundheit, unsere Energie, Fitness und Schönheit. Genau das macht Clean eating zum Trend. Ein paar einfache Clean-eating-Regeln:

❖ Unverarbeitete Lebensmittel kaufen. Banane in einen Joghurt schneiden, statt Bananenjoghurt.
❖ Aufs Etikett schauen. Je kürzer, desto clean. Nicht locken lassen von Aufdrucken wie »fettreduziert«, »Extraportion Milch«, »Vitamine«, »natürliche Fruchtsüße«.
❖ Regional und saisonal einkaufen. Das erspart Ihnen Chemie und fehlende Frische, der Umwelt CO_2 und hält die örtlichen Bauern am Leben.
❖ Original unverpackt. Jetzt eröffnen Supermärkte unter diesem Label. Nudeln, Mehl, Duschgel ... Alles Erdenkliche kann man sich selbst in mitgebrachte Behälter abfüllen. Ergibt weniger Müll. Und keine Weichmacher (Phthalate), Plastikhormone in Verpackungen und Folien, die wichtige Gewichtskontrollhormone beeinträchtigen.
❖ Selber machen. Salatdressing, Müsliriegel, Tomatensoße, Saft, Babynahrung ... Das erspart Dickmacher namens Süßstoffe, Aromastoffe, Fruktose, gehärtete Fette und Glutamat.
❖ Tiefkühltruhe nutzen. Einfach mehr von Eintopf, Suppe, Sauce kochen, portionsweise einfrieren. Gesundes Brot (ohne Konservierungsstoffe & Co) in Scheiben schneiden und dann einfrieren. Im Toaster auftauen.

Im Trend: Gemüse-Grün im Morgendrink.

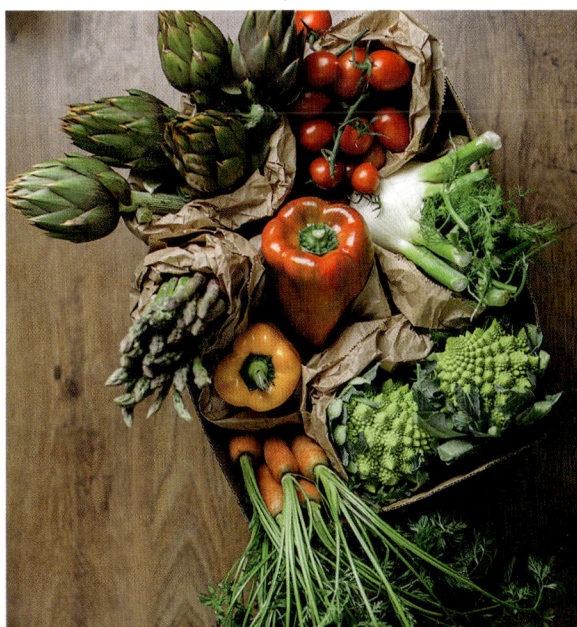

Gewohnheits-Fallen

Nun heißt es: Raus aus der Komfortzone und rein in kleine, wundervolle Erlebniswelten.

simple glyx heißt entdecken. Das, was Freude bringt. Dem Gaumen, dem Körper, dem Gehirn. Ja, der Mensch ist ein Gewohnheitstier. Er gewöhnt sich an so ziemlich alles: an Reichtum, an den Partner, an den Job, an die Trägheit, an Fastfood ... Gewohnheit führt immer, aber auch wirklich immer, zu Mangel. Mangel an Gesundheit, Mangel an Vitalität. Mangel an Freude am Leben.

Das Marmeladenbrot

Sie essen morgens schon ein Marmeladenbrot? Alte Gewohnheit? Geht schließlich schnell? Dann mangelt es Ihnen schon morgens an Eiweiß, an Vitalstoffen, an essenziellen Fettsäuren, an Ballaststoffen. Das zeigt sich dann im Laufe des Tages darin, dass Sie nicht so gut drauf sind. Es Ihnen nicht so gut geht und sie schnell wieder Hunger kriegen. Denn Sie springen schon morgens raus aus dem Fettverbrennungsmodus. Dasselbe gilt übrigens auch für das Fertigmüsli, die Cornflakes, das Nuss-Nougat-Brot, den großen, süßen Industrie-Erdbeerquark.

Wir sind leider so gestrickt, dass es uns sehr, sehr schwer fällt, unsere Komfortzonen zu verlassen. Das macht uns immer noch träger, noch steifer, noch dicker. Also bitte einfach mal spüren, was passiert, wenn man – Augen-zu-und-durch – raus aus der Komfortzone rein in die neue Erfahrung springt.

Aufspüren, Neues ausprobieren ...

Gewohnheiten sind schwer zu knacken. Heißt: Ich muss Ihnen schon was anbieten, als Wegweiser. Sonst würde nämlich keiner auf mich hören. Allen voran mein Mann Wolf, der knabbert mir zwar keine Gemüsestreifen, er mag aber die Topinambur-Chips oder ersetzt das Brot, das den Fettverbrennungsmodus abschaltet, morgens auch gerne durch einen grünen Smoothie.

Wichtig ist: Gewohnheiten aufspüren. Eine Alternative finden. Ausprobieren und einfach mal spüren, wie herrlich sich das anfühlt, wenn zum Beispiel das schlechte Gewissen »ich-hab's-wieder-nicht-geschafft-joggen-zu-gehen« auf dem Mini-Trampolin landet. Ich kann Ihnen nur raten: Probieren Sie Verschiedenes aus! Lassen Sie sich neue gute Erfahrungen »durch Mark und Bein« gehen, sodass die alten Sie nicht länger unglücklich machen können.

> **»Beginnen Sie mit dem ersten Schritt, dann folgen weitere ganz von selbst.«**

... und ein Ritual daraus machen

Es dauert vier Wochen, bis man eine neue Gewohnheit im Gehirn so einspurt, dass sie wie selbstverständlich zum Leben dazugehört. Einen nicht ärgert, sondern freut. So kann man sich an Ungewohntes wie Bewegung gewöhnen. Oder an Gemüse. Oder an das Entspannen. Und wie kriegt man sich dazu, etwas vier Wochen lang zu tun? Indem man ein Ritual daraus macht. Es immer zur gleichen Zeit zelebriert. Sich also eine Gewohnheit sucht, wie Kaffeekochen, Zähneputzen ... und daran immer das Ritual anhängt. Dabei alle Sinne bemüht. Simple reinspüren: in den Smoothie, ins Bewegen, in die Mini-Meditation.

Welche Alternative passt ...

... zu Ihrem Leben? Ersetzen Sie die nicht so gute Gewohnheit durch die bessere Gewohnheit.

Trägheit: Also hier kann man sich nur das Trampolin in den Weg stellen, über das man erst mal minutenweise herfällt ...

Nächtliche Kühlschrank-Orgie 1: Wenn einen Sorgen wecken, sind Käsesandwiches keine Lösung. Besser: Sorgen vor dem Einschlafen aufschreiben – zusammen mit dem tatkräftigen Entsorgungs-Schritt für den nächsten Tag. Für mehr Serotonin einen Quark mit Bitterschokosplittern als Betthupferl essen. Und: das Zimmer komplett dunkel machen.

Nächtliche Kühlschrank-Orgie 2: Manche weckt der echte Hunger nachts auf. Die müssen ihren Blutzucker regulieren durch simple glyx. Gleich mal ausprobieren: Zweimal abends Kohlenhydrate weglassen, keine Beilagen, keine Softdrinks und keine Desserts, und gucken, wie man dann schläft.

Flavoured Coffee-to-go: Macht süchtig – und mit viel, viel Zucker und Chemie dick. Lieber selbst zubereiten. Im Thermosbecher mitnehmen. Und mit einer Prise Gewürzen aromatisieren. Perfekt in den Kaffee passen Bourbon-Vanille, fein gemahlener Kardamom und Zimt.

Bäcker-Teilchen: Statt der Nussschnecke, von der man einfach nicht lassen kann, einen simple-glyx-Snack in der Tasche haben. Die Rezepte finden Sie auf Seite 144 und 145.

Sahnekakao: Kakaoschalentee aus dem Reformhaus zubereiten und mit etwas Bourbon-Vanille, Rohrohrzucker und einem Tröpfchen Sahne würzen. Schmeckt toll nussig-schokoladig.

Antistress-Schokolade: Duftende Bitterschokolade, GLYX-niedrig, raw, davon isst man eine Rippe, dann fühlt man sich lecker satt. Der Selbermach-Tipp ist auf Seite 39.

Wurstbrot: Pumpernickel mit Putenbrust und Salat, nach der 1-2-3-Formel. Macht nicht dick.

Feierabend-Bier: Fast alle Männer nehmen ab, wenn sie lediglich das Bier weglassen. Nix hat einen höheren GLYX, egal ob »mit« oder »ohne«. Lieber Weinschorle genießen.

Gummibärchen-Sucht: Auf Seite 38 finden Sie mein Gummibeeren-Survival-Rezept.

Softdrinks: Da fällt es nun wirklich nicht schwer, auf selbst aromatisiertes Wasser umzusteigen, das Sie sich wie auf Seite 63 gezeigt mixen: Gurke-Zitrone, Himbeere-Limette ...

Chips-Lust: Knabbern Sie stattdessen lieber eine Handvoll Nüsse – gut fürs Herz und fürs Gehirn. Oder unsere Topinambur- oder Kohl-Chips (siehe Seite 145).

Imbissstand: Kommt man an dem nicht vorbei, dann den Döner nur mit Salat, ohne Brot essen, den Burger ohne die Mehlpappklappen.

Mittagssemmel: To-go-Box mit Thunfisch-Salat. Geräuchertem Fisch, Tofu, Eiern, Feta oder Mozzarella mit viel Gemüse – und einem Stück Roggenbrötchen.

Verdauungsschnaps: Abgewöhnen, lieber Fenchel- und Anissamen kauen. Wer simple glyx lebt, braucht keinen Verdauungsschnaps mehr.

Schlafmangel: Er knockt die Ess-Vernunft im Frontallappen des Gehirns aus. Man fällt dann sehr unvernünftige Entscheidungen zugunsten von Junkfood. Schneller Energienachschub, der noch müder macht. Das fördert Übergewicht und Diabetes. Mindestens acht Stunden schlafen. Früher ins Bett gehen oder Wecker abschaffen wäre die Lösung.

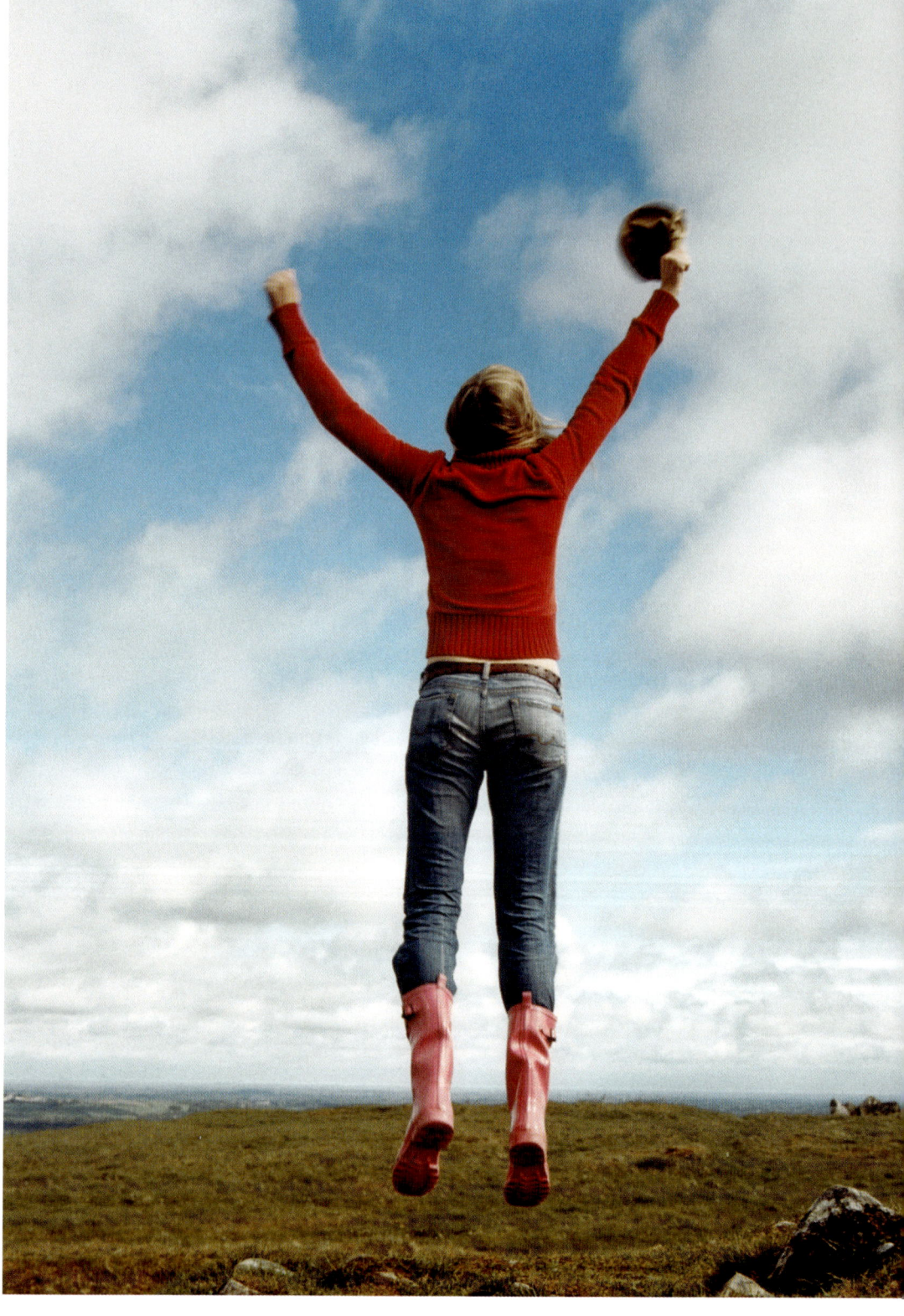

simple glyx: Die fünf Säulen

Unser Körper ist wie ein kleines Drogenköfferchen: Er macht uns all das, was in der Apotheke viel Geld kostet. Fatburner, Appetitzügler, Glückspillen, Weckamine ... Dann ist es ganz leicht abzunehmen. GLYX-niedrig. Mit essenziellen Fettsäuren und Eiweiß, mit genug Flüssigkeit, mit Aufwärtsbewegungen, mit Detox, mit einer Atemtechnik ... Ausprobieren, spüren – und wenn's uns guttut, dann verändern wir auch etwas im Leben.

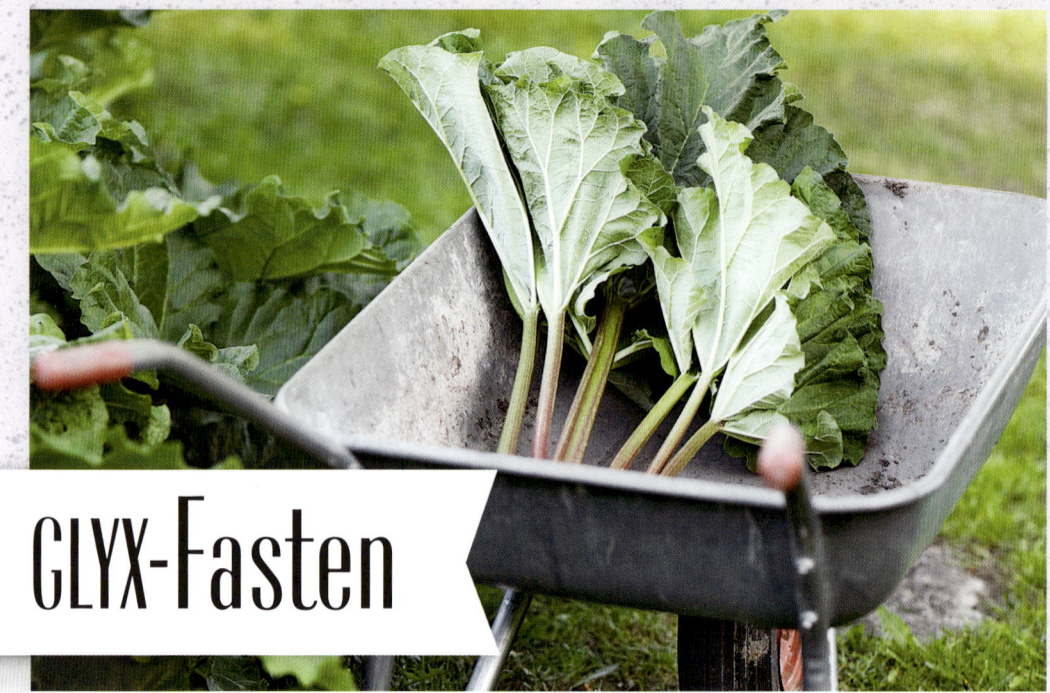

GLYX-Fasten

So wenig Insulin wie nötig locken, dem Fettabbau im Körper genug Zeit verschaffen – und genießen.

»Du willst abnehmen? Dann streich die Kohlenhydrate.« Das ist das, was ich in letzter Zeit allerorts höre, wenn ich meine Ohren aufmache. Nur: Auf diesem Ohr hör ich nicht gerne. Ich finde es grundfalsch, etwas vom Essplan zu streichen, das uns die Natur auftischt. Kohlenhydrate, das sind ja auch Himbeeren, das sind ja auch Bohnen, die stecken sogar in Tomaten. Und wenn man dann noch die Milchprodukte – auch die enthalten Kohlenhydrate in Form von Laktose – verbietet, ehrlich gesagt, macht mich das etwas grantig.

Wer nicht grantig werden will, darf Kohlenhydrate clever genießen. Denn die sorgen in Kombi mit Eiweiß für biochemisches Glück namens Serotonin. Und dieses zügelt auch gleich noch den Appetit und sorgt nachts für viel vom Schlafhormon Melatonin. Beides macht schlank. Auch der gute Schlaf! Gleiches gilt für Milchprodukte: Auch die sollte man nicht einfach streichen – solang man die verträgt oder mag. Und auch hier ist Spüren angesagt.

Kohlenhydrate = Insulin = Fett

Croissant: 4 Stunden Fettverbrennungsstopp. Apfelschorle: Lipolyse – Stopp. Essiggurke: Stopp. Cornflakes: Stopp. Steckt immer Glukose drin, Zucker. Auch Stärke (in Kartoffeln, in Mehl) ist nix anderes als eine Kette an Zuckermolekülen. Steigt der Blutzucker, schüttet die Bauchspeicheldrüse das Blutzuckerhormon Insulin aus. Das Zucker aus dem Blut in die Zellen dirigiert. Solange Insulin im Blut ist, befinden wir uns in der Aufbauphase: Das Essen wird als Körpersubstanz aufgebaut. Als Muskeln und leider auch Fett. Sind die Zucker-Speicher in Muskel und Leber voll, verwandelt der Körper Zucker und Stärke in Fett für die Hüfte. Meist drücken wir schon morgens das Knöpfchen »Speichermodus«, mit dem Marmeladenbrot, dem Fertigmüsli. Dann hängen wir den ganzen Tag im Fettspeichermodus fest. Weil wir zuckersüchtig sind übers Dopamin-Belohnungssystem im Gehirn. Und weil wir ungenießbar werden, sobald man uns die Droge »süß« wegnimmt.

Fettverbrenn-Modus

Unser Steinzeitmenschen-Stoffwechsel verarbeitet noch immer zuerst den Zucker und die Stärke – heute holt er sich die aus dem Schokoriegel, dem Softdrink, dem Bier, dem Brot, der Kartoffel und der Nudel. Derweil warten der Schweinebraten, die Butter, die Sauce, die Wurst in der Fettzelle auf der Hüfte darauf, dass endlich keine Kohlenhydrate mehr da sind und sie selbst mal zur Energiegewinnung herhalten dürfen. Meist warten die vergebens. Weil wir den ganzen Tag über Dinge mit Zucker oder Stärke essen und trinken.

In den Fettverbrenn-Modus kommen wir nur, wenn kein Insulin im Blut ist, weil wir einige Stunden keine Kohlenhydrate gegessen haben. Nur ist das äußerst selten der Fall. Es gibt kaum ein industriell gefertigtes Produkt, das nicht den Fettabbau stoppt – überall steckt Stärke oder Zucker drin.

Kohlenhydratmast

Wir nehmen täglich 275 kcal mehr auf als noch vor 25 Jahren. Nicht Fett, sondern Kohlenhydrate. Und die haben dazu geführt, dass wir 25 Pfund mehr wiegen als vor einem Vierteljahrhundert. Ich bemerke immer wieder, dass sogar die Menschen, die sich für Ernährung und gutes Essen auf dem Teller interessieren, nicht wissen (oder wahrhaben wollen?), dass auch Brot, Nudeln, Kartoffeln und Reis im Körper in lauter kleine Zuckermoleküle aufgespalten werden. Die uns da oben im Kopf Dopamin bescheren, glücklich machen. Halt nur kurzes Drogenglück.

Insulinresistenz

Wer einen Bauch hat, wer übergewichtig ist, wer oft unter Heißhunger leidet, ist mit Sicherheit schon insulinresistent. Das ist etwa jeder Zweite.

Ein ständig hoher Insulinspiegel lässt die Zellen abstumpfen. Sie hören nicht mehr auf das Insulin-Signal, die Zuckermolekülchen aus dem Blut zu holen. Die Rezeptor-Antennen verschwinden. Das bringt die Bauchspeicheldrüse dazu, noch mehr Insulin zu produzieren. Damit der Zucker, der ist ja ein Nervengift, endlich aus dem Blut verschwindet. Irgendwann ist die Bauchspeicheldrüse überfordert, stellt die Produktion ein. Man ist Diabetiker.

Vorher aber wird noch die Hüfte ausgepolstert und die Leber vollgestopft. Sie baut jetzt noch mehr Zucker zu Fett um, wächst sich aus zur Fettleber. Ein ständig hoher Insulinspiegel hält den Körper im Speicher-Modus. Fett sammelt sich an. Das Gehirn hört gar nicht mehr auf das Sättigungshormon Leptin. Das macht müde, energielos und heißhungrig.

Spätestens hier sollte man schleunigst Insulinresistenz abbauen, Leber entfetten, Bauch schmelzen, Gehirn zufriedenstellen, aufwachen, gute Laune haben – simple: mehr Lebensqualität.

Was Wissen schafft

Immer der Ampel nach

Verbote machen dick. Tja, Zucker, Kekse, Wurstbrot auch. Was tun? Einfach immer der GLYX-Ampel nach gehen.

❖ **Grüne Abteilung:** Lebensmittel mit einem niedrigen GLYX unter 55. Die locken kaum Insulin, machen lange satt und bringen auch noch viele gesunde Nährstoffe mit. Davon kann man eine größere Portion genießen.

❖ **Gelbe Abteilung:** GLYX über 55. Das sollte nicht in großen Mengen genossen werden. Am besten kombiniert man es immer mit etwas »Grünem«.

❖ **Rote Abteilung:** GLYX über 70. Viel Zucker, viel Insulin. Zusammen mit Fett genossen, kann man sich das gleich auf die Hüfte denken. Nur ab und zu ein Portiönchen genießen.

Die **GLYX**-Tabelle

Niedriger GLYX (bis 55)

Brot, Gebäck & Getreide

Amaranth	35
Früchtebrot	45
GLYX-Brot (siehe Seite 127)	40
Quinoa	10
Roggenschrotbrot	50
Vollkorn-Haferflocken	55

Nudeln & Reis

Buchweizennudeln	45
Glasnudeln (aus Mungbohnen)	35
Naturreis (auch parboiled)	55
Nudeln aus Hartweizengrieß (al dente)	45
Vollkornnudeln	35
Wildreis	55

Obst & Gemüse

Apfel, Birne, Pflaume	40
Avocado	20
Beeren	20-40
Blattsalate	15
Feigen, frisch	40
Fruchtgemüse	15
Grapefruit	25
Hülsenfrüchte (die meisten)	35
Kohlgemüse aller Art	15
Orange	45
Soja(produkte)	40
Sprossen und Keime	25
Topinambur	50
Yamswurzel	40
Zitrone	10

Süßes & Snacks

Agavendicksaft (blaue Agave)	20
Akazienhonig	30
Birkenzucker	5
Bitterschokolade (> 70 % Kakaoanteil)	20
Fruchtaufstrich	55
Nüsse und Samen	20
Vollkornmüsli (ohne Zuckerzusatz)	55

Getränke

Apfelsaftschorle (3 Teile Wasser, 1 Teil Saft)	45
Gemüsesäfte	35
Kaffee, Tee (ohne Zucker)	0
Wein, trocken	< 15

Tierisches

Eier	0
Fisch, Fleisch, Geflügel	0
Käse, Milch(produkte)	20

Mittlerer GLYX (bis 70)

Brot, Gebäck & Getreide

Couscous	65
Fladenbrot	65
Haferbrei	60
Haferkekse	60
Milchbrötchen	65
Mischbrot	65
Muffin mit Blaubeeren	60
Vollkorn-Knäckebrot	60
Weißer Grieß	55

Nudeln & Reis

Basmati-Reis	60
Nudeln aus Hartweizengrieß (weich gekocht)	60
Reisnudeln, gegart	65
Weißer Reis (Langkorn)	65

Obst & Gemüse

Ananas	65
Aprikose	60
Banane, reif	60

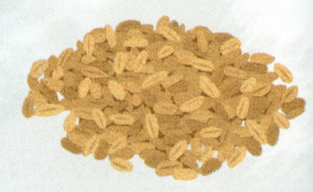

Vorsicht: Viele glutenfreie Produkte und vegane Ersatzprodukte haben einen hohen glykämischen Index, da häufig mit Reismehl, Maismehl und Stärke gearbeitet wird.

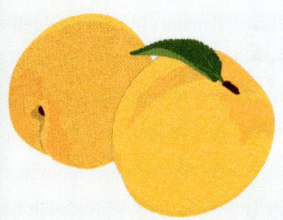

Dosenobst	65
Honigmelone	65
Möhren, gekocht	60
Pellkartoffeln	60
Rosinen	65
Rote Bete	65
Süßkartoffel, Batate	60
Trauben, blau	60
Zuckermais	60

Süßes & Snacks

Eiscreme	60
Kondensmilch, gezuckert	65
Konfitüre	65
Popcorn, salzig	55
Sushi mit Reis und Fisch	60

Getränke

Kakao (Wasser + 30 g Kakaopulver, gezuckert)	60

Hoher GLYX (ab 70)

Brot, Gebäck & Getreide

Baguette	95
Brezel	85
Croissant, Bagel, Biskuits	70
Donut	75
Hamburger-Brötchen	85
Hirse	70
Knäckebrot	70
Reiswaffeln	80
Toastbrot	75
Weißbrot	70
Weizenbrot (Vollkorn)	70

Nudeln, Reis & Kartoffeln

Bratkartoffeln	75
Gnocchi	70
Jasminreis (weiß)	110
Kartoffelstärke	90
Pommes frites	75
Weißer Reis (Rundkorn)	70

Obst & Gemüse

Datteln, getrocknet	105
Kürbis, gekocht	75
Pastinake	95
Saubohnen, gekocht	80
Wassermelone	75

Stärke & Zucker

Maisstärke, Reismehl	95
Maltose (Malzzucker, in Bier und Getreideriegeln)	110
Modifizierte Stärke	95
Zucker (Saccharose)	70

Süßes & Snacks

Cornflakes	80
Crunchies, Pops & Loops	80
Fruchtgummi	80
Mais-Chips	75
Müsliriegel	75
Popcorn, süß	90
Reiscracker	90
Salzstangen & Co	75
Schokolade, Schokoriegel	70
Traubenzucker	100
Waffelmischung	75

Getränke

Bier	> 70
Cola, Limonade	> 70
Fruchtsaftgetränk	70
Sportlergetränk	80

Sonstiges

Ketchup, mit Zucker	70
Pizza mit Tomaten und Käse	60

... noch mehr Lebensmittel stehen im »GLYX-Kompass« und für die Zahlenfans in »Meine GLYX-Zahlen«.

Fett-Sucht: 40/60

Essen macht süchtig. Nicht jedes. Aber die Kombination Fett und schnelle Kohlenhydrate sorgt dafür, dass wir oft gar nicht anders können als: essen, essen, essen. Keiner mag eine Packung Butter runterdrücken oder eine Tüte Zucker löffeln. Das, was uns dick macht, ist die Kombi aus 40 Prozent Fett und 60 Prozent Zucker (oder Weißmehl). Das macht süchtig. Das schmeckt unserem Hirn so gut, dass das Belohnungssystem anspringt und wir über Dopamin süchtig nach diesen Stoffen werden. Das heißt dann nicht Droge, sondern Kuchen, Schokolade, Praline, Nuss-Nougat-Creme, Kinderriegel, Cheeseburger, Chips, Pommes, Tiramisu, Knödel mit Braten, Nudeln mit Sahnesauce, Pizza, Schinken-Baguette ... Das alles ist 40/60. Das alles wirkt genauso wie Kokain. Und springt zudem stante pede auf die Hüfte. Denn auch das Insulinsystem wird aus den Fugen gehebelt. Die einfache Lösung, raus aus der Heißhungerfalle: vier Wochen glyxen.

Insulinfreie Zeit

Wer abnehmen will, braucht insulinfreie Zeit. Fastenphasen. Nur dann können die Schlankhormone ihre Arbeit verrichten. Testosteron, Noradrenalin und Wachstumshormone bauen Fett ab, Muskeln auf. Und auch das Fett abbauende Enzym Lipase wird aktiv, wenn wir fasten.

Fasten muss nicht heißen: gar nichts essen. Es funktioniert auch ganz einfach mit No Carb. Man lässt die Kohlenhydrate weg. Isst den Fisch, den Tofu nur mit dem Gemüse. Das ist wie Fasten. Auch dann kann das Fastenhormon Glukagon aktiv werden.

Auch zwischen den Mahlzeiten zu fasten ist wunderbar. Nur: Das kann nicht jeder. Fünf Stunden nix essen, da fliegt der eine oder andere ohnmächtig um oder kriegt wenigstens das große Zittern, die unerträgliche Nervosität ... Der muss was essen. Dafür gibt's kohlenhydratfreie Snacks. Ein paar Nüsse. Ein Stück Käse. Ein Ei. Auch erlaubt: die kleinen 5-Carb-Sünden von Seite 37, die das Gehirn freuen, die Insulinausschüttung aber nicht tangieren. Aber gleich No Carb leben? Das machen viele. Weil man

aufwacht. Es einem gut geht. Besser als vorher. Kein Wunder. No Carb holt einen aus der Zucker-Heißhungerfalle. Und – was noch wichtiger ist: Oft raus aus Unverträglichkeiten. Denn häufig ist Weizen oder der Getreide-Kleber (Gluten) schuld am mangelnden Wohlbefinden. Aber um richtig No Carb zu leben, den heilenden Fastenmodus einzuschalten, da darf man nicht mehr als 50 – und mancher nur 20 Gramm Kohlenhydrate essen. Da ist ein großer Apfel schon zu viel. Und das finde ich ehrlich gesagt genussfeindlich bis unmenschlich. No Carb als Fastenkur kann Wunder vollbringen – nur, eine Lebensweise ist das nicht.

Wenn man zu oft kohlenhydratfastet, gewöhnt sich der Körper daran und das Einzige, was abnimmt, ist der Abnehmeffekt. Dafür droht der Jo-Jo-Effekt, weil der Körper den Stoffwechsel dauerhaft runterdrosselt (siehe Seite 15).

Lieber Glück tanken

GLYXen heißt: Man muss nicht radikal auf alles verzichten, was Kohlenhydrate heißt. Man darf ganz simple den Ball flach halten. Kohlenhydrate hatte auch der Steinzeitmensch auf dem Teller – in Form von Früchten, Wurzeln, Wildgräsern. Sie gehören zu unserem genetischen Programm. Sie liefern Energie – und machen gute Laune! Man braucht sie, damit das Gehirn Tryptophan in Serotonin (= Zufriedenheit) umwandelt. Und Kohlenhydrate schmecken. Darum möchte man sie ja schon auf dem Teller haben. Kann man auch. Man muss halt damit rechnen, dass sie den Fettabbau stoppen und Heißhunger machen. Das tun sie nicht, wenn sie GLYX-niedrig sind (siehe Tabelle Seite 32/33) – und man sie in kleineren Dosen genießt. Per 1-2-3-Formel.

GLYX-niedrig hält lange satt

Das Gehirn braucht etwa 120 Gramm Glukose am Tag, damit wir denken, kreativ sind, uns glücklich fühlen. Macht: 5 Gramm in der Stunde. Entspricht einem Teelöffelchen Honig. 6 Gummibärchen ... 20 kcal. Macht am Tag 480 kcal. Ca. 20 Prozent von dem, was der ganze Körper braucht. Das kleine Gehirn will also ganz viel Energie. Gibt man ihm die nicht, dann macht es den ganzen großen Körper ziemlich nervös. Zwingt ihn zum Essen.

Hirn an Heißhunger: S.O.S.!

Fertigprodukte mit Stärke, Zucker, Nudeln, Weißmehlprodukte, Raffiniertes, Verarbeitetes, Süßes, Kartoffeln, Weißbrot, Cornflakes, Softdrinks … das sind lauter Nahrungsmittel mit hohem glykämischem Index (GLYX), die schon im Mund zu Glukosemolekülchen abgebaut werden. So kommt schnell viel Glukose im Blut an, es steigt der Blutzucker schnell, animiert die Bauchspeicheldrüse, viel Insulin zu produzieren, das den Blutzucker schnell wieder senkt, einen in den leichten Unterzucker schickt. Katastrophe für unser Hirn. Das macht uns Heißhunger auf mehr Zucker. Und so beamen uns Kohlenhydrate vom Marmeladenbrot zum Keks, vom Nudelauflauf zum Schokomuffin … bis zum Pralinchen unter dem Kopfkissen. Achtung: Bier enthält Maltose – und dieser Bierzucker driftet noch schneller ins Blut als der Haushaltszucker, hat einen noch höheren GLYX.

Glukose ist Traubenzucker. Die Form von Zucker, die im Blut schwimmt. Die unsere Zellen in Energie umwandeln. Haushaltszucker (Saccharose) besteht aus einem Glukose- und einem Fruktosemolekül. Fruktose ist Fruchtzucker. Der erst mal die Leber passiert – und deshalb nicht so viel Insulin lockt.

Was Wissen schafft
GLYX und der Blutzucker

1 Der simple-glyx-Blutzucker: Ein GLYX-niedriges Lebensmittel lässt den Blutzuckerspiegel langsam und flach ansteigen. Der Körper schüttet moderat Insulin aus, der Blutzuckerspiegel sinkt wieder bis zum normalen Wert. Ohne Heißhunger auszulösen.

2 Der Heißhunger-Blutzucker: Ein GLYX-hohes Lebensmittel lässt den Blutzuckerspiegel rasant auf 140 oder gar 160 mg/dl schnellen. Die Bauchspeicheldrüse schickt eine ganze Armee an Insulinmolekülen raus, die den Zucker schnell wegschaffen aus dem Blut, ihn in die Zellen schleusen. Der Blutzucker sinkt unter die Grenze von 70 mg/dl. Unterzucker. Der macht müde, nervös und heißhungrig. Auf etwas Süßes.

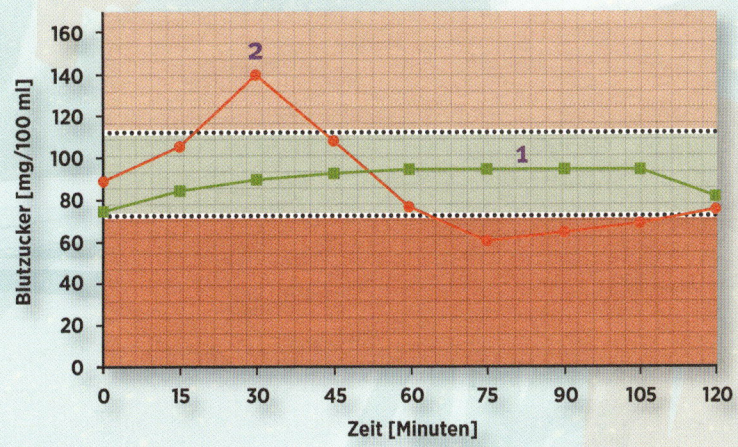

Eiweiß naturbelassen

Frage aus dem Forum: »In der Verona-Diät heißt es, dass Milchprodukte viel Insulin locken (ähnlich wie Brot). Der Verzicht auf Milchprodukte könne deshalb den Fettabbau beschleunigen. Aber ohne diese Produkte könnte ich mir mein Leben überhaupt nicht vorstellen!« Meine Antwort: Eiweißreiche Lebensmittel erhöhen nicht den Blutzucker, aber der Körper schüttet auch Insulin aus. Gerade so viel, dass das Eiweiß in Körpereiweiß umgebaut werden kann. Das Fisch- und Joghurt-Insulin ist also gut beschäftigt. Das können Sie gedanklich getrost unter den Tisch fallen lassen. Wer seinen Joghurt selbst mit GLYX-niedrigen Früchten zubereitet, muss überhaupt keine Angst davor haben, dass er sich auf der Hüfte niederlässt. Anders sieht es aus bei fertigen Fruchtjoghurts und Milchdrinks mit viel Zucker.

Mit Beilagen wählerisch

Wer Weizen weglässt, verliert plötzlich unangenehme Zipperlein (siehe Seite 81). Hartweizen (der in der Pasta) und Weichweizen (überall drin) sind unterschiedliche Getreidesorten. Hartweizen ist besser verträglich und lässt den Blutzuckerspiegel nicht so schnell ansteigen. Die Nudeln am besten al dente genießen.

Weichweizen hat auch als Vollkorn einen hohen GLYX. Besser: alte Weizensorten wählen wie Einkorn, Kamut, Emmer, Dinkel (auch als Grünkern), »Dinkel-wie-Reis«, auch Gerste – und oft abwechseln. Wer das Klebereiweiß Gluten in Getreide nicht verträgt, greift auf glutenfreie Alternativen zurück: Buchweizen, Quinoa, Amaranth. Viele vertragen auch Hafer. Weitere gute Beilagen sind Natur- und Wildreis. Kartoffelbeilagen haben einen hohen GLYX. Einzige Ausnahme: Pellkartoffeln. Davon dürfen Sie zwei kleine genießen, mit einer großen Portion Gemüse zusammen. Eine kleine Mengenlehre dazu finden Sie auf Seite 111.

Clever kombinieren

Wer Lust hat auf eine große Portion Kohlenhydrate, zückt den Pasta-Joker, kombiniert Spaghetti al dente mit null tierischem Fett. Also mit Olivenöl, Gambas (die sind mager!), Chili, Tomatensauce, Bolognese aus magerem Tartar, Pilzen ... Funktioniert auch mit Naturreis, Dinkel-Reis, Quinoa, Amaranth, und mit einem großen Teller voll Früchten. Das geht so zwei- bis dreimal die Woche. Wichtig ist: Die Kohlenhydrate sollten einen GLYX unter 55 haben. Okay, das kann man auch mal machen mit Pellkartoffeln mit viel, viel Kräuterquark und Salat.

Wie süßt man GLYXlich?

Süßen Sie mit Natur: Geben Sie eine halbe Banane in den Smoothie, probieren Sie Kokosblütenzucker, ein Löffelchen Honig im Joghurt, Agavendicksaft (blaue Agave), Ahornsirup, Apfel- oder Birnendicksaft. Die heben zwar auch den Insulinspiegel an, aber sparsam verwendet machen sie nicht dick. Oder Sie probieren den sündteuren, GLYX-niedrigen Xylit-Stoff namens Birkenzucker. Und Süßstoffe? Stevia. Am besten die grünen Blätter. Immer kombiniert mit ein bisschen von etwas echt Süßem: Früchte, Rohrohrzucker, Honig. Denn schmeckt etwas süß, fordert unser Körper auch Süß, und wenn er bekommt, was er will, lässt er uns mit Süßhunger in Ruhe. Probieren Sie nach drei Wochen mal ein Stück Schokoriegel ... whuu.

Pasta, Pasta ... immer schön al dente!

Xunt naschen

Naschen macht glücklich – und dick. simple glyx heißt, der zweite Teil fällt weg. Ganz einfach, weil Sie sowohl das Hirn als auch Ihre Fettzellen verstehen. Genascht wird entweder GLYX-niedrig. Oder in kleiner Portion. Wenn man nämlich nur 5 Carbs (Meine Abkürzung für Gramm Kohlenhydrate ohne Ballaststoffe, also das was den Blutzucker nicht tangiert) aufnimmt, versorgt man das Gehirn mit Glück – nur der Leber bleibt nix übrig, um daraus Fett für die Hüfte zu basteln. Und der Blutzucker schnellt nicht so hoch, dass Insulin auf den Fettspeichermodus umstellen kann. Das dürfen Sie sich einfach mal erspüren. Naschen Sie sich testweise durch die 5-Carbs-erlaubt-Liste und probieren Sie mal das All-you-can-eat-Eis oder den AYCE-Pudding von Seite 38 und 39.

Die 5-Carbs-erlaubt-Liste

Das alles liefert 5 Gramm Kohlenhydrate, die man mal naschen darf, wenn das Gehirn »Zucker« ruft – ohne dass der Blutzucker Achterbahn fährt. Bitte, falls nicht selbst gemacht, auch aufs Etikett gucken!

Obst

1 Kugel GLYX-Fruchteis, Seite 39
2 kleine Aprikosen (50 g)
½ Schale Beeren (125 g)
1 Mandarine (50 g)
50 g saure Kirschen
5 Pflaumen (50 g)
½ saurer Apfel

Gesund naschen

1 Handvoll GLYX-Gummi-Beeren, Seite 38
2 selbst gemachte Makronen (20 g), Seite 39
1 Nusskeks (10 g)
1 Vollkornkeks ohne Zucker (10 g)

2 getrocknete Apfelringe
2 getrocknete Aprikosen
1 Rippe Bitterschokolade (20 g)
7 Schokobohnen, Seite 38
1 Müsli-Riegel mit viel Nüssen (25 g)
80 g Kokos-Chips

Herzhafte Knabbereien

15 g Cashewnüsse
1 kleine Schüssel Grünkohl-Chips
30 g Mandeln
1 EL Mandelmus
10 g salziges Popcorn
3 EL Sonnenblumenkerne
20 g Topinambur-Chips
20 g Kohl-Chips
30 g Walnusskerne

Süße Sünden

1 sehr kleine Kugel Eis
6 Gummibärchen
1 Bonbon
1 Mini-Schokokuss
1 Mandelmakrone (10 g)
1 Toffifee
1 Glas Hugonade

Zum Süßen

1 TL Agavendicksaft (7 g)
1 TL Akazienhonig (7 g)
2 TL Birkenzucker
1 TL Kokosblütenzucker
1 TL Ahornsirup (7 g)
1 TL Birnen- oder Apfeldicksaft (7 g)

Künstliche Süßstoffe lassen Sie links liegen, die machen nur Hunger auf mehr Süßes – und am Ende dick.

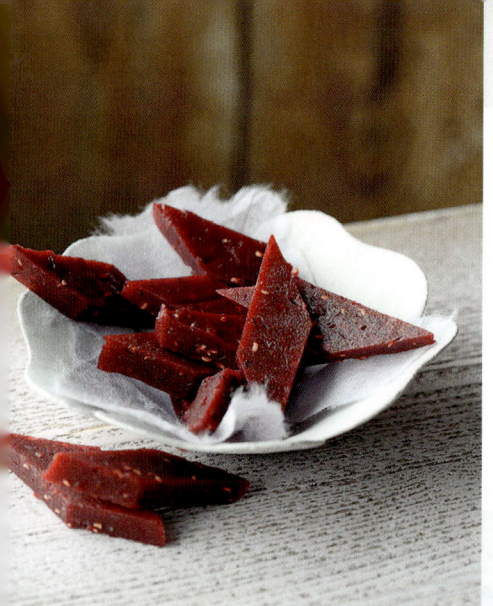

Gummi-Beeren: Meine Fruchtgummis sind wie alle Rezepte auf diesen Seiten GLYX-niedrig: **650 Gramm Beeren** – die, die Sie lieben und die es gerade gibt – mit **2 EL Birnendicksaft** in den Standmixer geben (oder mit dem Pürierstab zerkleinern). Kräftig durchmixen, bis eine sämige Masse entsteht. Dörrgitter mit Backpapier auslegen und die Masse daraufstreichen. Ca. 10 Stunden bei 70 °C dörren. Die fest gewordene Masse in einem Stück vom Backpapier abziehen, in Streifen, dann in kleine süße Rauten schneiden. Luftdicht in einem sauberen Schraubglas oder einer Weißblechdose lagern, in die Sie zuvor eine Lage Backpapier gelegt haben.

Süße Survival-Rezepte

Schokobohnen: Die machen wach, ohne zu Hüftspeck zu mutieren. **150 g Bitterschokolade** in Stücke brechen, im Wasserbad bei geringer Hitze schmelzen. Etwas abkühlen lassen. **50 ganze Espressobohnen** unterrühren. Mit einem Teelöffel je eine Bohne aus der Schokolade fischen und auf eine Lage Backpapier setzen. Erkalten lassen, bis die Schokolade fest ist. In Cellophantütchen verpacken.

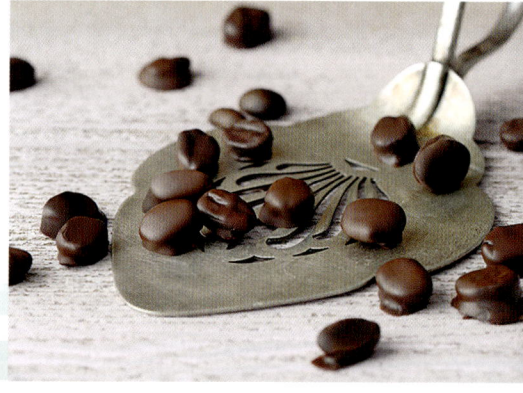

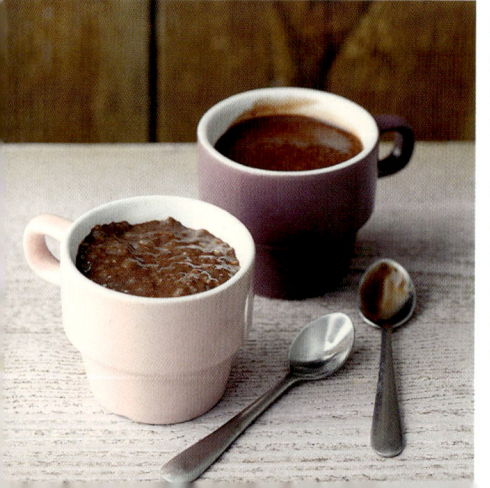

Chia-Pudding: simple-glyx-vegan-Pudding löffeln: **4 EL Chia-Samen in 250 ml Hafer- oder Mandelmilch** geben, mit **2 TL purem Kakao** verrühren, mit **Zimt** und **1 TL Ahornsirup** würzen. 2 Stunden kühl stellen.

Schoko-Pudding: **500 ml ungesüßten Sojadrink** und **4 TL reines Kakaopulver** in einem Topf verrühren. Bei mittlerer Hitze erwärmen, **1 TL Rohrohrzucker** zugeben. Nach Geschmack mit **Chili** oder **Zimt** würzen. Mit **2 TL Johannisbrotkernmehl** in die warme Milch rühren. Unter Rühren aufkochen, bis die Creme gebunden ist.

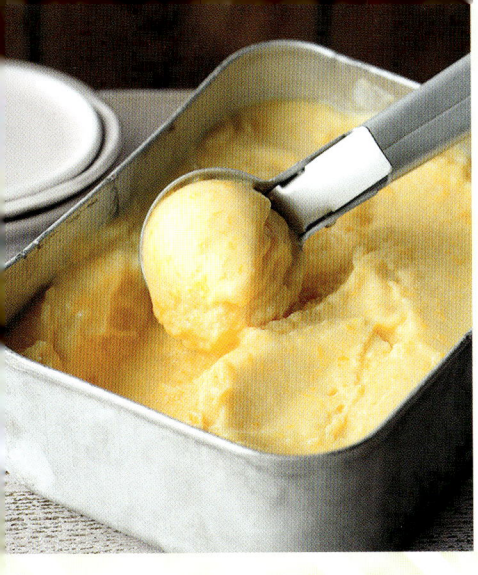

Blitz-Eis: Lust auf mehr? **1 kg gefrorene Früchte (Mangowürfel, Pfirsichwürfel, Himbeeren, Erdbeeren), 500 g Joghurt, den Saft von 1 Zitrone** und ein wenig **Ahornsirup** in den Mixer geben. Zügig durchmixen und gleich mit lieben Freunden genießen.

All-you-can-eat-Schoki: Schmelzen Sie **90 g Kakaobutterstückchen** in einer Metallschüssel über dem Wasserbad. Vorsicht, dass kein Wasser in die Schüssel gelangt, sonst gerinnt die Schokolade. Währenddessen in einer Schüssel **45 g ungeröstete gemahlene Kakaobohnen, 40 g Kakaopulver, 1 gestr. TL Bourbon-Vanille, 2 kleine Prisen Salz und 30–60 g Agavendicksaft** mischen. Mit der geschmolzenen Kakaobutter 1 Minute lang kräftig glatt rühren. In Förmchen gießen und fest werden lassen. Die Zutaten-Bezugsquelle finden Sie auf Seite 157.

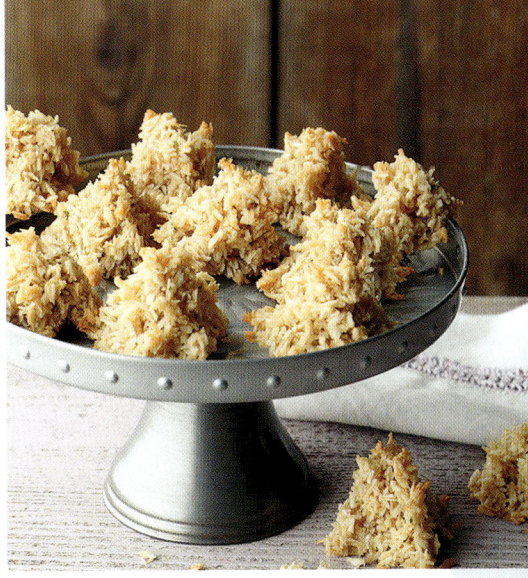

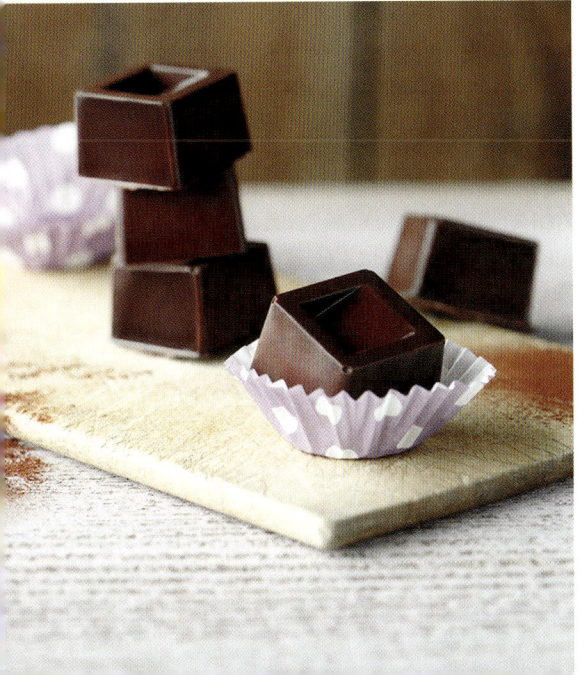

Glücksmakronen: Auch hier darf's ruhig mal etwas mehr sein. Ofen auf 150 °C (Umluft 130 °C) vorheizen. **2 Eiweiße mit 1 Prise Salz, 100 g Kokosraspeln, 40 g Vollrohrzucker** und **abgeriebene Schale von 1 Bio-Limette** in einem Edelstahltopf mischen. Bei mittlerer Hitze so lange rühren, bis sich ein bräunlicher Belag auf dem Topfboden bildet. Die Kokosmasse vom Herd nehmen. Kleine Häufchen auf das mit Backpapier belegte Blech setzen und leicht zusammendrücken. Die Glücksmakronen im Ofen (Mitte) 15 Minuten lang backen.

Die Natur kann es besser

Wenn wir natürliche Kohlenhydrate essen, verpackt in einem GLYX-niedrigen Lebensmittel, also den Fruchtzucker im Apfel oder einer Tomate, den Milchzucker aus dem Joghurt, die Stärke aus Vollkorngetreide, steigt der Blutzucker langsam. Diese Lebensmittel locken also wenig Insulin, halten länger satt. Heißhunger kommt nicht auf, weil der Blutzucker nicht Achterbahn fährt.

Je steiler der Blutzuckerabfall, desto schneller knurrt der Magen. Viele Ballaststoffe, wenig Zucker und Stärke, sprich Lebensmittel mit niedrigem GLYX, lassen den Blutzucker nur flach ansteigen (siehe auch Seite 35) und langsam sinken, kombiniert mit essenziellen Fettsäuren und Eiweiß halten sie lange satt. Die 1-2-3-Formel (siehe Seite 76) garantiert das.

Obst & Gemüse verlängern (und verschönern) das Leben

Kürzlich hieß es: Obst ist gefährlich, macht Fettleber. Macht Diabetes. Diese Nachrichten lieben die Menschen. Die werden dann auf Facebook geteilt. In die Welt gestreut. Und damit dann Generationen von Menschen gequält. Mit Spinat. Mit »light« ...

Gemüse, das über der Erde wächst, ist GLYX-niedrig.

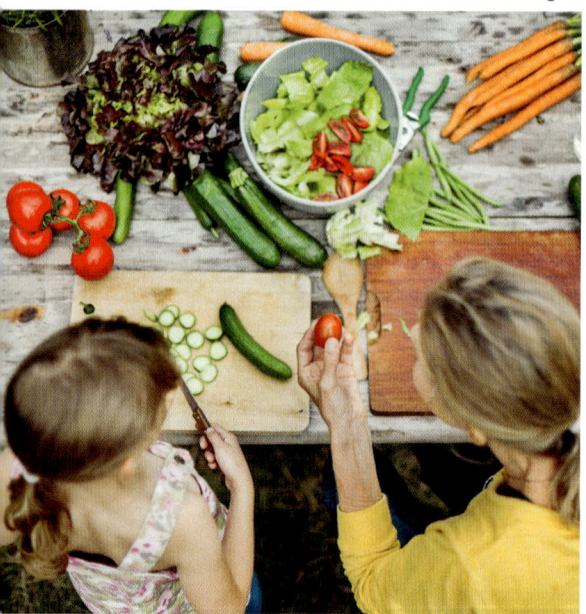

Dabei verlängern Obst und Gemüse das Leben. So gerade eine Londoner Langzeitstudie an 65226 Briten. Freilich ist Gemüse noch lebensverlängernder als Obst. Eine Portion frisches Gemüse (75 g) reduziert das Sterberisiko um 16 Prozent. Eine Portion Obst (150 g) schafft nur 4 Prozent. Frisch! Aus der Dose oder als Saft verkürzt Obst das Leben.

Wie viel darf's denn sein?

Obst und Gemüse müssen unbedingt auf den simple-glyx-Teller. Gemüse fünf Portionen täglich. Als Smoothie, als Salat, als Gemüsestreifen zwischendurch – und als die Hauptportion auf dem Teller in der 1-2-3-Formel. Das Obst zweimal täglich. In großer Portion mit niedrigem GLYX, wie der Apfel, die Beeren, die Zitrusfrüchte ... Und die Banane braucht man auch nicht fürchten. Die nehme ich zum Süßen, tue sie in den 2-Liter-Smoothie-Tank, genieße eine natürliche Süße und cremige Konsistenz. Macht also 1/10 Banane in einem Glas Smoothie. Da freut sich das Hirn, die Fettzelle nicht, es tangiert nämlich den Insulinhaushalt gar nicht.

Fruchtzucker mit und ohne Frucht

Weil Fruchtzucker so schön klingt und so billig ist, taucht er in vielen Fertigprodukten auf. Ketchup, Babynahrung, Kekse, Joghurt, Fruchtsäfte, Limonaden haben plötzlich »natürliche Fruchtsüße«: Fruchtzucker, zum Beispiel aus Maissirup. Er wird direkt in der Leber zu Fett umgebaut, erhöht das Risiko für Fettleber, Bauchfett, auch Gicht. Zwar hat Fruchtzucker keine hohe Insulinausschüttung zur Folge – aber weil er das Sättigungszentrum im Gehirn nicht anspricht, macht er Hunger auf mehr Zucker.

»Als Gott den Zucker erfand, verpackte er ihn in seinem Gegengift«, so der amerikanische Stoffwechselexperte Prof. Robert Lustig. Im mit Stumpf und Stiel verzehrten Apfel stecken nämlich: Ballaststoffe. Die reduzieren die Aufnahme von Kohlenhydraten im Darm, indem sie den Bakterien was zum Futtern liefern. Sie hemmen auch die Aufnahme von Fettsäuren. Die dürfen dann die Bakterien abbauen – zu kurzkettigen Fettsäuren, und die machen die Zellen wieder empfindlich für Insulin. Also muss man den Apfel nicht fürchten. Die Apfelschorle schon.

2 GLYX
-Obst-Regeln

2. GLYX-hohes Obst: Nur als »Süßstoff« verwenden: Ananas, Aprikose, Banane, Cherimoya, Kaki, Kiwi, Mango, Mirabelle, Melone, Litschi, Papaya, Reineclauden, Rosinen, Süßkirschen, Weintrauben

1. GLYX-niedriges Obst: Apfel, Birne, Beeren, frische Feigen, Granatapfel, Grapefruit, Kumquats, Mandarine, Nektarine, Orange, Pfirsich, Pflaumen, Rhabarber, Sauerkirschen, Zitrone, Zwetschgen

Welches Gemüse?

Von Gemüse können Sie so viel essen, wie in den Bauch passt. Ja, sollen Sie! Nur von stärkehaltigen Gemüsen wie Kürbis, Rote Bete und gekochten Karotten sollten Sie eine kleinere Portion wählen. Stärkehaltig ist meist das, was unter der Erde wächst, Wurzeln und Knollen.

Machen Sie die eiweißreichen Medizinbällchen namens Hülsenfrüchte ab und zu zur Hauptsache. Und ersetzen Sie Mais im Salat durch Bohnen. Wichtig: Wählen Sie immer dreimal so viel Gemüse, wie die Kohlenhydrat-Beilage ausmacht. Ja, auch auf dem Brot. Genießen Sie vor dem Essen eine große Schüssel Salat. Gemüsestreifen sollten Sie durch den Tag begleiten. Und wechseln Sie ab in Sorte und Farbe: Man schätzt, dass es mehr als 60000 verschiedene Wirkstoffe in Pflanzen gibt, die Bakterien töten, vor Krebs schützen, Entzündungen hemmen, die Zellen vor den schädigenden freien Radikalen feien, die Abwehrkräfte stärken.

Die Möhre und die Glykämische Last

Die Möhre hat im gekochten Zustand einen hohen GLYX, und man kann (angeblich) trotzdem viel von ihr essen, weil sie im Grunde wenig Kohlenhydrate enthält. Darum haben die Forscher noch eine Formel erfunden: Die GL (glykämische Last) verknüpft den Kohlenhydratgehalt eines Nahrungsmittels pro Portion mit dem GLYX. Im Grunde eine clevere Idee. Der GL ist etwas für Menschen, die gerne jede Portion abwiegen – und dann Punkte zählen. Ich selbst mag nicht zählen, weder Kalorien noch Fettaugen noch GLs. Der GL fließt einfach in die Bewertung der Lebensmittel im Ampelprinzip mit ein.

Welches Brot?

Roggen lässt den Blutzucker nicht ganz so schnell ansteigen. Ist Schrot enthalten (Ballaststoffe, siehe linke Seite), dauert es länger, bis die Bestandteile ins Blut gelangen. Und die Sauerteigführung macht das Brot für uns viel leichter verdaulich. Auch im GLYX-Trend: Pumpernickel. Ob ein Brot GLYX-niedrig ist, zeigt sein Ballaststoffanteil: Er sollte etwa ein Viertel der Kohlenhydratmenge ausmachen. Enthalten 100 Gramm Brot 40 Gramm Kohlenhydrate, sollte der Ballaststoffanteil 10 Gramm sein.

❖ Voll im Trend: Eiweißbrot aus geschroteten Leinsamen, Haferkleie, Quark, Eiern, Sonnenblumenkernen, Mandel-, Kokosmehl. (Aber bitte kein Industrie-Eiweißbrot, denn die haben häufig viel billigstes Mehl drin = Kohlenhydrate.) Probieren Sie unser Eiweiß-GLYX-Brot (siehe Seite 127) Auch gut: Vollkornbrot aus Dinkel, Gerstenvollkornbrot und Brote aus Nussmehlen.

❖ Mittel: Mischbrote aus Weizen- und Roggenmehl, Vollkornbrot (Vollkornmehl), Vollkornknäckebrot, Vollkornbrötchen, Pitabrot, Vollkorntoast.

❖ Schlecht, nur ganz selten essen: Brezel, Weißmehlbrötchen, Weißbrot, Baguette, Toastbrot.

1 **Kohlenhydrate GLYX-niedrig essen:** Gemüse, saures Obst, Eiweißbrot oder Roggenschrotbrot (Sauerteig), Naturreis, Dinkelvollkornnudeln, Hülsenfrüchte, Bitterschoki. Sodass Zuckermoleküle in kleinen Portionen im Blut ankommen und wenig Insulin locken. Gemüse, so viel Sie wollen. Saures Obst, zwei Portionen. Beilagen unter 100 Gramm (gekocht), pi mal Daumen. Spüren, wie viel wovon Sie satt, glücklich, schlank macht.

2 Für **Eiweißlieferanten pur** gilt: keine Mengenbeschränkung. Tofu, Milch, Milchprodukte, Ei, Fleisch, Geflügel und

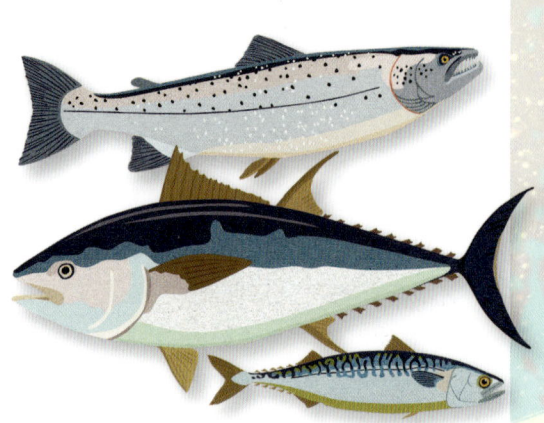

simple-glyx-Praxis

Kohlenhydrate muss man nicht meiden – man darf sie clever genießen.

Fisch haben einen niedrigen GLYX, da sie kaum Kohlenhydrate enthalten. Sie locken nur so viel Insulin, wie der Körper zum Einbau benötigt.

3 Satt essen an **Ei, Fisch, Geflügel, Tofu, Lupine und Gemüse**, die kleine Beilage an den Rand schieben. Ruhig bis zum Schluss aufheben und gucken, wie viel man davon braucht.

4 Macht schlank & fröhlich: Lebensmittel mit **mittlerem oder hohem GLYX** kombinieren Sie ganz einfach mit einer großen Portion GLYX-niedrig. Die Kartoffel mit viel Gemüse. Die Scheibe Weißbrot darf ruhig auch sein – mit einer großen Schüssel Salat.

5 Lebensmittel **mit hohem GLYX minimieren**, also alles mit raffiniertem Zucker oder Stärke, wie Weißmehlprodukte, Softdrinks, Cornflakes, Pommes frites, Frittiermantel, Knödel, Kuchen, Kekse, Gummibärchen & Co. Die sorgen garantiert für Heißhunger, und jeder kleine Schokokeks stoppt die Fettverbrennung.

6 **Zucker versteckt sich** auf dem Etikett hinter zahlreichen Begriffen: Saccharose, Maltose, Glukosesirup, Hexose, Instantzucker, Invertzucker, Kandisfarin, Maissirup, Maisstärke, Maltodextrin, Malzzucker, Melasse, Raffinade, Rübenzucker, Sirup, Sorbit, Stärke(sirup), Stärkezucker, Xylit, Zuckeralkohole, Zuckercouleur.

7 Obst essen statt trinken. **Ballaststoffe** drosseln die schlechte Wirkung von Fruchtzucker. Darum ist das Obst im Smoothie kein Problem. Schorlen schmecken auch 1:10.

8 **Selber kochen**, da ist einfach weniger Zucker und Stärke drin.

9 **Gesund süßen:** Akazienhonig, Agavendicksaft, Kokosblütenzucker haben einen niedrigeren GLYX. Und das Löffelchen Rohrohrzucker, Ahornsirup, Bienenhonig, Apfel- oder Birnenzucker bringt Abwechslung in die süße Küche.

10 Wenn Süßstoff, dann **Stevia, kombiniert mit echter Süße**, Früchten, Rohrohrzucker … Denn wenn der Körper süß schmeckt, will er etwas Zucker.

11 Raus aus der Heißhungerfalle: Wer den Kohlenhydraten verfallen ist, zuckersüchtig ist, darf **zwei Tage lang Suppe essen**, die holt einen aus dem Teufelskreis heraus. Rezepte finden Sie ab Seite 126.

12 Mit Ballaststoffen. Auf dem Etikett steht immer die Menge an Kohlenhydraten in Gramm. Ein Viertel der Kohlenhydrate sollten **Ballaststoffe** sein, dann ist der GLYX des Lebensmittels nicht so hoch.

13 Was trinken? **Smoothie und Wasser,** auch mit ein paar Blättern drin (Tee und so). Bier lockt zu viel Insulin. Doch gegen ein bis zwei Gläschen trockenen Wein hat auch der Arzt nichts. Studien zeigen: Trockener Wein reguliert den Insulinspiegel runter.

14 Snacken mit niedrigem GLYX: Schaffen Sie es locker, **vier bis fünf Stunden nichts zu essen?** Falls nicht, haben Sie einen Snack parat, der kaum Insulin lockt. Siehe Seite 144 und 145.

15 **Obst-Zeit:** Bei manchen blockiert schon eine Portion Obst die Fettverbrennung. Dann essen Sie Ihr Obst nur zu den Hauptmahlzeiten.

16 Im GLYX-Kompass warten 800 Lebensmittel mit den **Ampelfarben**. Dort sieht man, ob der grüne Smiley einen zum Vielessen einlädt – oder der rote Smiley sagt: Von mir darfst du gern mal ein Stückchen genießen. Buchtipp Seite 157.

17 **Viel bewegen.** Wer Bewegung ins Leben einbaut, kann zu jedem Essen Kohlenhydrate genießen: GLYX-niedrig. Der Muskel verbrennt sie.

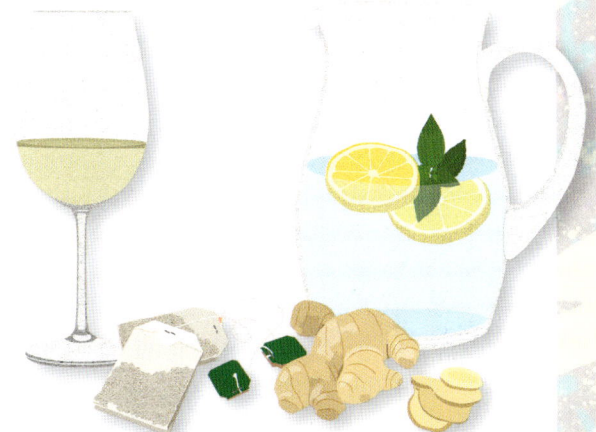

18 **Weichweizen weglassen:** vier Wochen, vor allem wenn man schlecht schläft, Zipperleins hat. Danach ausprobieren, wie viel man verträgt. Maximal alle vier Tage essen!

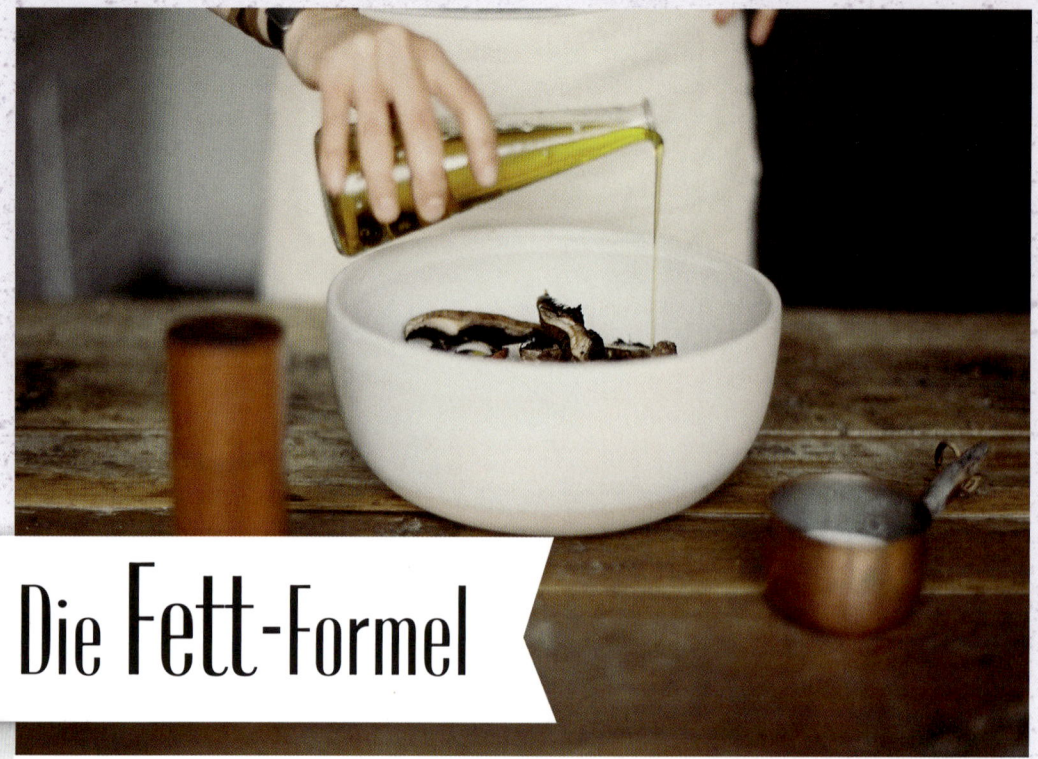

Die Fett-Formel

Fett macht dick? Nö. Richtig genossen hilft es beim Abnehmen, hält jede Zelle jung – und den ganzen Menschen gesund.

Es gibt immer noch Menschen, die mich groß angucken, wenn ich sage: Ja, die Milch mit normalem Fettgehalt. Nein, Olivenöl müssen Sie nicht sparen, indem Sie Gemüsebrühe in den Salat tun. Das ist kontraproduktiv. Ja, den Schinkenrand dürfen Sie ruhig dranlassen. Nein, die Avocado macht nicht dick – im Gegenteil, sie ist ein wunderbarer Snack gegen Heißhunger. Freilich, eine Handvoll Nüsse hilft beim Abnehmen … Nein, für die Wurst gilt das nicht. Auch wenn light draufsteht, ist Mist drin. Schon eine Wurst täglich erhöht das »Sterberisiko«. Auch für Fett gilt: Nicht mehr meiden, sondern ein Gefühl dafür entwickeln, was einem gut tut. Heute verordnen sogar wissende Weightwatcher ein Schnapsglas Olivenöl, wenn gar nix mehr geht. Rapsöl wirkt nicht so. Olivenöl lockt Schlankhormone, Rapsöl tut das leider nicht. Grund: des Olivenöls Aromastoffe. Hexanal und E2-Hexanal heißen sie. Beide verringern

die Aufnahme von Glukose aus dem Blut in die Leberzellen. Italienisches Olivenöl enthält noch mehr davon als spanisches oder griechisches. Wer denkt denn da dran? Dass es Aromastoffe gibt, die schlank machen? Andere machen aber dick. Mit Aromastoffen werden nämlich Schweine gemästet.

Fettpunkte zählen? Das war gestern

Fakt ist: Wir reagieren auf unser Essen ganzheitlich, mit Körper, Geist und Seele. Deswegen tut man sich auch so schwer mit Ernährungsstudien. Mal beweisen sie das, mal das Gegenteil. Bleibt uns nichts anderes übrig, als immer mal wieder unseren Menschenverstand zu bemühen. Ich frage gerne: Wie macht es die Natur? Kann das, was auf unserem Teller liegt, Teil unseres genetischen Programms sein? Ich horche immer wieder: Was sagt mein Körper dazu? Der ist nämlich ganz schön gescheit. Wir müssen nur unser inneres Äuglein ein wenig offen halten – und auch öfter mal mit dem Herzen sehen.

Ungebremste Hüftwanderer

Der Körper hat eigene Gesetze: Eine Butterbrot-, Wienerschnitzel- oder Pizzakalorie springt sofort auf die Hüfte, eine Naturjoghurt-, Olivenöl- oder Fischfettkalorie raubt der Fettzelle Energie. Es gibt Kalorien, die schlank machen, während wir essen: Die eine Kalorie, die der Körper kriegt, nutzt er mehr aus, die andere weniger. Mixt man Zucker oder Stärke zum Fett dazu, schlagen sich die Kalorien fast doppelt nieder. Darum kann man sich das Tiramisu, die Chips, den Riegel gleich auf die Hüfte denken.

Wunderbare Appetitzügler

Manche Fett-Kalorien machen schlank. Um Fischfett in Körperfett umzuwandeln, schießt der Körper viel Energie zu. Unser Gehirn besteht aus 60 Prozent Fett – aus DHA, sprich Omega-3s. Nicht aus Schweinebratenfett. Der Körper baut sich aus den aktiven Fetten Nervenstrukturen – und sorgt dafür, dass der Mensch denken, fühlen, riechen, sehen kann, aktiv und dynamisch ist. Funktionsfette stabilisieren auch Zellwände, machen sie geschmeidig und schützen vor dem Altwerden. Darum machen die lebenswichtigen Fettsäuren auch eher jung und gesund als dick. Das gilt für das Fett von Samen – auch wenn sie in der Hanf- oder Leinölflasche stecken, oder der Sesamöl-Flasche oder im Olivenölkanister. Das gilt für das Fett von der Nuss. (Außer der Erdnuss, die hat kein ganz so gutes Fettsäureprofil – sie ist aber aus der asiatischen Küche kaum wegzudenken.) Walnussöl ist super. Arganöl ist super. Sogar Kokosöl hilft den Appetit zügeln. Und das gilt für das Fett vom Fisch. Das gilt sogar für das natürliche Fett aus der Milch, dem Käse. Und das natürliche Fett vom Fleisch, wenn es aus der Biohaltung kommt. Nur für die Wurst und den Industriemastbraten, für die gilt das nicht. Und auch nicht für so manches Fett von Getreide. Wie Weizenkeimöl. Eine Tabelle finden Sie auf Seite 47.

Funktionsfett: Nüsse, Samen, Fisch

Da darf man so viel essen, wie man mag. Diese Fette regulieren, was und wie viel wir essen und beeinflussen andere Mitspieler beim Fettaufbau und Fettabbau. Wie tun sie das? Sie senken den Spiegel des Heißhunger- und Fettspeicherhormons Insulin. Sie locken gute Eicosanoide. Die guten »Eicos« sind Gewebshormone, die den ganzen Menschen auf gesund trimmen. Sie senken Entzündungswerte, normalisieren das Appetithormon Leptin und stimulieren Hormone und Enzyme, die den Fettstoffwechsel anregen. Man isst also einen Salat mit Thunfisch, Walnüssen und frisch gepresstem mallorquinischem Olivenöl und das Fett verbrennt auf der Hüfte. So einfach ist das.

Was Wissen schafft
No h-milk today

Wenn Milch homogenisiert wird, sind die Fettpartikelchen so klein, dass sie unter den Begriff Nano-Technologie fallen müssten. So klein verbinden sie sich mit Casein-Molekülen, und die gelten als Milchallergen Nr. 1. So vermuten Forscher: Die Zunahme an Allergien und Unverträglichkeiten liegt schlichtweg am Verarbeiten der Milch. Rohmilch indes trainiert mit ihren Keimen das Immunsystem. Macht nicht dick. Wer das weiß … den kann auch eine Milchunverträglichkeit nicht länger dick machen. Mehr darüber lesen Sie auf Seite 81.

Die Light-Lüge

Light macht nicht schlank. Da gibt's einen weltweiten Menschenversuch über 50 Jahre hinweg. Das Fazit: Lightprodukte machen Hunger auf mehr. Wissen wir schon lange. Weil der Körper sich nicht austricksen lässt. Er hat Fettfühler. Kommt nicht genug Fett an, dann haben wir halt Hunger auf mehr. Fett bremst also den Hunger. Deswegen empfehle ich nicht nur niemals diese künstlichen mit Luft aufgeschäumten und mit Chemie gepanschten Lightprodukte, genauso wenig wie Magermilch und Magerjoghurt, sondern immer: Natur. Und wenn ganz viel tierisches Fett drinsteckt, dann muss man davon halt weniger genießen – und es nicht mit schnellen Kohlenhydraten kombinieren. Ja leider: Den fetten Käse ohne Baguette essen. Aber man kann ihn ja auch auf ein Scheibchen Kohlrabi legen. Oder auf zwei, drei Kohl-Chips (siehe Seite 145) oder ein Scheibchen von unserem Eiweißbrot von Seite 127. Und natürlich spart man nicht an pflanzlichen Fetten. Vor allem nicht am kalt gepressten Olivenöl. Denn das macht schlank dadurch, dass wir es genießen.

Fette Entzündung

Gesättigte Fette aus der Wurst, aus dem Braten und gehärtete Fette aus Fertigprodukten, Butter- und Schweineschmalz, aus Rindertalg und Palmöl schädigen Blutgefäße und lassen sich unschön auf der Hüfte nieder. Herzschädigende Transfette finden Sie (oder besser nicht) in billiger Margarine, Fertigprodukten und Frittieröl. Sie sind auch für Entzündungen im Körper verantwortlich, genauso wie die Arachidonsäure aus rotem Fleisch – eine der Omega-6-Fettsäuren, von denen wir fast alle viel zu viel im Körper haben und die die wertvollen Omega-3s verdrängen. Aus ihr bastelt der Körper schlechte Eicosanoide (Gewebshormone), die krank machen und uns nachweislich zunehmen lassen.

Arachidonsäure steckt besonders viel in Schweinefleisch, Innereien, und leider auch in der Haut vom Geflügel. Lieber weißes Fleisch essen. Geflügel (halt wenn möglich ohne Haut), Fisch, ab und zu Kalb und Wild. Wurst erst mal vom Plan streichen. Später wenn gewünscht wieder einbauen: maßvoll und wenn es geht zu bio greifen. Denn Tiere, die artgerecht gehalten und gefüttert werden, haben ein wesentlich gesünderes Fettsäureprofil.

Mit Omega 3 gegen Fettzellen, Entzündung und Insulinresistenz

Forscher der Universität von Kalifornien untersuchten erst kürzlich die Wirkung von Omega-3-Fettsäuren auf den Zellstoffwechsel im Fettgewebe. Sie fanden heraus: überschüssige Fettzellen, reagieren empfindlich auf Omega-3-Fettsäuren. Ein inaktiver Rezeptor in diesen Zellen, der die Produktion entzündungsfördernder Stoffe (Zytokine) in der Zelle beendet, wird durch Omega-3s aktiviert. Omega-3s unterbinden also entzündliche Prozesse. Und fördern den Zuckerabbau, indem sie die Wirkung von Insulin verbessern. Wer das weiß, achtet auf Omega-3s, auf genug Leinöl, auf Bio-Käse, auf Seefisch.

Was Wissen schafft
Flexibel lebt sich's xunt

Als Flexitarier lebt man am gesündesten. Wieso, weshalb, und was ist das eigentlich? Rund 12 Prozent der Deutschen essen nur gelegentlich Fleisch und achten dann besonders auf artgerechte Tierhaltung und Bioqualität. Tiere aus Bio-Landwirtschaft haben viel mehr gesunde Omega-3-Fettsäuren. Und wer den restlichen Omega-3-Bedarf mit Seefisch und gesunden Pflanzenölen deckt, hat genau die richtige Vielfalt zum Schlanksein und Gesundsein.

Fett gehalt

Fettgehalt in Gramm pro 100 Gramm Lebensmittel,
wenn nicht anders angegeben

Wenig Fett oder Fatburner		Mehr oder ungesundes Fett		Hoher Fettgehalt	
Oliven-, Hanf-, Raps-, Nuss-, Lein-, Arganöl	99,5	Distelöl	99,5	Butterschmalz, Palmfett, Schweineschmalz	99,5
Macadamianüsse	73	Erdnussöl	99,5	Speck, durchwachsen	65
Nüsse	40-60	Maiskeimöl	99,5	Mascarpone	48
Olive, schwarz	36	Sojaöl	99,5	Crème fraîche	40
Leinsamen, Chiasamen	31	Sonnenblumenöl	99,5	Käse (ca. 60 %)	40
Avocado	24	Weizenkeimöl	99,5	Kartoffelchips	39
Edamer (30 %), Feta	16	Butter	83	Mettwurst	37
Lachs	14	Margarine, halbfett	80	Salami	33
Saure Sahne	10	Mayonnaise, selbst gemacht	79	Lammkotelett	32
Thunfisch in Olivenöl	10	Kokos	56	Schlagsahne	32
Bündner Fleisch	9	Vollmilchschokolade mit Haselnüssen	36	Gans	31
Limburger (20 %)	9	Camembert (60 %)	33	Nuss-Nougat-Creme	30
Lachsschinken	6	Tilsiter	28	Bratwurst	29
Geflügelwurst, mager	5	Parmesan (32 %)	25	Doppelrahmfrischkäse	28
Speisequark (20 %), Tofu	5	Gorgonzola	28	Fleischkäse	28
Rehrücken, Rinderfilet	4	Aal	24	Münchner Weißwurst	27
Rotbarsch	4	Schmand	24	1 Big Mac	25
Joghurt (3,5 %)	3,5	Ziegenkäse (45 %)	21	Blätterteig	25
Kefir (3,5 %)	3,5	Lammkeule	18	Nougat	25
Forelle	3	Ente (ohne Haut)	17	Sahnetorte	25
Kaninchen	3	Jagdwurst	16	Tortilla-Chips, Nachos	24
Mandelmilch, pur	3	Mohnkuchen	15	Wiener Würstchen	24
Putenbrust, geräuchert	3	Rinderhack	14	Leberwurst, grob	21
Sojajoghurt	2,5	Schokomüsli	12	Schweinebauch	21
Kalbsschnitzel	2	Bierschinken	11	Fischstäbchen	20
Sojamilch	2	Früchtebrot	11	Schweinehackfleisch	20
Hähnchenbrust	1,5	Hühnerei	10	Suppenhuhn	20
Garnele, Scampi	1,4	Mortadella, fettarm	10	Schokokuchen	18
Seelachs, Tintenfisch	1	Schokopudding	9	Pommes frites	14,5
Harzer Käse	0,7	Brathuhn	9	Eierpfannkuchen	11
Buttermilch	0,5	Rinderhals	8	Sahnedickmilch, 10 %	10
Obst, Gemüse, Hülsenfrüchte	Spuren	Schweinekotelett	8	Frühlingsrolle, große	8

1 Olivenöl (nativ extra), Leinöl, Hanföl, Nussöle kann man genießen so viel man will. **Am besten ist Olivenöl**, weil es schlank macht, satt macht ...

2 Ein Muss für die Gesundheit: **täglich ein Löffel Leinöl**. Sichert die Omega-3-Basis-Versorgung. Alternativ: Chia-Samen oder Hanföl.

5 **Gut zur Abwechslung:** Mandelöl, Sesamöl, Walnussöl, Kürbiskernöl, Hanföl, Arganöl. Butter darf ruhig auch mal in die Pfanne – in kleinen Mengen. Aber nicht zu stark erhitzen.

6 **Bitte sparsam sein mit:** Distelöl, Weizenkeimöl, Maiskeimöl, Sojaöl, Sonnenblumenöl. Ihre Omega-6-Fettsäuren

simple-glyx-Praxis

Nicht länger Fettaugen zählen, sondern Käse, Avocado, Olivenöl und Milch ... clever genießen.

3 Olivenöl (Natives extra) oder Rapsöl nimmt man **zum Braten**. Da beide Öle nur einfach ungesättigtes Fett liefern, kann man sie gut erhitzen. Nur: Rauchen sollte es nicht.

4 Kokosöl: Gerade der absolute Renner. Weil die **mittelkettigen Fettsäuren** im Kokos satt machen, erhitzt werden können, ohne dass Transfette entstehen. Passt auch in die simple-glyx-Küche.

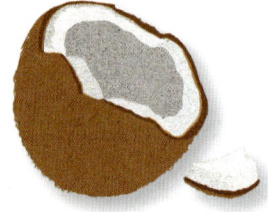

verdrängen die guten Omega-3s. Das gesunde Verhältnis Omega-6- zu Omega-3-Fettsäuren sollte 5 : 1 noch besser 2 : 1 sein. Die Realität heißt meistens aber 56 : 1. Ein Entzündungs-Pulverfass.

7 **Aufs Brot kommt:** Butter, dünn. Wenn überhaupt Margarine, dann nur eine gute aus ungehärteten Fetten, aus dem Reformhaus. Quark passt gut unter Marmelade. Und unter den Fisch, den Schinken, auf die Tomate träufelt man Olivenöl. Auch fein: Avocado als Brotaufstrich oder ein Nussmus natur.

8 Lachs, Thunfisch, Makrele und Hering: Diese Meeresfische liefern neben den Fatburnern Eiweiß und Jod auch viel an **Omega-3-Fettsäuren**, die glücklich und schlank machen und empfindlichen Nervenzellen Schutz bieten. Am besten zwei- bis dreimal pro Woche fetten Seefisch essen: Alternativ Fischölkapseln, aber nur nach Dosierungsanleitung.

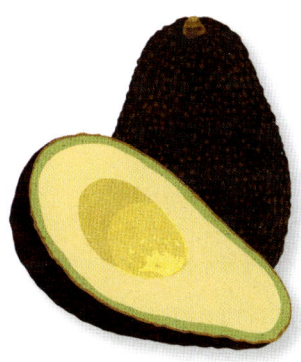

13 Milchprodukte lieber mit **natürlichem Fettgehalt** (3,5 Prozent), so wenig behandelt wie möglich genießen. Am besten als Rohmilch (Vorzugsmilch). Dann stammt die Milch nur von einem Bauern. Und wird auch von Allergikern viel besser vertragen.

14 Von **fettarmen Käsesorten** – mit bis zu 40 Prozent Fett i. Tr. – kann man eine größere Portion essen, vom 60-Prozenter eine kleine Portion genießen.

15 Angst ablegen! **Tierisches Fett ist nicht so ungesund** wie bisher geglaubt. Es enthält nämlich die konjugierte Verwandte der Linolsäure, CLA genannt. CLA bremst das Stresshormon Cortisol, das so gern an den Muskeln knabbert. CLA-Fette stecken in Butter, Milch, Milchprodukten, Lamm, Rind, Kalb. Allerdings nur, wenn das Tier nicht mit Getreide gemästet wurde, sondern viel Gras gefressen hat. Bio eben.

9 **Nüsse** liefern gesunde Fettsäuren, wichtige B-Vitamine und Magnesium für die Nerven. Etwa 30 Gramm pro Tag gehören auf den gesunden Schlankplan – macht schlanker, als wenn man sie nicht isst! Auch gut: Sesamsamen, Sonnenblumenkerne, Leinsamen und Kürbiskerne.

10 In **Fleisch** steckt viel Eiweiß, aber oft auch viel Fett (vor allem in Wurst) – das Entzündungen im Körper aufflammen lässt. Wurst deshalb erst mal ganz vom simple-glyx-Plan streichen. Später wieder einbauen: maßvoll und wenn es geht zu Bio greifen. Denn Tiere, die artgerecht gehalten und gefüttert werden, haben auch ein wesentlich gesünderes Fettsäureprofil.

11 **Bewegtes Fleisch** (Wild) und **weißes Fleisch** (Geflügel, Kaninchen, Kalb) dem roten vorziehen (Schwein, Rind, Lamm).

12 In der Regel **magere Sorten wählen**: Lachsschinken, Bündner Fleisch, Geflügelwurst, Corned Beef, Roastbeef, Rinderfilet, Kalbsfilet, Kalbsschnitzel, Lammkeule oder Lammrücken, Putenbrust, Hähnchenbrust, Wild, wie Hase und Rehrücken. An Bio darf ruhig auch ein Stück Fett sein.

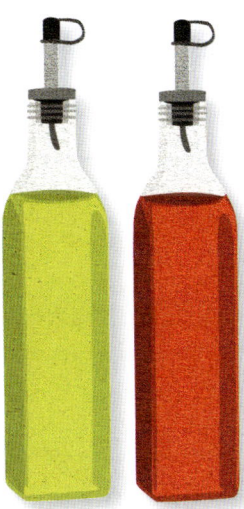

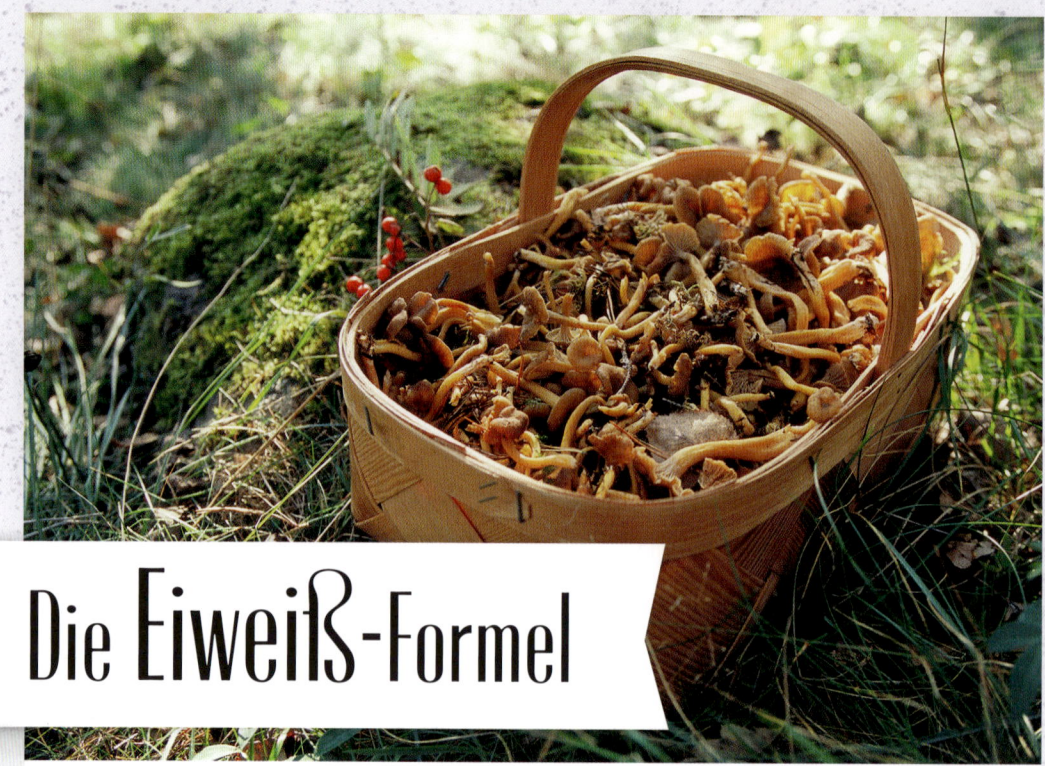

Die Eiweiß-Formel

Protein zügelt den Appetit, es macht fröhlich, hält uns schlank und gesund. Ist Futter für Muskeln und Immunsystem.

Wenn ich beginne über Eiweiß zu erzählen, dann gibt's in der Regel zwei Blicke: den leuchtenden und den skeptischen. Leuchten tun alle Bodybuilder-Augen und »Beef«-Leser-Augen. Ältere Menschen, Veganer und merkwürdigerweise viele Frauen gucken eher skeptisch. Ältere Menschen, weil sie zu oft gehört haben »zu viel Eiweiß ist gefährlich«, Veganer, weil sie meinen, ich leg ihnen ein Steak auf den Gedanken-Teller – und Frauen, weil sie so ein Gefühl haben, dass Eiweiß etwas eher männliches ist. Stimmt nicht. Eiweiß braucht nicht nur der Bodybuilder. Sondern auch unsere Darmbakterien. Und der Rest von uns auch. Wir bestehen aus Eiweiß. Und das kommt nicht einfach dahergeflogen, sondern man muss es schon essen, damit der Körper all seine wichtigen Bestandteile reparieren und neu basteln kann: Muskeln, Haare, Leber, Herz, Haut, Blut, Abwehrzellen ...

Macht tierisches Eiweiß krank?

In letzter Zeit fragen mich viele nach der China Study. Viele interpretieren daraus: tierisches Eiweiß mache krank. Das ist Blödsinn! Arachidonsäure und Purine in rotem Fleisch machen uns krank, stimmt. Und dass die Wurst mit ihrem versteckten Mist drin uns krank macht – auch das ist wahr. Massentierhaltungsfleisch macht krank, korrekt. Aber das Eiweiß selbst – weder aus der Vorzugsmilch, noch aus dem Steak – macht uns nicht krank. Es ist lebenswichtig. Ob das Eiweiß tierisch oder pflanzlich ist, ist für den Stoffwechsel im Endeffekt egal. Hauptsache Eiweiß (ich rede hier jetzt nicht von den Begleitstoffen, wie zu viel gesättigtes Fett, wunderbare Ballaststoffe, lebenswichtiges B12 und so). Tierisches und pflanzliches Eiweiß wird im Darm in Aminosäuren zerlegt – die kommen ins Blut und von dort zu ihrem Wirkungsort, dem Muskel, dem Immunsystem, der Hautzelle ... Ist eine von den acht essenziellen Aminosäuren zu wenig vorhanden (limitierend, siehe Seite 54), dann fehlt ein Baustein, dann können wir unsere Körpersubstanz nicht entsprechend aufbauen. Deswegen ist Abwechslung immer gut. Wenn diese essenziellen Aminosäuren nicht auf dem Teller liegen, macht uns das schnell krank. Wir werden dick, müde, träge, depressiv, immunschwach ... Wie eine meiner Leserinnen, die vegan lebte, zu wenig über gesunde Ernährung wusste und den Körper voller Ödeme hatte, weil sie so richtig massiv unter Eiweißmangel litt.

»Allein die Dosis macht, dass ein Ding kein Gift ist.«

Paracelsus

Es gibt kein Lebensmittel, das Krebs auslöst, wenn man es vernünftig genießt – in Abwechslung, so natürlich wie möglich. Das ist einfach Blödsinn. Es ist immer die Dosis. Täglich Weißmehl. Täglich Soja. Täglich Wurst. Nur das ist es, was schadet!

Ohne Eiweiß funktioniert keine Diät

Spüren Sie mal, wie es sich anfühlt, wenn Sie mit einem Bissen Eiweißlieferant beginnen. Das bremst den Appetit schon mal ein wenig aus. Aber Eiweiß kann noch mehr.

Erhöht man sein täglich Protein (für Zahlenfreaks: auf bis zu 30 Prozent), verliert man das viszerale (gefährliche) Fett und verbessert sowohl den Fett- als auch den Zuckerstoffwechsel. Woran liegt's?

Eiweiß macht Muskeln. Und die wiederum wirken sich positiv auf die Sensibilität der Zellen für Insulin aus. Sie verbrennen Fett. Auch im Sitzen auf der Couch. Nennt man Grundumsatz. Der klettert nach oben, mit jedem Gramm Muskel mehr. Fehlt Eiweiß, baut der Körper seine eigenen Muskeln ab. Ein Eiweißmangel boykottiert deshalb jede Diät: Der Körper signalisiert dann so lange Hunger, bis seine Proteinspeicher wieder voll sind. Man isst und isst und isst ... Nennt man Proteinhebeleffekt.

Schlankhormone anlocken

Wer genügend Eiweiß isst, lockt damit schlank machende Hormone. Zum Beispiel das Wachstumshormon STH, das über Nacht tüchtig ist und für den Fettabbau sorgt. Oder das Hormon des positiven Stresses, Noradrenalin, das ebenfalls Energiereserven aus den Fettzellen mobilisiert.

Aber auf die Qualität kommt es an: Wer sich im Muskelwahn nur noch von billigen Eiweiß-Shakes ernährt, leidet irgendwann unter Übelkeit, Kopfschmerzen, Durchfall – und Heißhunger auf Fett und Kohlenhydrate. Das nennt man »rabbit starvation« (Kaninchen-Auszehrung) – darüber haben Sie auf Seite 14 gelesen. Also: Sie brauchen Eiweiß. Und zwar zu jeder Mahlzeit.

Die Eiweiß-Formel

... sagt einem, wie viel Eiweiß man täglich braucht. Das ist ganz einfach auszurechnen: Pro Kilogramm Körpergewicht sind das 1,5 Gramm. Stark Übergewichtige setzen ihr Normalgewicht ein und nehmen 2 Gramm. Hier können Sie Ihre tägliche Mindestmenge berechnen:

Körpergewicht in kg x 1,5 = _____

Schon wer 50 Kilo wiegt, braucht täglich ungefähr 75 Gramm Eiweiß. Etwa 75 Gramm Eiweiß insgesamt essen oder trinken Sie zum Beispiel mit:

❖ 0,5 l Buttermilch oder Sojamilch
❖ 150 g Geflügel oder Fisch
❖ 300 g Joghurt
❖ 50 g getrockneten Bohnen
❖ 40 g Käse unter 30 % (F. i. Tr.)
❖ 50 g Hartweizennudeln

Verteilt auf drei Mahlzeiten am Tag.

Ob man ideal versorgt ist mit Eiweiß, das kann man messen lassen. Im Blut. Gut sind 8,5 g Eiweiß/dl Blut. Alles darunter ist verbesserungswürdig, auch wenn man laut Laborzettel mit 6 g/dl noch im Normalbereich liegt. Und wer das mal auffüllt, der spürt den Unterschied sofort: wacht auf, ist glücklicher – und fühlt sich viel, viel leichter.

Eiweiß lieferanten

Wir brauchen 1,5 Gramm Eiweiß pro Kilogramm Körpergewicht.
Und 10 g Eiweiß stecken in ...

Fleisch, Geflügel & Wurst

30 g Schinken (ohne Fettrand)

40 g Hühnerbrust (ohne Haut), Putenbrust, magerem Lamm

50 g Rinderlende, Rehrücken, Schweinefilet, Kalbsfilet, Rinderfilet

50 g Kaninchen

65 g magerer Geflügelwurst

Fisch & Meeresfrüchte

40 g Räucherlachs

50 g Zander, Heilbutt, Lachs, Sardine, Thunfisch, Flusskrebs

55 g Garnelen

55 g Makrele

60 g Scholle, Kabeljau, Seezunge, Steinbutt, Matjesfilet

63 g Tintenfisch

100 g Muscheln

Milchprodukte & Co

0,3 l Kefir, Dickmilch, Buttermilch, Milch

0,15 l Schafmilch

2 Becher Joghurt (300 g)

75 g magerer Quark

25 g Parmesan

40 g Camembert (30 %)

60 g Mozzarella, Feta (40 %)

60 g Harzer Käse

50 g Roquefort

75 g Frischkäse (20 %)

1 großes Hühnerei

Milch- & Käse-Alternativen

1 l Mandelmilch

1,5 l Hafermilch

3,3 l Reisdrink

0,4 l Sojamilch

1,5 Becher Sojajoghurt (220 g)

65 g Tofu natur

2,5 Kilo Ersatz-Käse (Kokosöl)

1,4 Kilo Mozzarisella

Hülsenfrüchte, Gemüse & Algen

15 g Algen, getrocknet

25 g Sojaschnetzel

30 g Sojabohnen

50 g getrocknete Bohnen, Linsen, Kichererbsen

150 g Erbsen

200 g Rosen- oder Grünkohl

250 g frische Steinpilze

300 g Brokkoli

400 g Austernpilze

500 g Pellkartoffeln

Getreide & Produkte daraus (Rohgewicht)

20 g Sojaschnetzel

25 g Sojanudeln

60 g Quinoa

75 g Amaranth

75 g Wildreis

80 g Haferflocken

85 g Dinkel-Nudeln

85 g Hartweizennudeln

100 g Knäckebrot

125 g Naturreis

130 g Roggenschrotbrot

Samen & Nüsse

20 g Chiasamen

30 g Hanfsamen

40 g Erdnüsse, Leinsamen

45 g Pinienkerne

45 g Sonnenblumenkerne

50 g Mandeln, Pistazien

55 g Sesamsamen

60 g Cashewnüsse

70 g Walnüsse

Sprossen & gekeimtes Getreide

100 g gekeimte Linsen

190 g Sojasprossen

200 g gekeimte Erbsen

240 g Kresse

250 g Alfalfa

285 g Bohnensprossen

10 g Eiweiß stecken auch in 1 EL gutem Eiweißpulver mit hoher biologischer Wertigkeit über 100 und sehr niedrigem GLYX (< 15).

Eiweiß-Medizin

Dass Eiweiß das Immunsystem stärkt, ist uraltes Wissen. Dass es uns über den Darm gesund macht, ist etwas neuer.

Heute zeigen Studien: Ebenso wie eine zu geringe Zufuhr von Ballaststoffen wirkt sich auch eine zu geringe Eiweißzufuhr negativ auf die Balance der Bakterienbesiedlung im Darm aus. Das macht dick! Das macht krank. Eiweiß ist der Stoff, der die Löcher im Darm wieder stopft. Das Darmpflaster heißt Glutamin: Die Darmschleimhaut regeneriert, die Muskeln regenerieren, die Nerven ebenfalls – und gleichzeitig läuft die Stickstoffentgiftung auf Hochtouren.

Die Aminosäure Glutamin steckt vor allem in Erdnüssen, Mandeln, Hartkäse, Fleisch, Fisch, Tofu … und für Menschen mit Darmproblemen auch in der Kapsel. 1 bis 3 Gramm pro Tag. Die bitte schön der Arzt verordnet.

Fasten? Mit Eiweiß!

Früher hat man ohne Eiweiß gefastet. Das tut man heute oft nicht mehr. Denn entgiften tut das Immunsystem. Das besteht aus Eiweiß. Entgiften tut der Darm. Und er wird durch Glutamin und ein paar weitere Aminosäuren repariert – also durch Eiweiß. Und die guten Darmbakterien vermehren sich durch Eiweiß. Wenn wir nicht genug Eiweiß aufnehmen, das wir gut verwerten können, nagt der Körper seine Muskulatur an, um an das benötigte Eiweiß zu kommen. All das wollen wir nicht.

Ich empfehle, Eiweiß an den ersten beiden Suppen-Tagen wegzulassen, weil der kurzfristige Entzug den Eiweißstoffwechsel sogar verbessert. Und dann darf man auf seine tägliche Eiweißformel achten.

Gegen Jo-Jo und fürs Glück

Eine Studie namens Diogenes zeigt erstmals, wie eine Diät aussehen muss, damit wir langfristig ohne Jo-Jo-Effekt abnehmen. Erfreulicherweise entspricht meine GLYX-Diät schon immer ganz genau diesen Vorstellungen. Die richtige Dosis an Bewegung, genug Kalorien, viel Eiweiß, alle Vitalstoffe, die der Körper braucht, und die richtige, wichtige Menge an unverarbeiteten Kohlenhydraten fürs Gehirn, sprich: GLYX-niedrig.

Die Forscher teilten die Teilnehmer in Gruppen ein. Die Gruppe, die sich während dieser Zeit von reichlich Proteinen ernährte und Lebensmittel mit niedrigem GLYX bevorzugte, nahm mit großem Abstand am wenigsten wieder zu und brach die Diät am seltensten ab. Weil Heißhunger ausblieb. Und mit Sicherheit auch, weil die Probanden die glücklicheren waren. Eiweiß heißt nämlich immer auch Bausteine für die Hormone der Seele. Zum Beispiel L-Tryptophan für Serotonin. Wenn man oft schlecht drauf ist, im Stress ist, keine Energie hat, oft heißhungrig ist, kann man mal ausprobieren, was L-Tryptophan mit B-Vitaminen mit einem macht. Wer nix schluckt ohne Grund: Man kann auch vorher noch den Serotoninspiegel im Urin messen.

Schlank nebenbei
Einzig wahre Schlankpille

Es gibt Zeiten, da möchte ich wieder mehr Energie haben oder ein Festtagspfündlein verlieren … dann nehme ich die einzige Pille, von der ich weiß, dass sie wirklich schlank macht – ganz nebenbei. Eine Pille mit allen essenziellen Aminosäuren. Die nehme ich dann zur Mahlzeit dazu, wenn zu wenig Eiweiß auf dem Teller liegt. Beugt Heißhunger vor. Schenkt Energie. Funktioniert wunderbar. Das würde ich zum Beispiel auch abnehmenden Veganern empfehlen.

Kleines Aminosäure-ABC

Aus rund 20 verschiedenen Eiweißbausteinen bastelt sich der Körper neu, repariert Defekte, baut Muskeln auf, hält die Haut jung und die Organe funktionsfähig. Acht dieser Aminosäuren nennt man essenziell. Heißt: Der Körper kann sie nicht selbst herstellen, wir müssen sie mit der Nahrung aufnehmen. Ist von einem der acht Bausteinchen zu wenig vorhanden, nennt man es die limitierende Aminosäure, weil dann auch die anderen sieben nicht so gut wirken können. Und die folgenden Aminosäuren helfen beim Abnehmen:

❖ Tryptophan hilft beim Einschlafen und verwandelt sich im Gehirn in Serotonin, den Glücksbotenstoff. Tryptophan fehlt uns vor allem während des prämenstruellen Syndroms – was den Heißhunger auf Schoki erklärt, da steckt nämlich Tryptophan drin. Kühe und Hunde kriegen Tryptophan ins Industrie-Futter. Weil, dem der viel Getreide isst, mangelt es an Tryptophan. Unglückliche Kühe geben keine Milch. Unglückliche Hunde mag man nicht. Ich nehm 1 Gramm Tryptophan zum Einschlafen in Stresszeiten. Nein, das hat keine Nebenwirkungen.

❖ Tyrosin steigert Konzentration und Leistungsfähigkeit und hält uns lange wach. Aus Tyrosin bastelt das Gehirn Dopamin, und daraus entsteht wiederum das Hormon Noradrenalin. Beide machen wach und fröhlich.

❖ Phenylalanin macht glücklich, wach und kreativ. Hormone wie Dopamin und Endorphin werden daraus gebaut. Schenkt Selbstvertrauen.

❖ Leucin macht fit, schenkt Ausdauer und Leistungsfähigkeit. Ein Mangel macht schwach.

❖ Isoleucin fördert die Verwertung anderer Aminosäuren aus der Nahrung. Und es bildet die Neurotransmitter (Gehirnbotenstoffe), die gegen Stress schützen.

❖ Lysin hält als Bestandteil des Kollagens die Haut straff. Ohne Lysin gibt es keine Enzyme, die Krebszellen niederkämpfen. Es stimuliert die Abwehrkräfte gegen Viren.

❖ Methionin ist der Ausgangspunkt für jeglichen Eiweißaufbau. Es schützt die Leber und ist Bestandteil des Carnitins, welches Fett zum Verbrennen in die Zellen transportiert.

❖ Threonin ist wesentlich für die Durchblutung des Körpers, des Herzens, des Gehirns. Ein Mangel bedeutet fast immer enge Blutgefäße, Müdigkeit, bis hin zu Herzbeschwerden.

❖ Valin peppt Nerven und Abwehrkräfte, sorgt für ein funktionierendes Nervensystem und ist wichtig zum Aufbau eines aktiven Immunsystems.

Was Wissen schafft
Mehr Muckis, weniger Fett

Wer will starke Muskeln? Eine Dreiviertelstunde nach einem Kraft-Workout ist das Eiweißfenster offen. Da die Mahlzeit aber eine Weile braucht, um den Magen zu passieren, ist es am besten, einen Eiweißsnack vor dem Training zu sich zu nehmen. In dieser magischen Dreiviertelstunde sorgt Eiweiß nämlich dreimal so gut für Muskelaufbau wie normalerweise. Für die Fettverbrennung ist wichtig: Die Stunde nach dem Training (auch nach dem Laufen) nur Wasser trinken und danach etwas Proteinhaltiges essen. So arbeiten die Fettverbrennungsöfen länger.

Vegane Eiweiß-lieferanten

2. Nüsse, am Stück, als Nussmilch und -mus, Samen wie Sonnenblumenkerne, Sesam oder Leinsamen.

3. Pilze, Algen und Körner wie Quinoa, Amaranth, Dinkel und Hafer. Sprossen wie Alfalfa-, Radieschen- oder Bambusspros-sen. Und Selbstgekeimtes aus Linsen, Bohnen, Erbsen ...

1. Hülsenfrüchte: Soja und Tofu-Pro-dukte, Erbsen, Lupine, Bohnen, Linsen.

Der Vegetarier und sein Eiweiß

Ein Elefant wiegt 5000 Kilo, das sind fünf Tonnen. Er besteht auch aus Eiweiß – und brät sich nie ein Steak. Warum sollte so ein kleiner Mensch nicht auch ohne Fleisch auskommen können? Gut. Der Elefant hat seine kleinen Steaks in Form von Darm-bakterien. Die tragen bei uns nicht so richtig zur Versorgung bei, weil die im Gegensatz zum Elefan-tendarm erst unten im Dickdarm sitzen. Dort wird unser Essen nur noch zu 10 Prozent resorbiert. Wer allerdings Ei und Milchprodukte genießt, Tofu oder Lupinenschnitzel ins Leben einbaut, bekommt auch genug von dem wertvollen Stoff.

Und: Wer Getreide mit Hülsenfrüchten kombiniert, tierisches mit pflanzlichem (zum Beispiel Ei plus Kartoffel oder Tofu), wertet die Qualität von Eiweiß auf – der Körper kann es viel besser einsetzen. Wer Milchprodukte nicht verträgt oder viel abnehmen muss, der kann auch mit einem Erbsen-Hafer-Ei-weißpulver nachhelfen.

Vegan und kerngesund?

Mangelt es einem Veganer nicht kräftig an Vitalstof-fen? Nur, wenn er sich von Mehl und Zucker ernährt. Nicht, wenn er Nüsse, Samen, Hülsenfrüchte, Obst und Gemüse gut geplant in wilder Abwechslung isst.

Aufpassen muss der Veganer aber schon. Was leicht ins Defizit kommen kann: Eiweiß, Eisen, Kalzium, Jod und Vitamin D, B2 und B12.

Oft wird behauptet, Veganer bräuchten weniger Ei-weiß. Unfug. Die Stickstoffbilanz, mit der man den individuellen Eiweißbedarf feststellen kann, bleibt ähnlich, egal aus welchen Lebensmitteln das Eiweiß stammt. Was allerdings stimmt, ist, dass 150 Gramm Hühnchenbrust nun mal 35 Gramm Eiweiß liefern. Dafür müsste man 700 Gramm Kohl gabeln. Dass Pflanzeneiweiß weniger gut verwertbar ist als tieri-sches, spielt anders als oft behauptet eine sekun-däre Rolle. Vor allem, wenn man gut mischt und auf die limitierenden (= unterbesetzten) Aminosäuren achtet, siehe Seite 54.

Pflanzeneiweiß satt

Hülsenfrüchte, Soja, Lupine, Nüsse, Getreide, Grün-gemüse, Himbeeren ... Gerade das pflanzliche Ei-weiß kann einen dicken Beitrag zur schlanken Linie leisten, weil es praktisch kein Fett mitliefert. Die Ausnahme sind Nüsse, die liefern aber Fit-Fette und kein Hüftschmalz. Wunderbar: dreimal die Woche eine Portion Hülsenfrüchte essen, täglich um die 20 bis 30 Gramm Nüsse oder Samen knabbern und Vollkornprodukte bevorzugen.

1 All-you-can-eat-Faktor: Mit genug Eiweiß essen wir insgesamt weniger, sind eher satt – und trinken mehr. Darum spielt Eiweiß auf dem Teller immer die zweitwichtigste Rolle, gleich nach der grünen Medizin: Gemüse, Nüsse, pflanzliche Öle, Kräuter, Gewürze. Dann kommt gleich Eiweiß. Steckt auch nur ein bisschen zu wenig Eiweiß in unserer Nahrung, essen und essen wir, bis der Protein-Appetit gestillt ist. Das heißt »Proteinhebeleffekt«.

2 Unterstützung für die Niere: **Keine Angst vor zu viel Eiweiß.** Das geht kaum. Die

4 Eiweiß mit wenig Fett bevorzugen. Also Hühnerbrust ohne Haut, fettarme Käsesorten, Hülsenfrüchte … Denn um aus Buttermilch Muskeln zu bauen, holt sich der Körper Energie aus den Fettdepots. Schwimmt zu viel Fett im Blut, bleiben die Fettdepots auf den Hüften sitzen. Aber: Von Milchprodukten die natürliche Fettstufe nehmen! Sonst fehlt dem Gehirn die Fettsäure CLA – das macht Hunger auf mehr.

5 Intelligente Kombi I: Wenn Sie Reis mit Bohnen, Kartoffeln mit Ei, Haferflocken mit Milch essen, stocken Sie die Wer-

simple-**glyx**-Praxis

Eiweiß macht schlank und baut Muskeln auf – wenn man weiß wie.

gesunde Niere kann sich anpassen. Aber unterstützen Sie sie bei ihrer täglichen Schwerstarbeit, indem Sie jede Stunde ein Glas Wasser trinken, warm, kalt, mit Zitronensaft oder Minze, wie Sie es lieben.

3 Regelmäßig Eiweißsnacks: Um die Niere zu entlasten, essen Sie **Eiweiß in kleineren Portionen**. Zu den Hauptmahlzeiten 20 bis 40 Gramm. Gerne auch als Snack oder Betthupferl. Das heißt auch: den ganzen Tag satt sein. Wer nicht auf seine 1,5 bis 2 Gramm Eiweiß pro Kilo Körpergewicht kommt (siehe Seite 51), der ergänzt mit einem hochwertigen Proteinpräparat oder Aminosäuretabletten.

tigkeit des Eiweißes auf. Denn unterschiedliches Eiweiß liefert unterschiedliche Aminosäuren. Der Körper braucht diese Vielfalt, um Muskeln oder Immunzellen zu basteln.

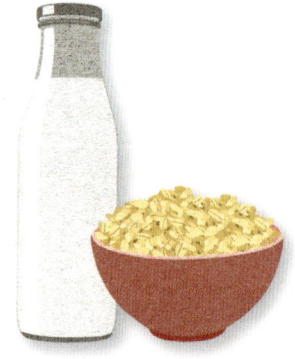

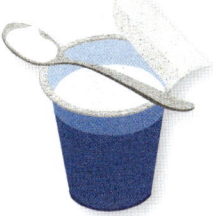

6 Intelligente Kombi II: Träufeln Sie Zitrone auf Fisch, Putenschnitzel oder Quark. Denn das Vitamin C aus Zitrusfrüchten hilft, Eiweiß optimal zu verdauen.

7 Intelligente Kombi III: Essen Sie Eiweiß plus Kohlenhydrate. Vollkornbrot mit Käse oder Ei, Fisch mit Cocktailtomaten, Früchte mit Tofu, Quark oder körnigem Frischkäse, Joghurt, Sojaghurt mit simple-glyx-Müsli. So fördern Sie die Bildung von Serotonin im Gehirn – das bremst den Appetit auf Süßes, macht glücklich, wach und entspannt.

8 Eiweißhelfer: Eiweiß ist machtlos gegen Fettpolster, wenn nicht **B-Vitamine** im Proteinstoffwechsel mithelfen. Pantothensäure, Vitamin B6, Folsäure und Vitamin B12 bauen die Eiweißbausteine in die Muskeln ein, basteln die Schlankhormone, stabilisieren die Zellmembranen. Sie stecken in Vollkornprodukten, Hülsenfrüchten, Fleisch, Geflügel, Lachs, Sardinen, Hummer, Krebsen, Milchprodukten, Eigelb, Pilzen, grünem Gemüse, Sprossen, Bananen, Avocados, Erdbeeren, Sauerkirschen, Sauerkraut, Hefe.

9 Essen Sie Fisch: Er liefert das wertvollste, intelligenteste Eiweiß – nur nicht paniert oder frittiert. Lieber grillen oder dünsten und mit Zitronensaft und Olivenöl servieren. Im Internet gibt es stets aktuelle Fischratgeber, die sagen, was man mit gutem Gewissen angeln darf (siehe Seite 157).

10 Soja und Lupine für Abwechslung: Bauen Sie auch mal ein Soja- oder noch besser Lupinenprodukt in Ihren Speiseplan ein. Das liefert Eiweiß, kaum Fett. Nur: Wer hormonabhängigen Krebs in der Familie hat (Brust, Prostata), sollte wegen der Pflanzenhormone nicht täglich Sojaprodukte essen. Das gilt auch für Menschen mit Schilddrüsenunterfunktion.

11 Macht das Eiweiß aus dem Braten auch schlank? Nö. Eiweiß-macht-schlank gilt leider **nicht für Wurst und Braten**. Nur für Fisch, Geflügel, mageres Fleisch, Eier, Milchprodukte, Hülsenfrüchte.

12 Abends No Carb: Wenn Sie über den Tag verteilt Eiweiß snacken und mit einem **No-Carb-Abendessen** zu Bett gehen, zu Fisch, Eiern, Tofu, Lupinenschnitzel oder Fleisch nur Gemüse essen, ergreifen die Hüftfettmoleküle die Flucht. Denn dann schickt der Körper seinen Super-Fatburner Wachstumshormon ins Rennen.

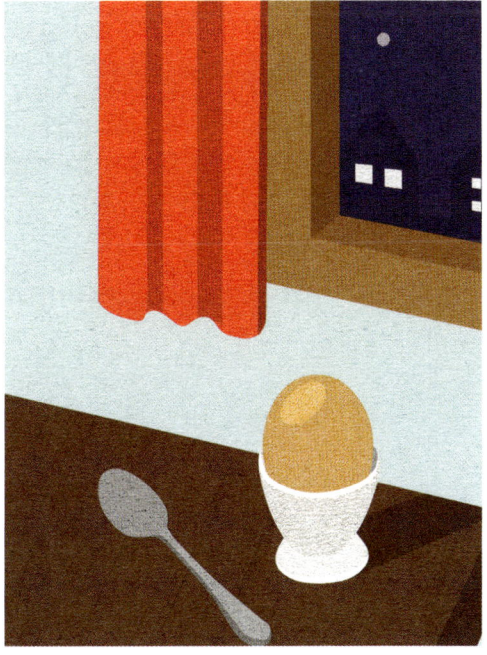

Hallo, Heißhunger!

Es gab eine Zeit, da riet ich meinen Lesern zur Dämpfung des quälenden Heißhungers, doch ein paar Gemüsestreifen zu essen oder ein Glas Wasser zu trinken. Wie ahnungslos!

Das war bevor der Heißhunger mir ins Ohr brüllte: Mandelkeks! Noch einen, noch einen! Sackt der Blutzucker ab, fühlt sich das Gehirn bedroht. Die Nervenzellen, die ständig den Blutzucker messen, melden ans Hungerzentrum: »Zucker geht aus!« Sofort mobilisiert das Zwischenhirn alle Kräfte für Nahrungssuche. Endet diese nicht erfolgreich am Kühlschrank, schaltet der Körper auf Alarmstufe Rot: Eine Flut an Stresshormonen sorgt dafür, dass wir uns schlecht fühlen. Das machen wir nicht mit. Da ist der Kühlschrankinhalt stärker.

Hunger nach dem Schönheitsideal

Jede zweite Frau hat ein richtiges Problem: Essen unterliegt den Regeln der Kontrolle. Esslust verbindet sie mit Scham, Schuld, Kontrollverlust, Versagen, Angst. Der Wunsch nach einer schlanken Figur ist nur vereinbar mit Askese, mit totaler Genusslosigkeit. Und schon ist man drin im Fegefeuer der Eitelkeiten. Der Heißhunger nach einem Schönheitsideal macht langfristig genauso dick wie heißhungrige Überfälle auf den Kühlschrank. Übergewicht wiederum triggert Heißhunger. Und Diäten auch. Und Heißhunger macht sehr, sehr unglücklich. Wer Angst vor Kalorien, Fett, Kohlenhydraten und Co hat, kann gleich den ganzen Tag Zucker essen. Wenn man Angst vor dem Essen hat, schüttet der Körper Stresshormone aus. Die bauen ganz schnell die Zuckervorräte im Körper ab und schicken sie ins Blut. Der Blutzucker steigt. Insulin steigt, und dieses Hormon stoppt den Fettabbau, lässt den Blutzucker schnell wieder sinken – und macht so Heißhunger.

Heißhunger ignorieren? Das geht halt nicht. Der wächst nämlich. Darum habe ich für Experten, die zum Glas Wasser raten, nur ein politisch korrektes müdes Lächeln übrig – und auch schon ein ganzes Buch darüber geschrieben (siehe Seite 157).

Den Grund aufspüren

Nur selten ist ein Gemüsestreifen dem gewachsen. Spüren Sie ab jetzt immer, wenn Sie Heißhunger auf etwas haben, in sich hinein. Fragen Sie einfach mal nach: warum? Warum jetzt? Warum gerade auf Schokolade? Was steckt wirklich dahinter?

Leichter Unterzucker: Das ist der häufigste Grund – und dagegen muss man leider auch Zuckerlieferanten essen. Dem Unterzucker kann man aber vorbeugen. Indem man die GLYX-hohen Lebensmittel minimiert. Simple glyxend kommt man schnell raus aus der Heißhungerfalle. In der Regel schon binnen der ersten beiden Suppentage.

Die weiblichen Hormone: Plötzlicher Östrogenmangel in den Wechseljahren ist superstressig für den Körper, da schickt er uns den Heißhunger. Genauso das prämenstruelle Syndrom in den Tagen vor den Tagen. Das mit Familienbechern Eis, Leberwurstbroten, eimerweise Nuss-Nougat-Creme dazu führt, dass wir uns am nächsten Tag noch weniger mögen. Nur geht das wieder vorbei. Und die Natur hat es gnädig eingerichtet, dass wir danach weniger wiegen, weil wir zyklusbedingt in dieser Zeit viel Wasser ausscheiden.

Noch mehr Hormonfallen: Zu viel Cortisol (Stresshormon) macht uns heißhungrig, genauso wie ein Mangel an Schilddrüsenhormonen. Wen simple glyxen nicht binnen ein paar Tagen aus der Heißhungerfalle holt, könnte auch mal diese Hormone checken lassen. Das Cortisol aus dem Speichel, die Schilddrüsenhormone aus dem Blut. Nicht selten führt das zu einer Schilddrüsenfehlfunktion. Die das Abnehmen schier unmöglich macht.

Insulinresistenz macht uns Dauerhunger. Durch zu viel Zucker, zu wenig Bewegung hören unsere Zellen nicht mehr auf das Blutzuckerhormon Insulin. Auch das kann der Doc feststellen. Dagegen kann man simple glyxend etwas tun.

Diäten, denen es an Kalorien mangelt, oder an einem Nährstoff (häufig: Eiweiß, Omega-3), schicken uns an den Kühlschrank. Ein Mangel an Vitalstoffen drosselt den Energieverbrauch – aber nicht den Hunger. Wie steht's zum Beispiel mit Vitamin C, B-Vitaminen, Jod, Selen, Chrom, Zink, Eisen, Mangan und Magnesium? Kann man im Blut messen! Und gezielt auffüllen. Oder man füllt einfach mal so auf mit einem guten Präparat – und spürt, was passiert. Wie der Hunger schwindet, wenn der Körper kriegt, was er braucht.

Entzündungen im Körper (hoher hs-CRP-Wert) machen hungrig. Genauso wie ein übersäuerter Organismus. Darum sollten Sie ein wenig detoxen, wenn Sie abnehmend Ihrem Stoffwechsel auch noch die auf der Hüfte gut verpackten Fettsäuren und fettlöslichen Gifte und Schlacken zumuten. Mit viel Wasser, mit Basenbädern, mit Atmen, mit Zungenschaben … von Seite 78 bis 80.

Candida im Darm: Der Pilz futtert uns Zucker weg. Und macht so Heißhunger. Den kann man nur aushungern. Vier Wochen kein Zucker, keine Hefe, kein Weißmehl. Auch Candida kann man mit einem Stuhl-Test feststellen.

Falsche Bakterienbesiedlung: Je besser die Bakterien-Community im Darm aufgestellt ist, desto weniger Hungerattacken. Was hilft: Ballaststoffe, Eiweiß und Milchsäurebakterien (Brottrunk, Joghurt oder Kapseln vom Apotheker). simple glyx forstet dort unten selbstverständlich auf.

Negative Gefühle: Was treibt mich denn zum Kühlschrank: Ärger, Frust, Langeweile, Angst, Stress, Nervosität, Einsamkeit, Trauer, Liebesentzug, Energielosigkeit …? Das gilt es immer zu überprüfen. Und wenn man dieses Gefühl erkannt hat, sollte man es direkt angehen. Nicht mit Nuss-Nougat-Creme. Sondern mit einem Gespräch, mit einer Entschuldigung. Mit einem »Nein!«. Mit Freundetreffen gegen die Einsamkeit, einem Tanzabend gegen die Langeweile.

Serotonin-Mangel: Gefräßigen, unglücklichen Hunden gibt man die Aminosäure Tryptophan. Daraus baut sich der Körper in Kombi mit Kohlenhydraten den Appetitzügler Serotonin. Glücklich (im PMS!) macht auch uns: Quark mit Früchten. Fisch mit Tomaten. Käse mit Feigen …

Tschüs, Heißhunger!

Verstehen Sie mich nicht falsch: Mal Heißhunger ist völlig normal. Das ist wunderbar. Auch die Tafel Bitterschokolade, wenn die Hormone auf traurig stehen. Mein Eimer salziges Popcorn, den ich im Kino esse. Mein Mann Wolf kriegt da nix ab. Na ja, eines schon … Nur chronisch sollte man den Heißhunger nicht werden lassen. Darum: Ursache aufspüren – und gezielt dagegen angehen. Und dann, wenn er angebracht ist, wie alle paar Wochen mal im Kino am Popcorneimer oder im prämenstruellen Syndrom oder an einem Frusttag … in diesen Momenten ruhig auch zulassen.

Heißhunger auf Schokotorte? Kein Wunder …

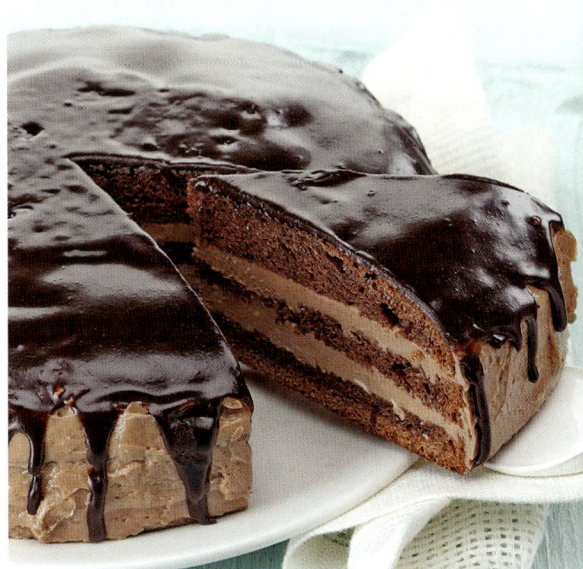

1 Verbote machen hungrig: Man wird niemals den Heißhunger zähmen oder abnehmen, wenn man sich etwas verbietet. Man wird auch keine Muskeln aufbauen, wenn man sich ständig zum Sport zwingen muss. Alles, was ins Leben einziehen soll, muss auch Spaß machen. Am besten, es begeistert!

2 Eiweiß bremst den Heißhunger aus. Wenn er mir auf der Schulter sitzt, habe ich immer jede Menge gekochte Eier und gebratenes Geflügel, geräucherten Fisch und Tofu im Kühlschrank. Damit er nicht nur zu den Hauptmahlzeiten

3 So duftet echtes **Appetitzügler-Glück:** Aus Kardamom, Muskatnuss, Nelken, Piment, Vanille und Ceylon-Zimt im Mörser eine Gewürzmischung machen – und damit Heißhunger bremsen im Kaffee, Joghurt, Quark, Obstsalat, Müsli.

4 Diese **Pflanzen helfen** beim Entsäuern, bremsen Heißhunger: Schafgarbe, Spitzwegerich, Süßholzwurzel, Thymian, Zitronengras, Eisenkraut, Lindenblüten, Löwenzahn, Melisse. Außerdem: Grüner Tee, alle Kohlsorten, Brunnenkresse, Artischocken, Knoblauch, Granatapfel, Zitrusschale, Koriandergrün.

simple-glyx-Praxis

Heißhunger ist kein Problem. Dagegen kann man anessen.

sein Eiweiß kriegt und ich ihn auch zwischendrin mal mit einer Portion natürlicher Appetitzügler bestechen kann.

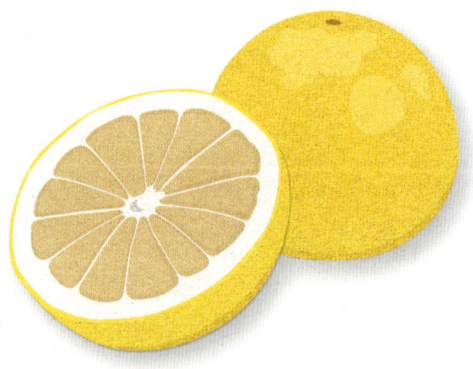

5 Licht & Bewegung: Die besten, natürlichsten und absolut kalorienfreien Stimmungsmacher sind Tageslicht (besonders das Morgenlicht) und körperliche Aktivität. Sie regulieren den Appetit, die Lust auf Süßes. Bewegung im Licht verbessert das Körpergefühl, hilft, Aggressionen abzubauen, und schützt uns so vor schlechter Laune und Frustessen.

6 ½ Grapefruit vor dem Essen reguliert den Blutzuckerspiegel, bremst das Blutzuckerhormon Insulin, das Heißhunger macht und Fett auf der Hüfte einsperrt. (Achtung: Grapefruit verträgt sich mit manchen Medikamenten nicht! Arzt oder Apotheker fragen.) Funktioniert auch mit Essig.

7 Warm sättigt. Je kälter es ist, desto mehr isst man. Und Essen wärmt einen auf. Hitze ist ein Sättigungssignal – darum machen Suppen so wunderbar schnell satt. **Die Suppe** ist eine der zauberhaftesten Heißhungerbremsen.

8 GLYX-niedrig. Alle Lebensmittel, die unverdauliche Kohlenhydrate, also Ballaststoffe enthalten, bremsen den Hunger aus! Das sind **Lebensmittel mit einem niedrigen GLYX**, siehe Tabelle auf Seite 32/33.

9 Olivenöl lockt Ich-bin-satt-Hormone, deswegen ist es so gescheit, einen Salat mit **Essig und Olivenöl** vor die Hauptmahlzeit zu schieben. Auch Nüsse bremsen Heißhungerattacken. Genauso wie Fisch und Samen.

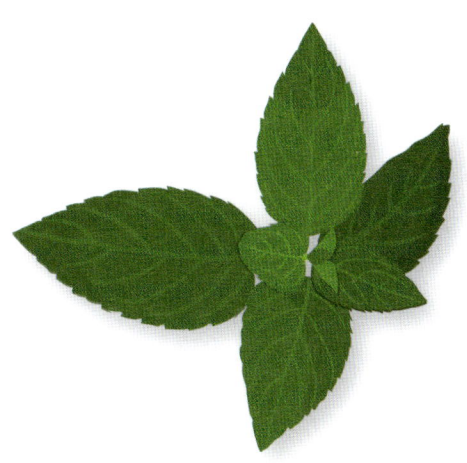

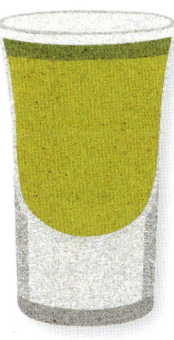

10 Ein **Vitalstoff-Cocktail** lädt mit Energie auf, regt den Stoffwechsel an, bremst den Heißhunger aus. Er enthält die Aminosäuren L-Tryptophan und Glutamin, Grüntee-Extrakte, fitmachende B-Vitamine, Vitamin D3, Antioxidanzien wie OPC, Chrom, Hydroxyzitronensäure ...

11 Nachschlag? Bitte 20 Minuten warten. So lang dauert es, bis **das Sättigungssignal** im Kopf angekommen ist. Meistens braucht man den dann nicht mehr.

12 Kalzium und Vitamin D: Beide helfen gegen Beschwerden des prämenstruellen Syndroms. Wer viel Fisch, Milch, Käse und Brokkoli isst, leidet weniger unter Depressionen, Heißhunger, Erschöpfung. Das gilt ebenso für die Wechseljahre, denn Kalzium und Vitamin D schützen nicht nur die Knochen, sondern beugen auch Heißhunger vor. Wer Kuhmilch nicht verträgt, versucht es mal mit Vorzugsmilch oder gleich mit Ziegen- oder Schafmilchprodukten. Oder grünem Gemüse. Vitamin D kriegt man durch Sonne – oder ein gutes Präparat.

13 Natürliche Appetitzügler: Herba Galegae, das **Geißrautenkraut**, reguliert das Insulin runter mit dem Wirkstoff Galegin. Schon fünf Gramm **Spirulina** pro Tag sorgen für mehr Vitalität, verhindern mit der Aminosäure Phenylalanin Heißhunger und bringen den Säure-Basen-Haushalt in Balance. **Pfefferminze** hilft beim Abnehmen, da der Geruch den Fettstoffwechsel sowie Leber und Galle anregt! Sie hilft auch bei einer Heißhungerattacke auf Süßes. Genau darum steckt ein Minzezweiglein in der Marionade (siehe Seite 63).

(Heil-)Quellen

Richtig trinken ist schon die halbe Miete im Schlank-Leben. Was wollen Sie mehr? Prost Gesundheit!

Mit einem Smoothie startet man in den Tag (siehe Seite 72, 134). Der wird zur täglichen Heilquelle und ersetzt das Dick-Wasser namens Softdrink. Täglich ein einziger Softdrink fördert Übergewicht und Diabetes. Über diese aromatisierten Zuckerwässer nehmen wir im Jahr 30 Kilo Zucker auf, oft in Form des allgegenwärtigen, dick machenden Maissirups, auf der Zutatenliste »Glukose-Fruktose-Sirup« genannt. So eine Limo darf man schon mal trinken. Mal. Eine. Zum Geburtstag oder so. Für simple glyx gilt: Soft so selten wie Schnaps. Der Leber ist es wurscht ob Schnaps oder Limo. Macht sie beides fett. Auch in der Zero- oder Light-Version. Sogar die erhöhen laut Studien das Diabetesrisiko. Bringen unsere fein justierten biochemischen Abläufe im Körper aus dem Gleichgewicht. Verkleben unsere internen Kalorienzähler – und Sattmacher. Also merken: »Light« provoziert Heißhunger. »Mit Zucker« stoppt den Fettabbau. Viele nehmen allein dadurch ab, dass sie Energie-Drinks, Eistee, Vitaminwässer, Limo, Cola, Fruchtsäfte und Bier einfach weglassen.

Viel trinken ist Medizin

Schon vor dem Aufstehen ein den Darm anregendes großes Glas stilles Wasser trinken. Viel trinken ist eine Schrumpfkur für die Fettzellen. Wasser schwemmt Gifte aus dem Körper – und macht die Zellen wieder aufmerksamer für Insulin, das ist messbar. Wasser trinken hilft ganz nebenbei entscheidend beim Abnehmen. Weil sich der Insulinspiegel positiv verändert und der Stoffwechsel angekurbelt wird. 2 bis 3 Liter stilles Wasser täglich unterstützen die Niere. Abgekocht funktioniert es noch besser. Siehe Detox ab Seite 78.

Wer zu wenig trinkt, drosselt den Stoffwechsel um 2 bis 3 Prozent, der Körper bunkert mehr Fett. Theoretisch bis zu 10 Kilo im Jahr. Weil jedes Glas Wasser »minus 20 kcal« hat. Das haben Forscher der Berliner Charité gemessen. Trinken regt den Stoffwechsel an. Man verbrennt mehr Kalorien, ohne sich dafür bewegen zu müssen. Ein Liter Wasser verbrennt so viel wie 15 Minuten Joggen.

Hilfe, ich muss mal

Ja, ich kriege von Lesern geschimpft, die ständig zur Toilette müssen. Besonders, wenn sie auch das Trampolin nutzen. Ich empfehle da einfach die rosa-rote Brille: Der Körper wird wunderbar durchgespült, befreit sich vom hässlichen Gewebewasser. Und nach zwei bis drei Wochen reguliert sich das.

Alkohol, Kaffee, Milchshakes ...?

Und was ist mit den Extras? Hier mal die wichtigsten »Darauf-kann-ich-aber-nicht-Verzichtens«:

❖ Bier macht Bauch. Der Leber ist es wurscht, ob man Cola oder Bier trinkt. Bier ist GLYX-hoch, lockt Insulin. Zu viele Promille blockieren die Fettverbrennung. Aber: Wer gesund isst, muss nicht in Askese leben. Ein Gläschen trockener Wein oder Sekt ist Genuss – und GLYX-niedrig.

❖ Koffein im Kaffee fördert die Fettverbrennung. Zwei bis drei Tassen täglich darf man genießen, auch mit Milch (Kuh- oder Soja-). Auch mal mit einem Löffelchen Rohrohr- oder Birkenzucker.

❖ Milchshakes können sehr gesund sein – selbst gemixt: Joghurt, Kefir, Soja- oder Buttermilch mit frischen Früchten oder TK-Beeren pürieren. Das sind Mahlzeiten, keine Durstlöscher!

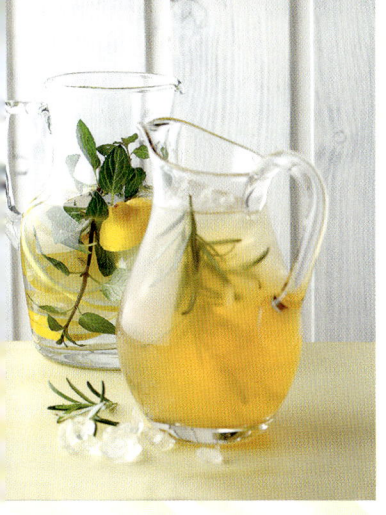

Marionade: Zitrone wirkt basisch. Vitamin C ist das Entgiftungs-vitamin. Und von Minze macht schon der Duft satt. **1 Zitrone** aus-pressen, mit **ein paar Stängeln Minze** in einen Krug mit **frischem stillem Wasser** geben. Oder auch in **heißes Wasser.** Meine Lieb-lingsversion: mit **1 Schwups Cranberry-Direktsaft** oder **1 Löffel-chen Holundersirup** würzen.

Eistee: In **1 Liter** frisches, kaltes Wasser **1 Beutel grünen Chaitee** hängen, Saft von **1/2 ausgepressten Bio-Zitrone** und **1 Rosmarinzweig** zufügen. Umrühren, genießen. Wer mag, kann noch ein paar Streifen **Zitronenschale** reintun.

Survival-Drinks

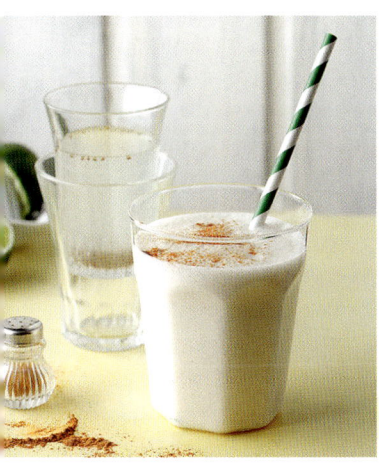

Chia Fresca: Der Supergesund-Sattmach-Drink: **2 EL Chia-Gel** (Re-zept Seite 66) mit **250 ml Leitungswasser** und **dem Saft von 1 Zitrone** verrühren. Eis gekühlt genießen. Wer will, darf ein ganz wenig mit **Kokos-blütenzucker** und **Stevia** süßen.

Lassi: Für eine gut aufgelegte Darmbakteriengemeinschaft **hochwerti-gen stichfesten Joghurt** im Verhältnis 2:1 mit **lauwarmem Wasser** ver-quirlen. Mit etwas **Rohrohrzucker, Ingwer, Kardamom und Zimt** wür-zen. Oder **1/2 geschälte Gurke** mit **1 Becher Joghurt** und **100 ml kalter Gemüsebrühe** im Mixer verquirlen. Mit **Kreuzkümmel, Salz, Pfeffer** und **Chili** abschmecken.

Kokoswasser: Eiskalt erfrischend! **250 ml naturreines Kokoswasser** aus der grünen Kokosnuss enthält 1 g Fett und 12 g Kohlenhydrate. Versorgt uns mit B-Vitaminen, Folsäure, Vitamin C, Eisen, Kalium ...

Vitamin-Wasser: **1 Bio-Gurke** und **1 Bio-Zitrone** in dünne Scheiben schneiden, in einem Krug mit Wasser über Nacht ziehen lassen. Mit **Eiswürfeln** auffüllen. Geht auch wun-derbar mit **Himbeere-Limette. Ananas-Minze. Wasserme-lone-Rosmarin** ...

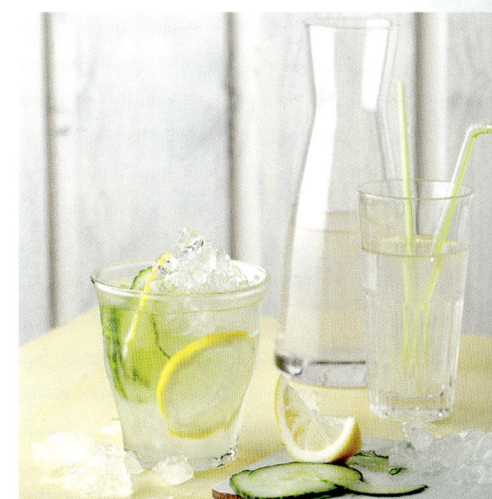

Natürlich ergänzen

Ich bin im Grunde gegen Nahrungsergänzung – außer natürlich man braucht sie wirklich.

Das gilt in vielen Fällen für ein gutes Vitamin- und Mineralienpräparat, mit Sicherheit für Vitamin D. Ich halte auch viel von Bitterstoffen für die Leber, Aminosäuren und Probiotika für den kaputten Darm. Und von Omega-3s, wenn man nur wenig fetten Seefisch isst, einen zu schweren Körper damit versorgen muss – und sich lange ungesund ernährt hat. Stark Übergewichtige und Veganer, die abnehmen möchten, brauchen eine gute Eiweißergänzung.

Ein gutes Eiweißpräparat

Wenn man über 100 Kilo wiegt, ist es schwer, auf die nötigen 1,5 bis 2 Gramm Eiweiß pro Kilo Körpergewicht zu kommen. Ein gutes Eiweißpulver versorgt mit allen Aminosäuren. Da steckt keine Chemie drin, nur Natur. Wichtig: eine hohe biologische Wertigkeit. Das heißt, das Pulver muss gut verwertbar sein

Die heimische Erbse ist ein super Eiweißlieferant.

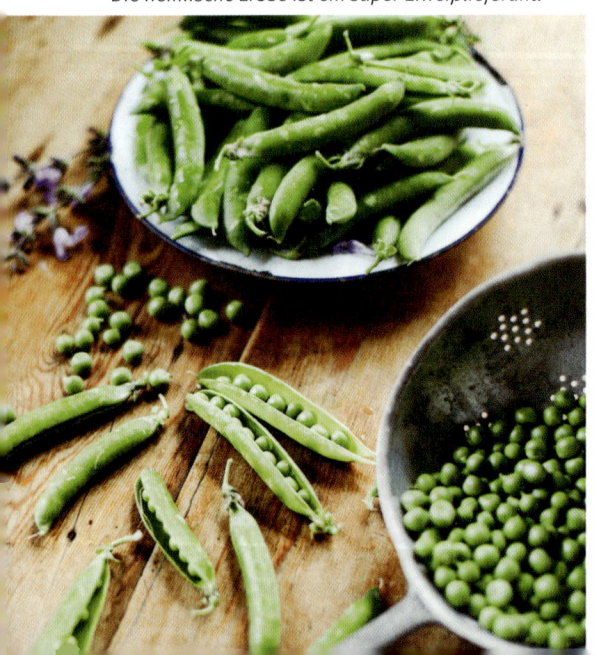

für den Körper, wie eine Mischung aus Erbsen- und Milchproteinen. Oder Erbse und Hafer für Veganer. Erbsenproteine (sind heimisch!) stehen dem Organismus schnell zur Verfügung, die Milchproteine langsam, man bleibt lange satt. Dazu trägt auch Inulin aus Zichorienwurzel bei, und komplexe Kohlenhydrate (Palatinose) wirken sich positiv auf den Insulinhaushalt aus. Bio-Apfelfasern liefern Ballaststoffe, L-Carnitin hilft, Muskeln auf- und Fett abzubauen – wenn man sich dazu bewegt. Erbseneiweiß besteht zu 9,5 Prozent aus der besonders wertvollen Aminosäure L-Arginin. Die braucht unser Körper besonders, wenn wir krank oder gestresst sind oder viel Sport treiben. Die Durchblutung wird verbessert, das schützt vor Arteriosklerose und Herzinfarkt.

Man kann die Eiweißversorgung auch mit Aminosäure-Tabletten unterstützen. Die Eiweiße sind in ihre Bausteine, die Aminosäuren, zerlegt und gelangen schnell ins Blut. Das macht aber nicht satt, wie ein Shake mit Pulver. Und Vorsicht, es gibt Tabletten, da enthält die ganze Packung nur so viel Eiweiß wie ein einziges Putenschnitzel. Gut beraten lassen! In der Apotheke oder bei fidolino (siehe Seite 158).

Vitalstoffe für mehr Energie

Ein Mangel an Vitalstoffen drosselt den Energieverbrauch – aber nicht den Hunger. Abnehmern fehlen oft B-Vitamine, Eisen, Magnesium, Vitamin D, Jod, Selen, Chrom, Zink, Mangan. Gezielt auffüllen!

❖ B-Vitamine braucht der Körper, um aus Tryptophan Serotonin zu basteln (siehe Seite 54). Und sie schützen unsere Nerven.

❖ Eisen ist wichtig für die Bildung der roten Blutkörperchen, der Erythrozyten. Ohne die kommt kein

Sauerstoff zu den Zellen, dann geht beim Abnehmen nichts mehr.

❖ Mangan hilft der Schilddrüse, ihre Stoffwechselhormone herzustellen, die uns mit Energie aufladen und schlank machen.

❖ Magnesiummangel macht den Körper sauer und heißhungrig. Und ohne Magnesium streikt das Enzym, das Tryptophan zu Serotonin umbaut. Darum macht Magnesium fröhlich.

❖ Vitamin D beugt Insulinresistenz vor, bremst Heißhunger. Mithilfe der Sonne stellt es der Körper selbst her, im Winter hilft ein gutes Präparat.

❖ Jod ist ein potenter Fatburner. Wichtig für die Produktion der Schilddrüsenhormone, die den Stoffwechsel in Richtung schlank regulieren.

❖ Selen schützt vor dickmachenden Entzündungen, lockt die Aktivhormone der Schilddrüse und macht gute Laune.

❖ Chrom arbeitet mit dem Insulin zusammen. Ein Mangel führt zu Schwankungen im Blutzuckerspiegel, die Heißhunger machen.

❖ Zink ist Bestandteil vieler Enzyme und damit unentbehrlich für den Zucker-, Fett- und Eiweißstoffwechsel. Auch Schlankhormone brauchen es.

Drei Fragen an ...
Kann man klug ergänzen?

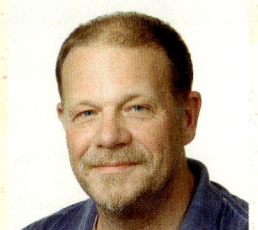

Dr. Rainer Schregel ist Bergwanderer, GLYXer, Facharzt für Allgemeine Innere Medizin und Naturheilverfahren, Palliativmediziner und Ernährungsmediziner. Er lebt in der Schweiz. Und misst am liebsten erst einmal, bevor er Vitamine verordnet.

Sie sind auch für eine Extraportion Vitalstoffe – wenn's sinnvoll ist.
Muskelkrämpfe zeigen, dass Magnesium fehlt. Manchmal muss man aber messen, wie etwa den hs-CRP-Wert. Ist der größer als 1, heißt das: Entzündung, da kann einen eine Entgiftung rausholen. Ein hoher Homocystein-Wert über 5 ist ein Zeichen für einen Mangel an B-Vitaminen. Nehmen! Dann kann man noch Selen bestimmen, Zink – und vor allem Vitamin D. Ein Mangel korreliert häufig mit Übergewicht, Herzerkrankungen, Depressionen, Diabetes, Fibromyalgie. Wir brauchen Vitamin D dringend für unser Nervensystem.

Kann Vitamin D wirklich Unfruchtbarkeit vertreiben, beim Abnehmen helfen, Gedächtnis und

Stimmung verbessern? Ist gut fürs Immunsystem, hilft gegen Krebs und MS ... ?
Gerade die chronisch Kranken haben fast alle einen Vitamin-D-Mangel, und auch die Menschen, die Depressionen haben. Am eindrucksvollsten ist die Studie, die zeigt, dass wir mit Vitamin-D-Substitution ein um 30 Prozent niedrigeres Risiko haben können, an Krebs zu erkranken.

Ähnliches gilt für Selen, oder?
Das ist ein ganz wichtiges Spurenelement. Übersäuerung, Entzündungen und Stress »fressen« uns viel Selen weg, zudem leben wir aufgrund der Zusammensetzung unserer Böden in einem Selenmangelgebiet. Das sollte man unbedingt vom Arzt messen lassen und gegebenenfalls ein hochwertiges Präparat einnehmen.

Das Superfood-ABC

Lauter glyxliche Fatburner, die man ruhig für sich neu entdecken sollte, weil sie ganz besonders sind, weil sie gesund machen und beim Abnehmen helfen.

Agavendicksaft von der blauen Agave zählt zu den **GLYX-niedrigen Süßen**, wie Rohrohrzucker, Kokosblütenzucker, Akazienhonig, Birnen-Dicksaft. Löffelchenweise genießen, mit Stevia kombinieren.

Amaranth: Die glutenfreien Samen liefern als Getreidealternative alle lebenswichtigen Eiweißbausteine, Omega-3-Fettsäuren, Kalzium und Eisen für mehr Energie.

Avocado: Macht schlank! Ihre Fettsäuren ölen die Haut, stärken die Nerven. Mannoheptulose senkt den Blutzuckerspiegel. Lecker im Smoothie – oder mit Essig, Salz, Pfeffer gesnackt.

Birkenzucker: Dieser Zuckeralkohol süßt wie Zucker, man kann ihn genauso verwenden, er hat aber nur 85 Prozent Kohlenhydrate und einen GLYX von 7 – und ist 10-mal so teuer wie Haushaltszucker.

Superfood-Beeren: Acai-Beere, Aronia-Beeren, Camu-Camu, Cranberry, Goji-Beere, Berberitze, Acerola bremsen das Altern, halten das Hirn fit, schützen vor Krebs, machen potent.

Chia-Samen putzen den Darm durch und **entgiften.** Liefern Omega-3s, wertvolles Eiweiß, Unmengen Ballaststoffe. Chia senkt den Insulinspiegel und den GLYX einer Mahlzeit. Kann man Pudding

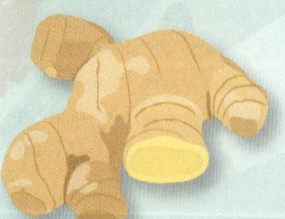

draus machen. Oder den Drink von Seite 63. Chia-Samen machen eine tolle Haut, stärken das Immunsystem, halten jede Zelle jung – und helfen wunderbar beim Abnehmen. Mit viel Eiweiß, vielen Ballaststoffen und jeder Menge Omega-3s. Sie dimmen den GLYX runter, machen ziemlich satt. Chia-Samen-Gel: 1/3 Tasse Chia-Samen mit 2 Tassen Wasser in einem Gefäß verrühren. Verschließen, in den Kühlschrank stellen. Die Samen quellen auf, bilden eine gelartige Masse. Die passt in Smoothies, Getränke, Saucen ...

Chicorée: Wer abnehmen will, braucht täglich einen Bitterstofflieferant. Regt das Nervensystem an, bringt den Stoffwechsel in Schwung, fördert Verdauung und Ausscheidung von Giftstoffen. Auch bitter: Artischocken, Feldsalat, Endivien, Radicchio, Kohlrabi und Wildkräuter.

Chili: Sein Inhaltsstoff Capsaicin heizt dem Fettstoffwechsel ein, erhöht die Körpertemperatur, regt den Grundumsatz bis zu 2,5 Prozent an. Und: Das Capsaicin lockt über den Gaumen Endorphine – die Glücksdrogen des Körpers.

Chufas oder Erdmandeln machen xunt süß, senken den Blutzuckerspiegel, wirken basisch und liefern jede Menge Ballaststoffe. Sie haben nur 25 Prozent Fett, und das ist zum Großteil gesund, weil ungesättigt.

Dinkel (halbreif, gedarrt: Grünkern): Der glutenhaltige Verwandte des Weizens ist sehr eiweißreich, liefert viele essenzielle Aminosäuren. Seine Ballaststoffe blockieren das Fettspeicherhormon Insulin.

Essig: Die Essigsäure regt den Speichelfluss an, fördert die Verdauung, schenkt Energie, pflegt den Darm, regt den Fettstoffwechsel an. Übrigens: Essig reguliert den Insulinspiegel. Deshalb: vor dem Essen ein Stamperl Essig mit Wasser verdünnt.

Getreide-Alternativen: Für die, die kein Gluten vertragen, liefert die Natur GLYX-niedrig: Buchweizen, Hafer, Quinoa, Amaranth. Auch glutenfrei, allerdings mit hohem GLYX: Mais, Reis, Hirse, Teff.

Grapefruit: Vor dem Essen eine halbe Grapefruit gelöffelt, senkt die Fettwerte im Blut, weist das Insulin in seine Schranken und heizt mit Vitamin C und Bitterstoffen den Fettpolstern ein. Achtung: Es gibt Wechselwirkung mit Medikamenten. Im Fall mit dem Arzt sprechen.

Hanfnüsse: Die kleinen Samen der Hanfpflanze versorgen den Körper optimal mit den Omega3s. Mit 22 Prozent hochwertigem Eiweiß und acht essenziellen Aminosäuren lassen sie die Muskeln wachsen.

Hanföl: Das gelb-grüne Öl schmeckt nussig, fruchtig, herb. Seine Fettsäurezusammensetzung versorgt den Körper optimal mit Omega-3s. Nur wenige Öle können mit seiner Menge an Alpha-Linolensäure mithalten.

Ingwer verbessert die Durchblutung, kräftigt das Herz, heilt Entzündungen, regt den Fettstoffwechsel an. Schlank-Tipp: Heißes Ingwerwasser trinken.

Insekten: Eiweißlieferant der Zukunft. Schon langsam dran gewöhnen.

Joghurt saniert den Darm, macht schlank, hält jung und wird mit Beeren gespickt zum süßen Traum, herzhaft wird er mit Kräutern, Senf oder Zitrone vereint zum köstlichen Dip-Partner für Gemüsestreifen.

Kakao: Wer Schokolade wie die Mayas trinkt, sprich reines Kakaopulver ohne Zucker, der bleibt schlank. Einfach ein Stück Bitterschokolade (gibt's heut sogar mit 99 Prozent Kakaoanteil) in heißem Wasser oder Milch auflösen...

Kichererbsen: kann man sogar roh essen. Die Powerkugeln sind randvoll mit Kalium, Magnesium, Zink, Folsäure und einer Reihe von wichtigen B-Vitaminen. In Form von Hummus sind sie ein wunderbarer Eiweißsnack für Veganer.

Kohl: Total im US-Trend in grün. Uns schmeckt auch weiß, rot, Brokkoli, Romanesco, China-, Blumenoder Rosenkohl – Kohl schützt das Herz, die Hüfte, die Knochen. Das Kalzium des Kohls kann besser aufgenommen werden als das der Milch.

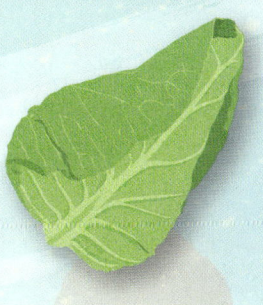

Kokosnuss verwöhnt die Nerven mit B-Vitaminen, stärkt die Immunkraft, senkt das Cholesterin – und entgiftet den Körper. Liefert viel Selen. Einfach lecker: Kokos-Chips. Das Öl kann hoch erhitzt werden, bildet keine Transfettsäuren. Aus seinen mittelkettigen Fettsäuren bastelt der Körper Ketone, die den Körperzellen Energie liefern. Nur zu nativem, naturreinem, ungehärtetem Kokosöl greifen.

Kokosmehl ist das getrocknete, entölte und anschließend zu feinem Mehl gemahlene Fleisch der Kokosnuss. Da ihm ein Kleber fehlt, kann es nur ein Fünftel vom Back-Mehl ersetzen. Kokosmehl besteht zur Hälfte aus Ballaststoffen – und auch die 20 Prozent Eiweiß können sich sehen lassen. Wunderbar in Smoothie, Müsli und Joghurt.

Kokosblütenzucker ist ein ganz besonderer Palmzucker mit niedrigem GLYX. Mit Kalium unterstützt er die Muskelfunktion, mit Phosphor sorgt er für starke Knochen.

Kokoswasser von der grünen Kokosnuss: Frisch im Trend! Schmeckt schön säuerlich und erfrischend, mit viel Vitalstoffen, kaum Kalorien.

Leinöl: Seine Omega-3-Fettsäuren halten die Zelle jung. Sie locken gute Eicosanoide, Gewebehormone, die jede Zelle schützen. Leinöl senkt das Diabetes-Risiko und schützt das Herz. Ein Muss: täglich ein Löffelchen.

Lupinen: Die westliche Sojabohne. Ob als Mehl, Quark oder Schnetzel – der Samen der Wildblume liefert 50 Prozent hochwertigstes Eiweiß, superviele Mineralien und Ballaststoffe.

Matcha: Zu feinstem Pulver vermahlener Grüntee. Edel. Tief grün und süßlich herb. Der Tee enthält viele Catechine sowie Carotine und die Vitamine A, B, C und E.

Nüsse und Samen: 30 g täglich davon sind Superfood-Medizin, ungesalzen und unfrittiert versteht sich. Liefern gesunde Fette, schlank machendes Eiweiß, Ballaststoffe, Vitamine, Spurenelemente und Krebsschutzstoffe. Ausprobieren: Nussmilch und -mus.

Nussöle versorgen uns mit gesunden ungesättigten Fettsäuren. Sie stärken das Immunsystem und kurbeln den Fettstoffwechsel an. B-Vitamine unterstützen das Gehirn und Cholin und Lecithin rüsten uns gegen Stress.

Olivenöl besteht zu 75 Prozent aus der einfach ungesättigten Ölsäure. Die verschont die Fettdepots und schützt das Herz. Hochwertig (extra vergine) zügelt es den Appetit. Schlank-Tipp: vor dem Essen ein Schnapsglas voll genießen. Ölmischung: Olivenöl mischen mit Hanf-, Lein- und Arganöl, das einen starken »Reinigungseffekt« hat, fördert die Ausleitung toxischer Substanzen. Öle mit hohem Carotin-Anteil wie Hagebuttenkernöl oder Sanddornfruchtfleischöl schützen die Zellen und haben entzündungshemmende Wirkung.

Pilze: Champignons, Egerlinge, Pfifferlinge, Shiitake-Pilze, Steinpilze, Austernpilze ... versorgen uns mit essenziellen Aminosäuren, B-Vitaminen für die Nerven, Kalium fürs Herz, dem Multivitamin D, Eisen und Zink.

Quinoa: glutenfreie Weizenalternative. Sein hochwertiges Eiweiß liefert alles, was der Körper braucht. Das Schlankgetreide hat einen niedrigen GLYX von 35.

Roggenbrot: Sauerteig-Roggenbrot hat einen niedrigen GLYX und ist bekömmlicher als andere Brote. Bitte beim Bäcker fragen, ob wirklich nur Roggen drin ist.

Rollmops: Zwei reichen. Schon deckt man für eine Woche den Omega-3-Bedarf. Bremst Heißhunger, schlechte Laune und Entzündungen aus.

Sauerkraut liefert Vitamin B12 und viele Ballaststoffe, schützte schon die Seefahrer mit seinem Vitamin C vor Skorbut. Es sorgt für eine gesunde Darmflora.

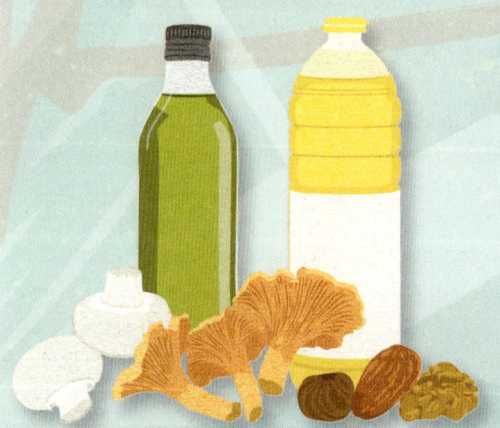

Soja (als Milch, Joghurt, Tofu) liefert wertvolles Eiweiß, schützt vor Krebs und Osteoporose. Wer keine Kuhmilch verträgt, hat hier den idealen Ersatz. Achtung: Wer unter einer hormonabhängigen Krebserkrankung (Brust, Prostata) leidet, muss mit Soja vorsichtig sein.

Sprossen aus Getreide, Hülsenfrüchten und Ölsamen genießt man als Eiweiß- und Vitaminpower pur. Dickes Plus: Der Keimprozess reduziert den Fettgehalt der Samen, gleichzeitig erhöht sich der Eiweißanteil. Im Trend: Im Sprossen-Turm selbst anbauen.

Stevia süßt ohne Kalorien. Darum immer mit echtem Süß kombinieren. Besser die grünen Blätter verwenden. Nicht das chemisch bearbeitete weiße Pulver.

Süßkartoffel oder Batate: Der Wirkstoff Caiapo (nur in der Schale) reguliert Blutzucker und Cholesterin. Das laut Center for Science in the Public Interest gesündeste Gemüse strotzt vor Vitalstoffen. Schützt das Herz, stärkt das Immunsystem und die Muskeln, und wappnet uns gegen Stress. Schmeckt gekocht, püriert, aus dem Ofen, aber auch roh.

Tee, grün fördert die Verdauung, entgiftet die Leber, hilft Fette und Abfallprodukte abzubauen. Seine Catechine hemmen die Einlagerung von Fett und steigern den Energieverbrauch.

Tee, weiß unterstützt den Fettabbau, programmiert unsere Gene auf schlank. Er verhindert, dass sich aus Präadipozyten, Vorläuferzellen der Fettzellen, potente Fettzellen entwickeln.

Und die paar, die doch heranwachsen, lagern viel weniger Fett ein.

Topinambur liefert das Kohlenhydrat Inulin, das den Blutzucker senkt und beim Abnehmen hilft. Im Herbst statt Kartoffeln servieren, auch lecker als Knusper-Chips.

Urweizen: Einkorn, Emmer, Dinkel und Kamut sind genetisch noch nicht so stark verändert wie das Gluten im modernen Weichweizen und sind daher besser verträglich. Urweizen wird meist biologisch angebaut, enthält einen hohen Anteil an Proteinen, Mineralstoffen, wie Magnesium, Zink sowie Selen und Vitamin B1, B2, B6 und Vitamin E.

Vorzugsmilch: Nennt sich die Milch, die als Rohmilch direkt im Erzeugerbetrieb abgefüllt wurde. Die Erzeugung erfolgt unter strengen Hygiene-Kontrollen. Verkauf binnen 24 Stunden, der Verbrauch innerhalb von 96. Wird von Milchallergikern oft vertragen.

Wildblumen und -kräuter enthalten noch alle Bitterstoffe. Sie wirken basisch, entgiften und entschlacken, laden jede Zelle mit Energie auf. Ihr Blattgrün (Chlorophyll) hilft, Körperzellen zu reparieren, stärkt die Abwehrkräfte und regt die Blutbildung an.

Zimt: Heizt dem Stoffwechsel ein und vertreibt Lust auf Süßes. Es beugt zu hohem Insulinspiegel, Übergewicht und Diabetes vor.

Zitronengras: Ersetzt die Abnehmpille: Das asiatische Gewürz regt den Stoffwechsel an. Der Aromastoff Limonen macht schlank.

Zucchini: Mit dem Spiralschneider in lange Streifen geschnitten verwandeln sich die gelben oder dunkelgrünen Kürbisstangen in No-Carb-Spaghetti.

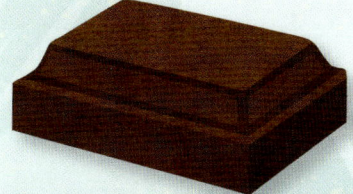

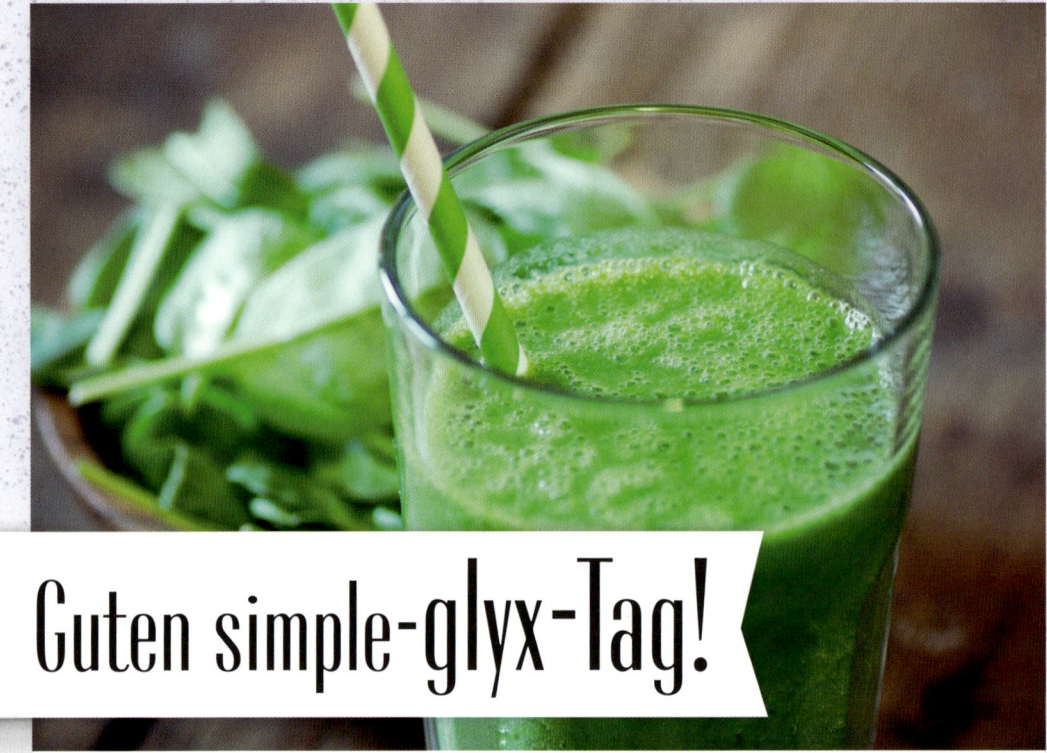

Guten simple-glyx-Tag!

Wie man optimal über den Tag kommt? Ganz klare Sache: im Fettverbrennungsmodus und glücklich.

Morgens stolpere ich die Treppen runter. Werfe morgenmuffelig eine halbe Banane in den Mixer, einen geviertelten Apfel – mit Kerngehäuse, drei Hände voll Blaubeeren. Schichte Feldsalat drauf, einen Löffel Chia-Samen, den Saft einer Zitrone, ein Glas Wasser. Drücke auf den Knopf. Turbo rein. Smoothen. Mit fünf Minuten das Leben verlängern. 1 Liter Energie-Medizin für mich, für meinen Mann Wolf, für meine Freundinnen, die mich besuchen kommen. (Nein, meine Hunde mögen den Smoothie leider nicht.) So ein grüner Smoothie darf einen ruhig den ganzen Tag über begleiten. Der Smoothie ist das, mit dem Sie »losspüren« sollten. Die grüne Medizin hält die Darmflora gesund, bildet Blut, entgiftet, schenkt Energie und schützt sogar vor Krebs. Ein leistungsstarker Mixer bricht die Zellwände von Obst und Gemüse auf – ohne große Verdauungsarbeit kann man die grüne Energiespritze sofort tanken.

Smoothen: mehr als 1000 Gründe

... den Tag mit einem Smoothie zu beginnen – und zwar 30 Minuten, bevor man das typische Marmeladenbrot isst. Mein wichtigster Grund: Ich wache auf. Der zweitwichtigste: Ich wache auf. Und der dritte: Ich starte so gesund in den Tag, dass mir nur selten einfällt, das Marmeladenbrot oder was anderes Ungesundes dranzuhängen. Meist reicht so ein Smoothie nämlich. Er füllt den Magen, freut jede Körperzelle. Und er macht die Seele zufrieden. Man hat keinen Hunger mehr. So schafft man sich eine Basis für den Tag, dass man keine Lust hat, sich die gute Laune, die Energie, mittags mit einer Leberkässemmel zu zerstören.

Natürlich müssen Sie das auch erst einmal spüren, bevor Sie den Fatburner-Smoothie oder erst recht die grüne Hulk-Mixtur in Ihr Leben einladen. Auf Seite 72 lesen Sie, wie vielseitig so ein Smoothie sein kann.

Noch mehr Aufgewecktes

Vor ein paar Jahren habe ich mal Frank betreut. Von 150 auf 120. Ja, Kilos. Der kam keine drei Stufen hoch – und konnte später joggen. Folgende Szene bleibt mir mein Leben lang im Kopf: Frank hält strahlend eine bunte Packung hoch: »Schau mal, ich habe eine Packung Cornflakes gekauft, die ist sicherlich gut. Da ist ein Mensch drauf, der fliegt. Und es steht drauf: 0,01 Prozent Fett.« Ich: »Ja, die Cornflakes sind gut, wenn du danach zwei Stunden Sport machst. Dann verbrennst du den Zucker, der da drin steckt, wenigstens.« Frank: »Kürzlich war so ein Arzt im Fernsehen, der hat erzählt, dass man morgens seinen Kohlenhydrat-Haushalt trainieren muss. Der empfiehlt seinen Patienten drei Brote mit Nuss-Nougat-Creme drauf. Und die darf man nicht nur essen, die muss man essen. Ich glaube, ich mach lieber doch seine Diät!«

Frank blieb mir dann aber doch treu. Er mochte den Fatburner-Drink. Hätte ich damals schon den grünen Smoothie empfohlen, wäre er beim Nutellabrot-Training gelandet. Darum darf man sich aussuchen, mit was man lieber in den Tag startet. Dem grünen oder dem fruchtigen Smoothie – oder gleich mit Mandeln und einem Stück Käse. Probieren Sie einfach aus, was passiert, wenn Sie ohne Heißhungerschürer in den Tag starten. Spüren Sie in sich hinein, wenn Sie das schlichtweg anders machen – und den Tag im Fettverbrennungsmodus beginnen.

Guter Start im Fettverbrennungsmodus

Morgens schnell einen Kaffee – mehr Zeit ist nicht? Und dann steht man vorm Bäcker und es lockt der Duft der Nussschnecke. Aber Marmeladenbrot, Müsli, Cornflakes? Damit schickt man schon morgens das Gehirn in die Zuckerfalle, schaltet auf Kohlenhydratverbrennungsmodus, und zwar für den ganzen restlichen Tag. Spätestens nach zwei Stunden leidet die Konzentration, wacht der Heißhunger auf. Man hat den ganzen Tag über Hunger – und Stresshormone im Körper, die reduzieren die Denkleistung um 50 Prozent. Mögen Denker eigentlich nicht.

Simple glyxend geht man das morgens lieber mit zwei Eiern im Glas an, einem Stück Fisch, Quark mit Himbeeren, Hüttenkäse mit Kräutern und Tomaten, Feta mit Oliven – oder auch vegan: Avocado mit Seidentofu im Mixer püriert. Eine Grapefruit essen, dazu ein Glas Sojamilch trinken. Körner mit geriebenem Apfel, Dinkelbrötchen mit Sojapaste ... Lauter leckere Rezepte finden Sie ab Seite 126.

Was Wissen schafft
Gefährlicher Greenie?

Das geisterte kürzlich durch die Medien: Grüne Smoothies machen Leberschaden, ja vergiften uns. Der Bio-Bauer bekämpft schließlich mit einem Sud von Brennnesseln Blattläuse!? Aber: Die Brennnessel hilft im Smoothie gegen die Laus, die uns über die Leber läuft, wenn wir sowas lesen. Sogar die Apfelkerne dürfen mit in den Smoothie. Ja, die winzige Menge von 1 mg Blausäure pro Kilo Körpermasse ist tödlich. Nur: 1 ganzes Kilo Apfelkerne enthält weniger als dieses eine Milligramm Amygdalin (Blausäure-Vorstufe) – und von 50 Kilo Apfelkernen war ja nicht die Rede. Wildkräuter? Radieschenblätter? Sauerampfer, Löwenzahn? Mit Bitterstoffen schützt sich die Pflanze vor Insekten ... ein Insektenvernichtungsmittel! Wahr ist: Dass wir kaum mehr Bitterstoffe aufnehmen, ist Grundlage für viele Un-Gesundheiten wie Übergewicht, Stoffwechselstörungen, Leberverfettung. Bitterstoffe fördern die Entgifung über die Leber. Sie vergiften nicht. Freilich: Auch hier macht es die Dosis. Der Geschmack schützt, wie bei Koriandergrün. Und wirklich ungesunde Mengen schluckt nicht einmal der Mixer.

Carpe Diem

simple glyx heißt auch Smoothen

Der Smoothie versorgt Sie morgens mit so viel Vitalstoffen, dass Sie sich das erste Mal richtig satt fühlen, von innen heraus, körpersatt, seelensatt, geistsatt sozusagen. Denn kein Nahrungsmittel ist potenter als grüne Blätter – im leistungsstarken Mixer (um die 25000 Umdrehungen pro Minute) aufgeschlossen. Im Winter Kohlblätter, Spinat, Petersilie und alles, was noch so an Grünem wächst. Im Frühling geht's ab in die Natur: für Brennnessel, Giersch, Klee, Lindenblätter, Apfelbaumblätter ... Das ist die grüne Medizin der Zukunft. Trinken Sie 30 Minuten vor dem Frühstück die Lebensversicherung für 70 Billionen Körperzellen. Bitte langsam mit einem Gläschen anfangen – gucken, wie man ihn verträgt.

Vorbereiten
Wer eine größere Portion macht, füllt sie in eine weithalsige Glasflasche mit Schraubverschluss. Hält sich im Kühlschrank 2 Tage. Vor dem Genießen gut durchschütteln.

Vielfalt
Wenn Sie Abwechslung brauchen oder sich mit dem Greenie so gar nicht anfreunden wollen, dann mixen Sie sich den Fatburner-Drink, der seit 15 Jahren die GLYX-ler glücklich und schlank macht. Auch Beeren sind potente Körper-Seelen-Geist-Sattmacher. Besonders in Kombi mit Eiweiß, Leinöl und Hefeflocken. simple-glyx-Rezept Seite 135.

Erlaubt ist, was verlockt und schmeckt
Kombinieren Sie grüne Blätter, Gemüse und Obst nach Lust und Laune, vor allem aber nach der Jahreszeit. Bevorzugen Sie Grünzeug aus Bioanbau aus dem Freiland, denn es enthält mehr Chlorophyll und Nährstoffe als im Gewächshaus gezogenes Gemüse, Salate und Kräuter. Mit den Rohkostzutaten dürfen Sie experimentieren – hier eine Liste, was alles rein darf in den Mixer:

Salate: Bataviasalat, Brunnenkresse, Chicorée, Eisbergsalat, Endiviensalat, Feldsalat, Friseesalat, Kopfsalat, Lollo rosso, Lollo bionda, Portulak, Postelein, Radicchio, Romanasalat, Rucola.

Blätter von Gemüse: Fenchelgrün, Kohlrabiblätter, Möhrengrün, Radieschenblätter und Rettichblätter, Rote-Bete-Blätter, Selleriegrün, Zucchiniblätter.

Blattgemüse: Babyspinat, Blattspinat, Chicorée, Mangold, Paksoi, Tatsoi.

Gartenkräuter: Basilikum, Dill, Estragon, Kerbel, Koriandergrün, Liebstöckel, Majoran, Minze, Oregano, Petersilie, Rosmarin, Salbei, Schnittlauch, Thymian, Melisse.

Wildkräuter: Bärlauch, Brennnessel, Giersch, Gundermann, Huflattich, Klee, Löwenzahn, Sauerampfer, Schafgarbe, Wegerich.

Blätter von Bäumen und Sträuchern: Apfel, Birne, Birke, Brombeere, Buche, Kirsche, Mirabelle, Haselnuss, Himbeere, Johannisbeere, Linde, Stachelbeere, junge Triebe von Nadelbäumen.

Gemüse: Gurke, Fenchel, Frühlingszwiebel, Paprika, Radieschen, Rettich, Sellerie, Sprossen, Tomate, Zucchini, Kohlsorten wie Brokkoli, Chinakohl, Grünkohl, Rosenkohl, Rotkohl, Spitzkohl, Wirsing.

Früchte: Apfel, Aprikose, Beeren wie Brombeeren, Erdbeeren, Heidelbeeren, Himbeeren und Johannisbeeren, Feige, Birne, Kirschen süß und sauer, Nektarine, Pfirsich, Pflaume, Kiwi, Zitrusfrüchte wie Clementinen, Grapefruit, Limette, Zitrone.

Wasser: Leitungswasser (wenn es gut ist) oder stilles Mineralwasser

Würzzutaten: Chili, Ingwer, Knoblauch, Gewürze wie Kurkuma, Vanille, Zimt.

Süßmittel: Ein kleines Stück Avocado, Banane, Mango, Melone oder Papaya als süße Zutat. Süßmittel wie Agavendicksaft, Apfel- oder Birnendicksaft, Birkenzucker, Honig, Stevia, auch Trockenobst wie Aprikosen, Cranberrys, Feigen in kleinen Mengen. Dafür das Dörrobst in etwas Wasser einweichen und samt Einweichwasser verwenden oder alternativ Soft-Dörrobst nehmen.

Superfood: Eingeweichte Chia-Samen, Lein- oder Hanfsamen, 1 Löffel Lein-, Argan- oder Walnussöl, Mandel- oder Haselnussmus verbessern die Aufnahme von fettlöslichen Inhaltsstoffen und Omega-3-Fettäuren.

Es ist so simple

Einfach eine Auswahl an Früchten und Blättern grob zerkleinert in den Mixer geben – die Früchte nach unten, dann hat es der Mixer leichter, weil schneller Flüssigkeit entsteht. Je nachdem, wie flüssig der Smoothie sein soll, Wasser dazugeben. Das hat man schnell raus, wie viel man da will, Faustregel: Gefüllten Mixbehälter bis zur Hälfte aufgießen. Draufdrücken, eine Minute lang mixen, fertig. Am besten startet man mit Früchten und grünen Blättern im Verhältnis 50 : 50, dann langsam immer mehr Grünanteil einbauen. Stärkehaltige Gemüse haben im Greenie nix verloren: Möhren, Kürbis, Kohlrabi, Kartoffel, Pastinake passen nicht rein.

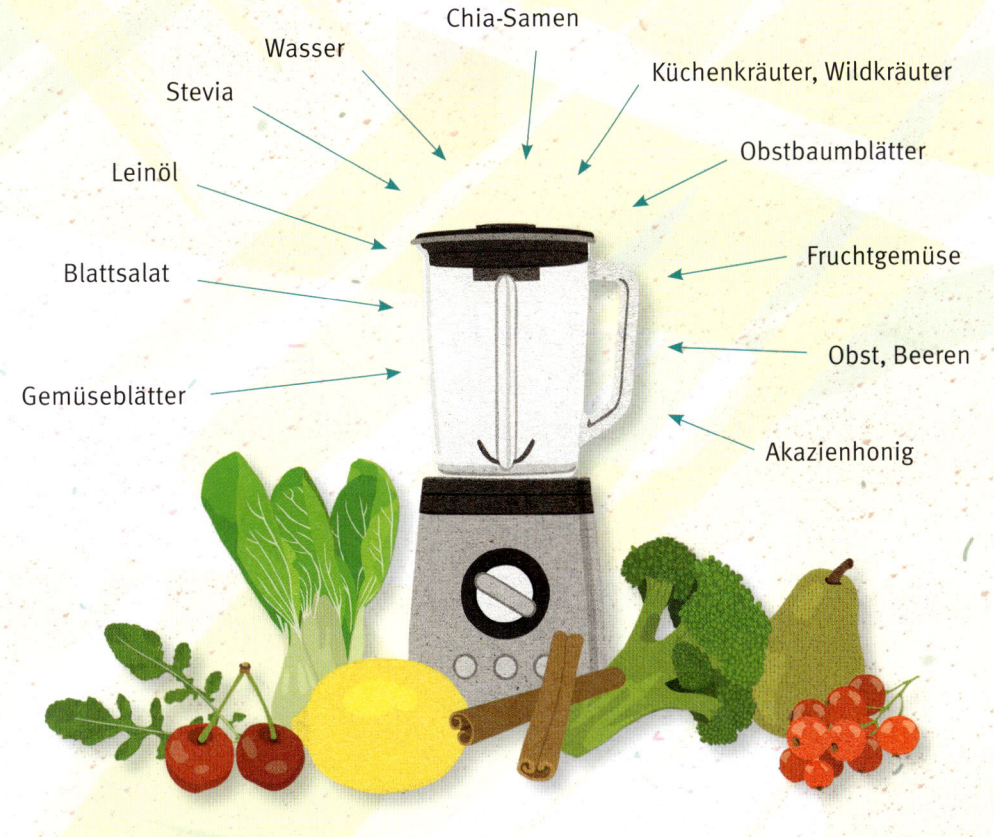

Chia-Samen

Wasser

Stevia

Küchenkräuter, Wildkräuter

Leinöl

Obstbaumblätter

Blattsalat

Fruchtgemüse

Gemüseblätter

Obst, Beeren

Akazienhonig

Kohlenhydratparty morgens ausgleichen

Sie hatten letzten Abend eine große Portion Pasta? Ein 7-Gänge-Menü? Na dann wollen Sie vielleicht heute Morgen No Carb. Mit den No-Carb-Frühstücks-Ideen kann man die Fastenphase des Körpers noch bis zum Mittagessen ausdehnen. Sie bleiben im Fettverbrennungsmodus.

Machen Sie das aber nicht öfter als dreimal die Woche, sonst gewöhnt sich der Körper dran. Abwechslung ist immer der bessere Weg.

Hier die leckeren No-Carb-Frühstücksideen aus dem Rezeptteil:

❖ Putenbrust mit Meerrettichquark, Seite 132
❖ Gurken-Lachs-Teller, Seite 133
❖ Tomaten-Rührei, Seite 133
❖ Zucchini-Omelett, Seite 133

»Morgens wie ein Kaiser«

... das stammt aus einer Zeit, in der wir auf dem Feld geschuftet haben. Um vier Uhr morgens schon. Und um zehn haben wir uns an den Frühstückstisch gesetzt. Nach sechs Stunden Schwerstarbeit waren die Kohlenhydratspeicher leer. Die musste man jetzt wieder auffüllen.

Wichtig für uns heute: Statt Kohlenhydrate Eiweiß tanken. Sogar Rührei mit Speck zum Frühstück halten schlank, obwohl sie vor Fett nur so triefen, das bestätigen neueste Studien. Mir waren trotzdem die Eier im Glas mit Kräutern immer viel lieber. Auch gut: Eiweiß in Form von Fisch oder von Milchprodukten. Wer die nicht verträgt, wird im Reformhaus fündig, von Mandelmilch bis Soja. Dazu: Ein wenig Kohlenhydrate in Form von zuckerarmen Früchten wie Äpfel, Grapefruits, Beeren – für Zufriedenheit, für Serotonin. So ein Frühstück passt auch zur veganen Ernährung und es passt zu Menschen, die es morgens lieber ein bisschen süß haben.

Fatburner-Smoothie

Ein wunderbarer Start für einen Tag mit Glücksgefühlen ist mein klassischer Fatburner-Cocktail, den Sie auf Seite 135 finden. Angereichert mit B-Vitaminen und Omega-3s für die Nerven. Dieser Drink ist absolut Low Carb, sein Eiweiß sorgt für gute Laune, für Stabilität im Immun-Dasein – und einen regen Fettverkehr (nach draußen). Den kann der Frühstücksmuffel auch in der Thermoskanne mit in die Welt tragen. Der passt auch wundervoll in das Eiweißaufbau-Zeitfenster nach dem Workout. Ach ja, nicht vergessen: Kinder lieben ihn. Ab Seite 130 finden Sie lauter leckere Frühstücksrezepte.

Was Wissen schafft

Frühstück, ein Muss?

Werde ich gefragt, wie ich in den Tag starte, dann antworte ich: »Mit einem Lächeln.« Wenn mir mein Mann meinen Kaffee ans Bett bringt. Früher hab ich da immer einen Keks dazu gegessen. Bis das einfach auf die Hüfte sprang – und sich dort Tag für Tag vermehrte. Heute trinke ich einen grünen Smoothie oder einen Fatburner-Drink. Mehr brauche ich morgens nicht. Das tut mir gut. Nach meiner Runde im Wald oder auf dem Trampolin.

Aber muss man eigentlich frühstücken? Nein. Man muss gar nix. Auch wenn in der Zeitung steht: »Wer morgens nichts isst, erhöht Risiko für Diabetes und Herzinfarkt, so die Health Professional Follow-up-Study.« Nur, ehrlich gesagt liegt das nicht am fehlenden Frühstück. Denn die Nicht-Frühstücker tranken in der Studie auch mehr Alkohol, rauchten mehr Zigaretten, trieben weniger Sport, arbeiteten viel und waren oft unverheiratet.

Xunt snacken

Früher hat man sich geniert auf der Straße, unterwegs zu essen. Heute hat man lauter To-Gos in der Hand und lauter Kekse in der Schreibtischschublade. Die meisten Menschen befinden sich 80 Prozent des Tages im »postprandialen Zustand«. Was übersetzt heißt: im Aufbauprozess nach dem Essen. Im Aufbau von Fett. Aus Zucker. In der Leber. Jede Mahlzeit provoziert Entzündungsreaktionen. Und es fehlen die Fastenphasen, in denen das Fett abgebaut wird. Dabei würde es den meisten Menschen reichen, dreimal am Tag zu essen. Wer das nicht kann – auch die gibt es, einer sitzt hier und schreibt diese Zeilen – der snackt ein paar Nüsse, ein Stück Käse ... etwas, was nicht den Insulinspiegel erhöht und auf diesem Weg die Fettverbrennung stoppt.

No-Carb-Snacks

❖ 1 hartgekochtes Ei mit 1 Tomate oder ¼ Gurke
❖ 1 Becher körniger Frischkäse mit frischen Kräutern, Salz und Pfeffer
❖ 1 Handvoll Knabber-Soja (viel Eiweiß, Ballaststoffe, wenig Kohlenhydrate)
❖ ¼ Kugel Mozzarella
❖ 1 Scheibe Putenbrust-Aufschnitt
❖ ½ Becher Quark mit Tomatenwürfeln, Salz, Pfeffer, 1 TL Leinöl
❖ 1 Scheibe Räucherlachs mit Meerrettich, auf 1 Scheibe Kohlrabi
❖ 1 Handvoll gebratene Putenbruststreifen
❖ ½ Becher Quark mit Pesto

Vegane Varianten

❖ 1 kleine Handvoll Nüsse
❖ 1 Handvoll »Edamame« (unreife Sojabohnen, knackig und kerngesund)
❖ 1 Tüte/Portion Topinambur-Chips
❖ 6 Walnusshälften oder 1 Snackpäckchen mit Mandeln
❖ 5 trockene Pflaumen, Aprikosen
❖ Ein paar Artischockenherzen
❖ 1 Avocado mit Salz und Pfeffer
❖ Gemüsestreifen: grüne Paprika, Stangensellerie, Gurke, Zucchini

❖ 1 EL Haferflocken mit Mandelmilch und Kokosflocken
❖ 1 Handvoll grüne Oliven
❖ 1 kleine Handvoll Kokos-Chips

Süß gegen Unterzucker

Nervös? Zittrig? Schlecht gelaunt? Das kann schon am leichten Unterzucker liegen. Den Blutzucker darf man ruhig auch mal anheben. Ist gesünder, als ohnmächtig werden oder sich mit den Kollegen streiten.

❖ 1 EL gehackte Nüsse in Joghurt mit 1 TL Akazienhonig
❖ 1 Becher Quark mit 1 TL Akazienhonig und 1 Apfel in Schnitzen
❖ 1 rote Paprikaschote (reif und süß!)
❖ 1 Rippe Bitterschokolade
❖ 1 Handvoll Kürbiskerne im Bitterschokokleid
❖ 2 EL Früchte-Müsli mit Joghurt
❖ 0,2 l Milchschaum mit 1 TL echtem Kakaopulver
❖ 1 Apfel in Schnitze geschnitten
❖ Shake aus 200 ml Buttermilch, 1 Handvoll Beeren, 20 g Eiweißpulver

Ein Apfel schenkt uns das, was Stress uns raubt.

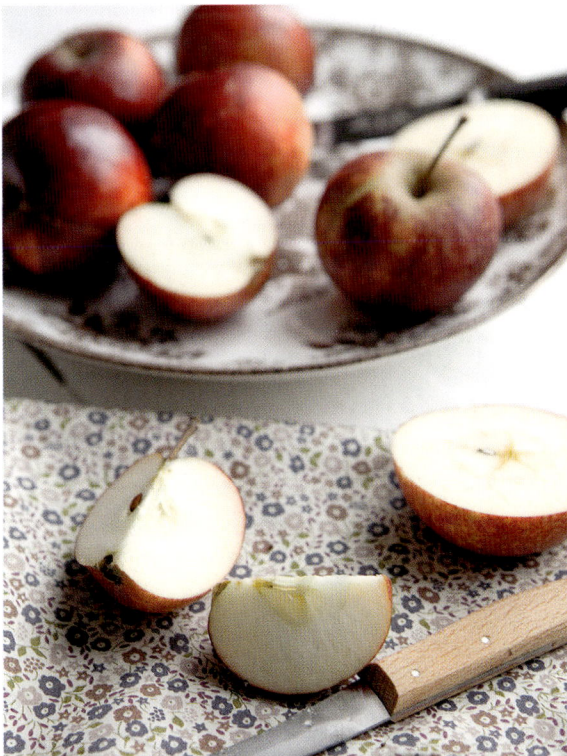

Mobiler Mittagstisch

Der steht im Restaurant, in der Kantine, oder der Bürotisch muss herhalten. Essen unterwegs ist die Regel. Mobile eater, wie sie neudeutsch heißen, trifft man natürlich häufig im Restaurant – privat und zum Geschäftsessen, Lunch, after work. Das schlägt sich auf der Hüfte nieder: Geschäftstermine am Schweinebraten, am Knödel. Am Verdauungsschnaps.

Mit dem Ober auf Du

In guten Restaurants wird leicht gekocht – da kommt automatisch die Kartoffel in kleiner Portion, das Gemüse bissfest und frisch, die Sauce mit Olivenöl und Kräutern, das Fleisch bio. Dort steht man nach dem dritten Gang fröhlich auf, mit Energie – und geschlossenem Hosenknopf. Dort freut sich der Kellner, wenn Sie sagen: Ich möchte nach der 1-2-3-Formel essen. Ein Teil Kohlenhydrate (Beilage, Dessert), zwei Teile Eiweißlieferant (Geflügel, Fisch, Eier, Tofu), drei Teile Füll- und Vitalstoffe (Gemüse, Nüsse, Öle, Salat). Der versteht das. Im Grunde gilt das Gleiche auch für die Kantine.

Perfekt: Salat, Antipasti oder Gemüsesuppe vorweg, dann ein großes Stück Fisch, Fleisch, Geflügel vom Grill, oder Pilze, Käse, Eier, Carpaccio. Dazu eine kleine Beilage: zwei Kartöffelchen, ein Stück Brot, eine Handvoll Nudeln. Nachspeise: frisches Obst.

Den Henkelmann dabei

In den 50er Jahren löffelten die Kumpel ihren Erbseneintopf aus dem Deckel des Henkelmanns, denn es gab weder Kantine, Frittenschmiede noch Burger-Drive-in. Drum packte die Hausfrau das Mittagessen für ihren Mann in einen mehrstufigen Behälter aus Blech oder Emaille. Heute löffelt man wieder simple auf der Reise, auf der Parkbank sein mobiles glyx-Menü aus dem Vakuuumisolier-Behälter. Vom Henkelmann gibt's nämlich die 2.0-Version (Bezugstipps siehe Seite 158).

Die mobile Ess-Idee erlebt gerade ihr Comeback: Pasta, Suppen, Eintöpfe oder Salate finden Platz im Bauch des Isolierbehälters, in den beiden kleineren Kammern kommen Dressing und eine Nachspeise unter. Er hängt am Tragegurt – und hat ein Besteck dabei. Gehört in jede business bag! Die Vorteile:

❖ Man weiß, was drin ist. Keine Dickmacher, keine Chemie – und nur das, was schmeckt.

❖ Schenkt Mittagszeit: kein Warten in der Kantinenschlange oder am Restauranttisch, kein Anstehen an der Imbissbude.

❖ Man kann essen, wo man möchte: am Schreibtisch, im Park, im Auto, im Zug ...

❖ Macht im Job flexibler: Die Chefin will was, er hält das Essen weiterhin warm. Sollte aber nicht dauernd passieren!

Selbst is(s)t der Henkelmann!

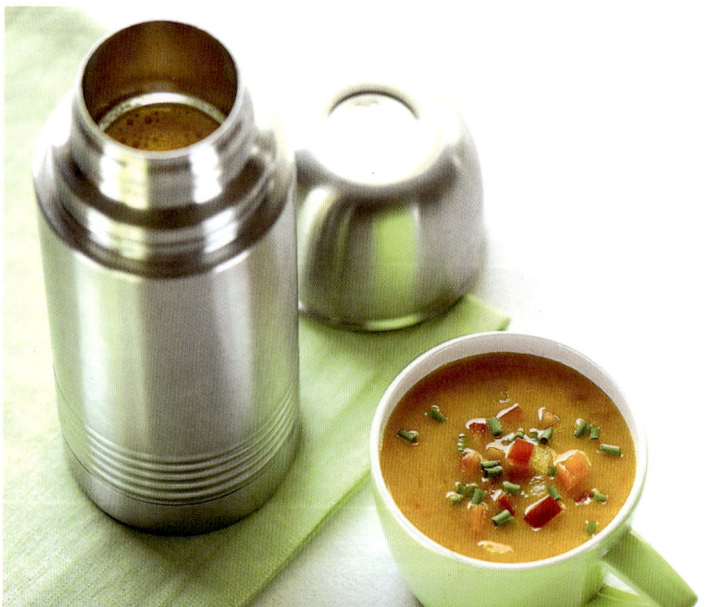

❖ Fördert die Körperwahrnehmung: Man isst nicht nach Kantinenzeit, sondern nach Hunger.

❖ Familientauglich. Morgens bekommt jeder seinen Henkelmann befüllt.

❖ Schont den Geldbeutel. 9,90 Euro für eine Erbsensuppe im Bordrestaurant? Nun nicht mehr.

Abend(kein)brot

Das kennen Sie sicherlich. Sie fragen eine Freundin: »Möchtest du mitessen?«, und sie sagt: »Oh danke, aber ich darf nicht, ich mache gerade Dinner-Cancelling.« Schon haben Sie ein armes, an einem Wasserglas nuckelndes Würstchen am Tisch sitzen – wenn es sich überhaupt aus dem Haus wagt. Dinner Cancelling heißt: Fastenphase zwischen Nachmittag und Morgen. In dieser Zeit arbeiten das Wachstumshormon STH und das »Taktgeberhormon« Melatonin an unserer schlanken Linie und an unserer Regeneration. Die beiden Hormone arbeiten nur, wenn kein Insulin sie ausbremst. Das Wachstumshormon baut Fett ab und Muskeln auf, das Melatonin lässt uns gut schlafen und schützt die Körperzelle vor dem Einfluss oxidativer Kräfte. Dinner Cancelling macht also schlanker und jünger. Auf sehr, sehr ungemütliche Art und Weise.

Also ich sitze abends nicht gerne vor einem leeren Teller, auch wenn's wirkt.

Besser: abends No Carb

Das müssen Sie einfach mal ausprobieren: Essen Sie abends nur Eiweiß plus Vitalstoffe. Einen All-you-can-eat-Putensalat. Oder: Forelle auf dem Gemüsebett. Oder Salat mit Ei. Asiengemüse-Garnelen-Wok ... In unserem simple-glyx-Baukasten finden Sie lauter No-Carb-Rezepte, so gekennzeichnet: So haben Sie mit einem kleinen Trick eine 16 Stunden lang andauernde insulinfreie Fastenphase. Sie fallen nachts in ein Insulintief und die Schlankhormone können ihre Arbeit verrichten. Das sollten Sie aber nicht häufiger als dreimal die Woche tun, weil sich der Körper sonst dran gewöhnt, sodass der Effekt abnimmt. Ideal ist es, wenn Sie das mit dem Frühstück abwechseln. Ab Seite 130 finden Sie auch No-Carb-Frühstücke.

Sie können aber auch ein kleines Stückchen Beilage dazu genießen. Freilich dürfen Sie ruhig auch mal den Pasta-Schlamperjoker zücken (siehe Seite 11). Eine große Portion Dinkel- oder Hartweizennudeln schlägt nicht an, wenn Sie diese nicht mit tierischem Fett kombinieren. Also: Statt mit Sahne mit Olivenöl zubereiten.

Wenn Sie überhaupt gern immer mal ein wenig über die Stränge schlagen, dann dürfen Sie das in Ihrem zukünftigen Leben getrost mit der nächsten Mahlzeit ausgleichen. Die ist dann halt einfach mal eiweißreich und No Carb.

NO CARB

Schlank nebenbei
Restaurant-Dinner

Finger weg von Paniertem und Frittiertem und der Kombi »Viel tierisches Fett plus Kohlenhydrate« wie beim Braten mit Knödel, der Kartoffelquiche mit Speck und Käse! Wählen Sie simple glyx, egal ob beim Asiaten, beim Griechen oder beim Mexikaner:

❖ **gegrillter Fisch mit Gemüse**

❖ **Salat mit Filetstreifen oder Schafkäse**

❖ **Antipasti mit Gemüse/Fisch/Fleisch**

❖ **Thai-Curry ohne den Reis**

❖ **Pasta mit Gemüse oder magerem, gedämpftem oder gegrilltem Fisch**

❖ **Und als Dessert? Obstsalat, Fruchtsorbet oder ein Espresso mit einem Löffelchen Zucker stillen den Süßhunger.**

❖ **Welche Beilage, wie viel? Eine Liste können Sie sich umsonst herunterladen: www.simple-glyx.de.**

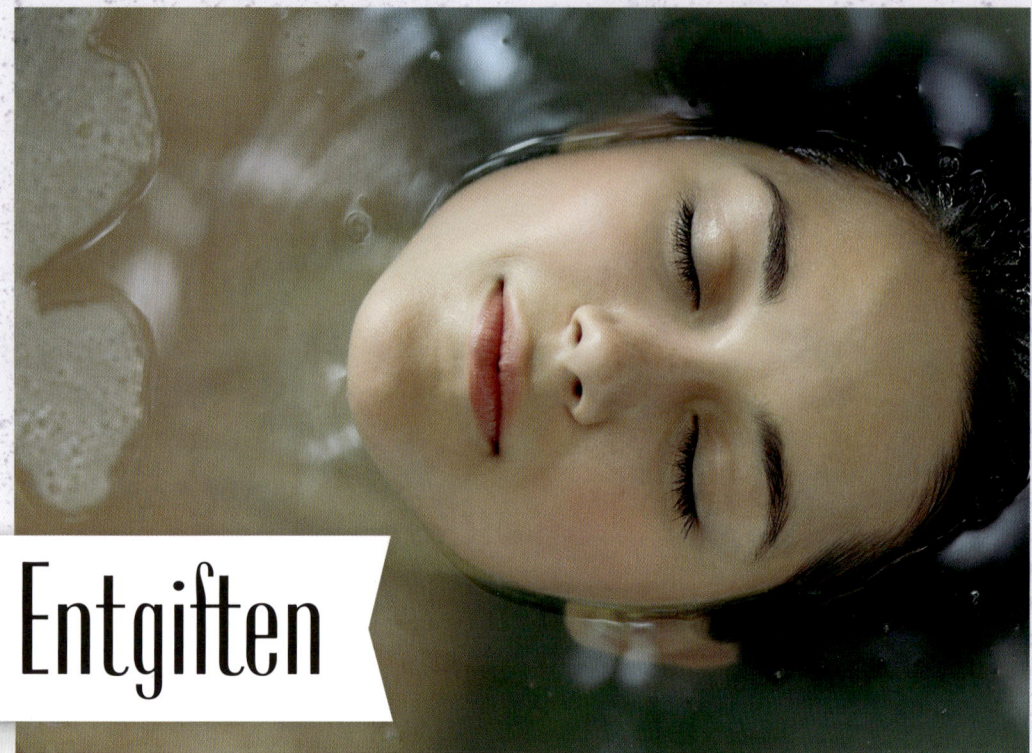

Entgiften

Ohne Entgiften ist Abnehmen nicht möglich. Sie brauchen sieben Helfer – und pflastern auch gleich noch Löcher im Darm.

Kürzlich saß ich mit meinem Schwager fröhlich bei mir zu Hause beim Frühstücken. Er ist Endokrinologe, das heißt, er weiß (fast) alles über Hormone. Oben brummt Besuch aus Mallorca. Laut. »Was macht die denn?« Ich: »Sie detoxt. Hat ein Buch auf dem Bauch und brummt die Lunge leer. Entsäuert.« Und schon züngelt die Diskussion. Er: »Körper sauer … da glaubst du doch nicht im Ernst dran!« Ich hab ihm dann einfach zwei Seiten aus meinem Körper-Wissen-Buch hingelegt, über Säure-Basen-Haushalt, Stoffwechselschlacken, Heißhunger, Plateau … und bin Kaffee kochen gegangen. Ohne Zucker. Zucker nimmt nämlich auch der Herr Doktor Schwager nicht. Er würde nur niemals sagen, dass Zucker den Körper sauer macht.

Sagen Sie zu Ihrem Arzt niemals, dass Sie entsäuern oder entgiften wollen. Er kommt Ihnen nur mit wunderbar funktionierenden Körperpuffern und der Nichtexistenz von Schlacken. Sie werden ihn niemals überzeugen! Außer er ist Naturheilarzt. Die denken ein bisschen anders und glauben auch ein bisschen mehr, zum Beispiel an den inneren Doktor.

Sieben Detox-Helfer

Wer nicht entgiftet, kann nicht abnehmen. Das ist ein biochemisches Gesetz. Fettlösliche Gifte wie Insektizide, Pflanzenschutzmittel, Dioxin, Schwermetalle reichern sich nämlich im Fettgewebe an. In den Zellwänden, im Nervensystem, im Gehirn, auf der Hüfte. Landen die im Stoffwechsel, weil sie beim Abbau von Fettgewebe freigesetzt werden, stoppt die überforderte Leber das Abnehmen. Indem sie uns träge macht. Darum gehört Detox zum simple glyxen. Das weckt. Das macht fröhlich. Jung. Das macht eine wunderschöne Haut. Das macht gesund. Und schlank.

1 **Grüner Smoothie – grüne Medizin:** Ein Gemüsekorb zum Trinken, je kräftiger die Farbe, desto mehr Vitalstoffe. Der Mixer schließt die Pflanzenzellen auf, sodass wir voll in den Genuss der grünen Detox-Medizin kommen. Das Chlorophyll von Salatblättern, Gurke, Rauke, Selleriegrün, Lauch, Kresse, Kräutern ... ist ein Super-Antioxidans und entschärft Schwermetalle. Sekundäre Pflanzenstoffe schützen vor Krebs, verlangsamen die Zellalterung, bringen die Darmbesiedlung auf Vordermann. Das leckere Grün liefert jede Menge Bitterstoffe und all die Mineralien und Pflanzenstoffe, die den Körper schön basisch machen.

2 **Basenvollbad – magisches Ritual:** Ich liebe es, weil es entspannt, weil es streichelt, weil es samtweiche Haut schenkt – und natürlich auch entgiftet. Die müde und krank machenden Säuren aus Körper, Muskeln und Gewebe begeben sich Richtung Badewasser, solange das basisch ist. Nennt man Konzentrationsausgleich oder osmotisches Prinzip. Ein pH-Wert von über 8 entzieht auch Pilzen die Grundlage, die mögen es zwischen 3,5 und 5,5. Sie dürfen also ruhig 2- bis 3-mal die Woche in der Badewanne abtauchen, denn solch ein Basenvollbad entfettet die Haut nicht. Im Gegenteil, es regt die Selbstfettung der Haut an, auch die Durchblutung und hilft gegen Cellulite und Hautunreinheiten, unterstützt die Wundheilung. Basische Badezusätze bekommen Sie im Reformhaus oder übers Internet.

3 **Bitter macht die Leber froh:** Bitterstoffe aus Gemüse, Kräutern und Tees gehören zur Detox-Grundausstattung. Weil sie exzellente Appetitzügler sind, den Säure-Basen-Haushalt des Körpers harmonisieren, Stoffwechsel und Verdauung anregen, entwässern, die Ausscheidung von Giftstoffen fördern – und eine so gut wie neue Leber schenken. Eine Drei-Wochen-Bitterstoffkur regeneriert alle Verdauungsorgane. Natürlich bitter: Artischocke, Kohlrabi, Endivien, Brokkoli, Rosenkohl, Radicchio und Chicorée enthalten noch viel von den Bitterstoffen namens Glucosinolate. Wildpflanzen: Bärlauch, Brunnenkresse, Brennnessel, Löwenzahn, Rucola, Wasserlinsen, Sauerampfer, Kerbel, Kapern schmecken super in Suppe und Salat. Eine halbe Grapefruit vor der Hauptmahlzeit essen oder grünen Tee trinken. Als Dessert: ein Stück Bitterschokolade. Und würzen mit Beifuß, Bockshornklee, Eberraute, Estragon, Koriandergrün, Kurkuma, Majoran, Oregano, Salbei.

4 **Wechselatmung:** Diese Atemübung morgens schon mal üben für stressige Momente. Links einatmen, während der rechte Daumen das rechte Nasenloch verschließt. Dann den Atem anhalten und beide Nasenlöcher verschließen. Rechts ausatmen und mit dem rechten Ringfinger linkes Nasenloch verschließen. Rechts einatmen, anhalten, links ausatmen. Das ist eine Atemrunde. Der Mund bleibt dabei geschlossen. Sie atmen doppelt so lange aus, wie Sie einatmen. 4 Sekunden einatmen. 4 Sekunden anhalten. 8 Sekunden ausatmen. Machen Sie das erst mal fünf Runden hintereinander. Das lange Ausatmen hilft dem Körper, Schlacken loszuwerden. Bewusstes, intensives Atmen hilft beim Entgiften von Körper und Seele. Spüren Sie mal bewusst Ihrem Atem nach, begleiten Sie ihn wachsam durch den Körper. Sie werden merken, dass sich automatisch alles lockert, die Muskeln, das Zwerchfell, Verspannungen. Und jede Zelle jubiliert, weil der Müll, der schon längst überquillt, endlich rausgebracht wird.

Viel Grün macht den Körper schön basisch.

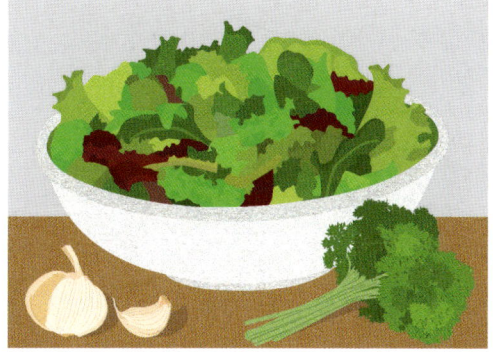

5 Heißes Wasser trinken: Viel trinken schwemmt wasserlösliche Gifte aus dem Körper. 2 bis 3 Liter stilles Wasser, über den Tag verteilt getrunken, unterstützen die Niere, regen Verdauung und Stoffwechsel an. Abgekocht nimmt es Gifte noch leichter auf, schon weil weniger Kalk drin ist. Wer's so richtig profimäßig machen will, der kocht das Wasser zehn Minuten lang, trinkt es aus der Thermoskanne über den Tag verteilt warm. Das lässt sich auch leichter trinken. Man trinkt deshalb automatisch mehr. Funktioniert noch besser, wenn man ein paar Ingwerscheiben mitkocht.

6 Ölziehen: Eine einfache und wirkungsvolle Art, schon morgens die fettlöslichen Gifte dem Waschbecken zu überlassen, ist das Zungenschaben – und anschließende Ölziehen. Denn Zunge und Mundschleimhaut sind Ausleitungsorte für Gifte, und die kriegt man mit Fett weg. Morgens 1 EL Bio-Öl (Olive, Sonnenblume, Sesam) fünf Minuten lang durch die Zähne hin und her ziehen, kauen, so lange bis es weißlich wird, dann ausspucken. Danach den Mund gut ausspülen und gründlich Zähne putzen. Toller Nebeneffekt: Macht weiße Zähne und heilt die Mundflora.

7 Yogix + Trampolin: Bewegung regt den Stoffwechsel an, baut Fett ab. Im Fettgewebe lagern sich Giftstoffe besonders an. Schon 10 Minuten auf dem Mini-Trampolin entgiften nachweislich. Das Auf und Ab, die Gravitationskräfte regen den Lymphfluss an. Im Yogix (siehe Seite 114) sind Übungen integriert, die seit Jahrtausenden die Entgiftung ankurbeln, wie der Drehsitz.

Was Wissen schafft
Keine Entzündungen!

Entzündungen machen dick. Glyxen heißt antiinflammatorisch, also antientzündlich essen, und das heißt ...

❖ Modernen Weichweizen weglassen sowie andere Lebensmittel, die man nicht verträgt (siehe Seite 81).

❖ Morgens mit einem Smoothie den ganzen Körper mit Antioxidanzien auffüllen.

❖ Omega-3-Fettsäuren: 2 Portionen Seefisch pro Woche, Bio-Fleisch, Bio-Käse, täglich 1 Löffel Leinöl oder Chia-Samen

❖ Täglich 1 Becher Naturjoghurt für den Darm. Gute Alternativen: Sauerkraut, Brottrunk, Milchsäurebakterien aus der Apotheke

❖ 600 bis 800 g buntes Gemüse pro Tag (frisch oder tiefgekühlt)

❖ 4 Esslöffel gute pflanzliche Öle pro Tag: Olivenöl, Hanföl, Arganöl, Leinöl und Nussöle

❖ »Nur« 2 Portionen Obst am Tag, GLYX-niedrig

❖ 30 g Nüsse & Samen

❖ Wenig rotes Fleisch, keine Innereien, möglichst keine Wurst

❖ Mehr weißes Fleisch, Geflügel, Fisch, Kalb; auch gut: Wild

❖ Kaum Fertigprodukte, keine Chemie-Zusätze

❖ Hauptsächlich Lebensmittel mit niedrigem GLYX wählen

❖ Viele frische Kräuter und Gewürze

❖ Nicht ständig essen. Auf jede Mahlzeit reagiert der Körper mit Entzündung

❖ 1-2-3-Formel: Wenig Kohlenhydrate, wenig tierisches Fett, viel Gemüse vor allem in Kombi mit viel Eiweiß sorgt für ein entzündungsarmes Mahl

❖ Viel trinken: Wasser, Tees

❖ Softdrinks meiden, Säfte als Schorle im Verhältnis 1:5 (oder 1:10) gemischt

❖ Kaum Alkohol, ein Gläschen Wein erlaubt

Wenn Lebensmittel zum Gift werden

Interessieren Sie sich für Ihre Darmbakterien? Das sollten Sie künftig tun. Denn die sind es, die gesund und schlank halten, uns vor Lebensmittelunverträglichkeiten feien.

Neulich traf ich meinen Studienfreund Peter auf einer Party. Der sah unglaublich gut aus. »Du bist ja so drahtig schlank, und gar nicht mehr so aufgedunsen«, rutschte mir raus. »Ja«, sagte er, »und nicht mehr ständig müde – seit ich weiß, dass ich ne Typ-3-Allergie habe, sprich Gluten nicht vertrage.« Unglaublich, wie viele Menschen unter Lebensmittelunverträglichkeiten leiden – und es lange nicht wissen. Weil die Symptome sich nicht immer sofort nach dem Essen zeigen und nicht nur im Bauch. Genauso unglaublich, was mit einem passiert, wenn man das, was man nicht verträgt, weglässt. Man wird schlank. Wach. Fit. Glücklich. Schmerzfrei.

Jeder Dritte verträgt ein Lebensmittel nicht. Für den einen ist Getreide das Gift, für den anderen Apfel oder Ei. Diese Lebensmittelunverträglichkeiten nehmen zu. Sie sind häufig die Ursache für Probleme mit dem Gewicht und ihr Ursprung ist der Darm. Nur wenige unter uns haben nicht schon ein kleines, wenn nicht großes, Leaky-gut-Syndrom, sprich: Löcher im Darm – und daraus resultierende Unverträglichkeiten, Störungen unseres Wohlbefindens und schließlich chronische Krankheiten.

Das Leaky-gut-Syndrom

»Leaky gut« wird hierzulande selten untersucht. Selten erkannt. Anders in den USA. Ein Top-Thema. Denn mit den Löchern im Darm hat man auf einmal die gemeinsame Ursache für so viele oft unerklärliche Zipperleins, wie Allergien, Reizdarm, chronische Müdigkeit, Muskelschmerzen, Akne, Hautprobleme, Rheuma, Gelenkentzündungen – und Übergewicht.

Therapiert man die durchlässig gewordene Darmschleimhaut, verschwindet die Müdigkeit, die Konzentrationsschwäche, die Trägheit, der Blähbauch, das Asthma, das Hautekzem, das Rheuma – und gleich noch die Schmerzen in der Schulter. Ach ja: und die Kilos auch.

Artgerecht bewohnt?

Schuld an allem hat eine nicht artgerechte Population tief in den verborgenen Kanälen unserer Existenz. Ein unharmonisch agierendes Mikrobiom (siehe Seite 82). Beispielsweise eine Überpopulation mit Fäulniserreger- oder Moppel-Bakterien oder Entzündungsverursachern. Wenn Sie viel Junkfood essen, häufiger Antibiotika genommen haben (die leider auch den guten Bakterien im Darm schaden) oder durch einen Kaiserschnitt das Licht der Welt erblickt haben (also ohne Mamas natürliche Darmimpfung mit Laktobazillen), dann ist die Wahrscheinlichkeit groß, dass es unharmonisch zugeht in Ihrem Darm.

Wie eine Unverträglichkeit entsteht

In unserer Darmschleimhaut werden Nährstoffe zerkleinert und in die Blutbahn aufgenommen. Und von dort werden sie zu den Organen transportiert. Sie fungiert als Maschendrahtzaun: Lässt nix durch, was zu groß für unseren Stoffwechsel ist oder was zu fremd ist. Ungewolltes verschwindet schlicht und einfach in Richtung Kanalisation. Finden im dunklen Gewölbe unseres Seins Dinge statt, die uns nicht guttun, wie das Ausrotten der guten Darmbakterien durch Antibiotika, Chemotherapie, Pilze .... und das Schüren von Entzündungen durch Toxine, durch Zucker, Stress, Cortison, Antibiotika, Alkohol, dann entstehen da kleine Löcher in der Schleimhaut, und die wachsen. Plötzlich ist der Darm durchlässig für Dinge, die nicht in den Blutkreislauf gehören: Gifte oder zu große Eiweißmoleküle, und diese lösen Typ-3-Allergien aus. Eine gesunde Darmschleimhaut eliminiert Allergene, eine löchrige lässt sie rein. Und plötzlich vertragen wir kein Ei mehr, keine Himbeere, kein Brot, oder der Apfel macht Bauchweh. Essen wir das weiter, weil wir ja im Regelfall nicht davon ausgehen, dass ein Apfel, ein Ei, ein Pfirsich uns was böses will, wachsen die Löcher. Denn dann lösen diese Lebensmittel chronische Entzündungen im Darm aus und im ganzen Körper. Wir merken das daran, dass wir zunehmen. Und an dem ein oder anderen Zipperlein. Die einzig wirklich gute Nachricht daran ist, dass man so eine Unverträglichkeit im Gegensatz zu einer Allergie auch wieder los werden kann: Durch Meiden des Lebensmittels und Aufforsten des Darms. Manchmal verschwindet die Typ-3-Allergie nach drei Monaten, manchmal dauert das aber auch ein oder gar zwei Jahre.

Mikrobiom unter der Forscherlupe

Gestern erst hat mich eine Klientin gefragt, ob die Darmflora (heute Mikrobiom genannt) wirklich eine Rolle spiele beim Abnehmen oder Zunehmen, beim Krank- oder Gesundsein. Ja, tut sie. Das lebende Mikrobiom besteht aus Trillionen von Bakterien. Und die steuern unseren Energiestoffwechsel. In der Fachzeitschrift »Nature« wurde bereits vor ein paar Jahren publiziert: Übergewichtige haben eine verringerte Artenvielfalt im Darm. Übergewichtige Kinder haben vermehrt Firmicutes-Bakterien im Vergleich zu Bakteroidetes-Bakterien als schlanke Kinder und das beeinflusst die Verdauung von Fett und Stärke. Macht zum besseren Futterverwerter.

Gerade hat man außerdem festgestellt, dass die Bakterien im Männerdarm deutlich anders auf eine Ernährungsumstellung reagieren als die im Darm einer Frau. Leider weiß noch keiner wie genau.

Unser Darm ist Sitz von zwei Dritteln unseres Immunsystems. Er ist die größte Hormonfabrik im Körper. Und er stellt die gleichen Nervenbotenstoffe her wie unser Gehirn. Adipositas, Diabetes, Depressionen, Demenz, Krebserkrankungen, Entzündungen des Darms, Verhaltensstörungen und Allergien – die

Was Wissen schafft
Die Typ-3-Allergie

Schwieriger als bei der Typ-1-Allergie vom Soforttyp sowie der unangenehmen, aber harmlosen Laktose- oder Fruktoseintoleranz ist das mit den immer häufiger werdenden Unverträglichkeiten: gegen Tomaten oder Paranüsse oder Zitrusfrüchte, Milch, Ei – und vor allem gegen Getreide, gegen das Klebereiweiß Gluten. Wir reagieren etwas später darauf, bis zu drei Tage danach – und nicht so spezifisch. Der eine mit Schlafstörungen, der andere mit Gelenkschmerzen, der Dritte mit Reizdarm. Der Vierte mit Konzentrationsschwäche. Der Fünfte mit allem. Binnen zwei Wochen wird alles wieder gut, sobald wir das Unverträgliche weglassen. Nur, das muss man erst mal finden. Im Darm gucken, im Blut messen; vom Teller wegnehmen und gucken, wie man sich fühlt. Diese Typ-3-Allergie bringt uns um. Nur eben langsam. Über chronische Entzündungen. Davor schützt uns ein intakter Darm. Was tun? Diese Lebensmittel meiden, je nach Ausprägung der Allergie drei bis zwölf Monate, manchmal auch zwei Jahre. Den Darm pflastern und aufforsten. Wie das geht, lesen Sie ab Seite 83.

Liste der Krankheiten, die durch Darmbakterien beeinflusst werden können, ist lang.

Also lieber für gute Bakterien sorgen

Unser Essen bestimmt die Zusammensetzung des Mikrobioms, der Bakteriengemeinschaft im Darm. Heute wissen die Forscher: Nicht nur eine zu geringe Zufuhr von Ballaststoffen (aus Gemüse, aus Vollkorn), sondern auch eine zu geringe Eiweißzufuhr spielen eine Rolle. Das Mikrobiom wirkt nicht nur auf das Körpergewicht, sondern auch auf das Verhalten, die Stimmung, die geistige Leistung. Denn der Darm kommuniziert mit unserem Hirn. Unser Mikrobiom stellt tausende biologisch aktiver Substanzen her, wie die Nervenbotenstoffe GABA, Dopamin, Serotonin, Noradrenalin und Acetylcholin. Genau das, was uns belohnt, zufrieden stimmt, klar denken lässt … Heute ahnen wir, wie stark unser Mikrobiom mit der mentalen Gesundheit zusammenhängt. Auch darum macht simple glyxen glücklich. Die Botenstoffe und die Darmbakterienbesiedlung kann man übrigens messen! Dazu später.

Häufig ist es das Lieblingsessen

Während unser Körper eine Typ-1-Nussallergie mit einem eindeutigen Nichtmögen von Nüssen begleitet, lässt er uns über Typ-3-Lebensmittel regelrecht herfallen. Unter den Typ-3-Allergien gibt es häufig Unverträglichkeiten gegen genau das, was man so richtig gerne isst. Wovon man viel isst. Am häufigsten sind das: Brot (Weizen), Käse, Ei, Milchprodukte, Hefe und Schokolade.

Die Typ-3-Allergie lässt uns regelrecht süchtig werden nach dem unverträglichen Lebensmittel. Isst man es nicht, hat man tatsächlich Entzugserscheinungen. Erst wenn man dieses Lebensmittel vier Tage lang weglässt, geht es einem besser. Wenn man es dann wieder isst, kann der Körper heftig reagieren. Darum sollten Sie Ihr Lieblingsessen erst einmal komplett weglassen. Auch wenn es Ihnen in den vier folgenden Tagen nicht so gut geht.

Machen Sie sich einmal eine Liste von den Dingen, die Sie am liebsten essen. Was essen Sie sehr häufig – vielleicht ohne dass es Ihnen bewusst war – und würden Sie wirklich sehr ungern weglassen? Genau das kommt jetzt erst mal auf Ihre neue Don't-do-Liste.

Bauchweh ist eine häufige Unverträglichkeitsreaktion.

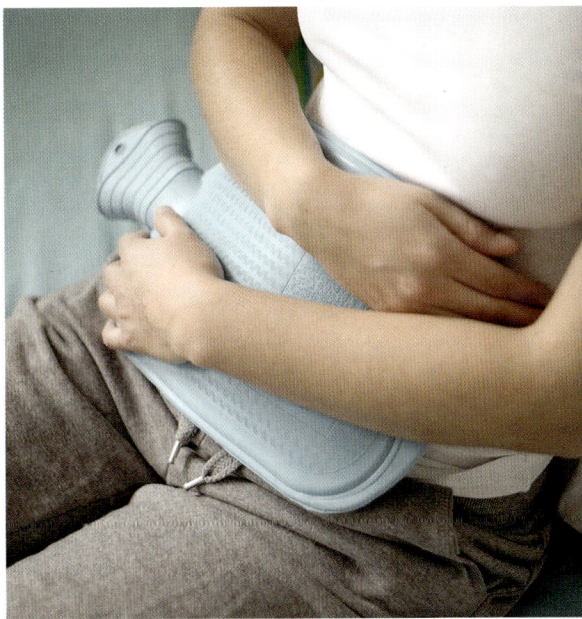

Der Typ-3-Test: über Nacht ein, zwei Kilo weniger

Wer unter Übergewicht leidet, der ist sehr oft auch mit einer Unverträglichkeit bestraft. Besonders dann, wenn man schleichend, aber viel zunimmt, ohne dass sich etwas im Leben geändert hat, also ohne dass man sich zum Beispiel weniger bewegt oder mehr isst. Entzündungen speichern sehr viel Gewebewasser. Es bilden sich typische Pölsterchen am Rücken kurz über dem Hosenbund.

Im Grunde kann jeder leicht herausfinden, ob er unter einer Typ-3-Allergie leidet: Man nimmt spätestens nach zwei Tagen ein bis zwei Kilo schlagartig ab, wenn man das entsprechende Lebensmittel mal weglässt. Und man nimmt dann auch wieder ein bis zwei Kilo zu, wenn man es später erneut auf den Speiseplan setzt.

Wem das Austesten verschiedener Lebensmittel zu aufwendig ist, der lässt über den Arzt einen Ig-G4-Test machen. Mehr dazu siehe ab Seite 86.

Aufspüren, Weglassen, Sanieren

Meidet man das Unverträgliche konsequent (sei es Weizen, Ei, Milch ...), stellt man wieder eine intakte Darmschleimhaut her, verschwindet auch die Unverträglichkeit. In der Regel – je nach Stärke – zwischen drei Monaten und zwei Jahren.

Die häufigste Unverträglichkeit kommt vom Klebereiweiß Gluten im Weichweizen. Bei einer genetischen Glutenunverträglichkeit (Zöliakie) muss man ein Leben lang tunlichst glutenfrei essen. Jeder noch so kleine Krümel schädigt den Darm. Andere Menschen reagieren »nur« glutensensitiv. Das betrifft sehr viele. Nämlich all die, die viel Weizen gegessen haben im Laufe ihres Lebens. Der moderne Weichweizen, der in kurzer Zeit viel Ertrag bringen muss, enthält nämlich viele weizeneigene Amylase-Trypsin-Inhibitoren gegen Fraßfeinde. Pflanzenschutzmittel, ein Biokampfstoff sozusagen. Das bekommt nicht nur dem Grashüpfer nicht, sondern auch uns. Der Kampfstoff zerstört die Schleimhaut, macht den Darm löchrig.

Wer unter Glutenunverträglichkeit leidet, muss Getreide mit Kleber erst mal meiden. Geht ganz einfach im Supermarkt am »Glutenfrei-Regal« (Vorsicht, manche Produkte sind GLYX-hoch, weil sie mit Mais und Reis hergestellt sind), oder natürlich im Reformhaus mit guter Beratung. Macht er das zwei Wochen lang, dann spürt er, wie er plötzlich aufwacht, oder kann endlich wieder schlafen. Das Kopfweh verschwindet, die Schulter schmerzt nicht mehr. Die Depression fällt von einem ab. Die Kilos auch. Für »Weizen« oder »Gluten« müssen andere »Ei« einsetzen oder Milchprodukte ... Das Wichtigste ist: Aufspüren des individuellen Giftes – und weglassen.

Dann sollte man den Darm sanieren mit Aminosäuren wie Glutamin und ihn anschließend mit den richtigen Bakterien aufforsten. Dabei hilft der Naturheilarzt oder Apotheker.

Heile, heile (Darm-)Segen

Sehr oft muss, wer abnehmen will, erst mal den Darm checken. Vor allem, wenn man unter viel Übergewicht leidet – oder unter einem der genannten Leaky-gut-Symptome.

1 Darm checken: Erst mal per Stuhlprobe gucken lassen, was da so los ist (siehe Seite 86). Hat man erhöhte Calprotectin-Werte oder Alpha-1-Antitrypsinwerte, muss man der Darmschleimhaut helfen, abzuheilen und sich zu regenerieren. Im Stuhl steht auch geschrieben, welche der Darmbakterien untervertreten sind und Nachschub in Form einer Kapsel brauchen. Denn die Kapseln liefern unterschiedliche Bakterienstämme.

2 Eiweiß & Vitalstoffe: Ohne Eiweiß geht die Darmfunktion flöten. Wir brauchen L-Glutamin. Das wirkt stark entgiftend, besonders wenn der Körper übersäuert ist. Die Darmwand muss ständig mithilfe von Aminosäuren erneuert werden. L-Glutamin steckt in Erdnüssen, Mandeln, Hartkäse, Fleisch, Fisch, Tofu ... und auch in der Kapsel. 3 Gramm täglich kitten das Leaky-gut-Syndrom. Dazu: Huminsäure (zwei Stunden Abstand zur »Pille«, anderen Hormonen oder Chemotherapeutika). Mit dem Arzt oder Apotheker besprechen! Die Huminsäure kleidet die Schleimhaut schön mit einem neuen Film aus.

3 Präbiotika: Wenn irgendwo im Darm gute Bakterien wohnen, kann man sie ganz einfach vermehren. Mit Präbiotika. Das sind Ballaststoffe wie die aus Gemüse oder Vollkorn. Davon sollten wir täglich 30 g essen. Steckt zum Beispiel in Chicorée, Topinambur, Spargel, Zwiebel, Lauch, Artischocke, Löwenzahn, Schwarzwurzeln und Pastinaken. (Und in einem guten Eiweißpulver.) Langsam die Menge steigern, sonst endet das Festmahl der Darmbakterien in Blähungen. Das Tolle dabei: Präbiotika sind Ballaststoffe, die nur von den guten Bakterien gefressen werden können. So werden die guten Bakterien immer kräftiger und erobern sich den Darm von den schlechten Darmbakterien zurück.

4 pH-Senkungs-Maßnahmen: Hat man viele Fäulniskeime im Stuhl, kann man mit Probiotika (Joghurt, Sauerkraut) oder Präbiotika den pH-Wert im Darm absenken. Das heißt: Es bildet sich endlich wieder eine gesunde Säuerungsflora, welche die Fäulnisbakterien ausbremst. Es fallen weniger von den toxisch wirkenden Stoffwechselprodukten (Ammoniak, Schwefelwasserstoff) an, was die Leber stark entlastet. Eine derart belastete Leber macht uns sehr, sehr müde, schwächt das Immunsystem, und das wirkt sich wiederum negativ aus auf die Darmschleimhaut.

5 Probiotika: Auch mit einem guten Probiotik-Präparat, also lebenden Milchsäurebakterien wie Lactobazillen oder Bifidobakterien, kann man die Zahl der guten Bakterien im Darm pushen. Das alles geht natürlich nicht von heute auf morgen, das kann unter Umständen drei bis sechs Monate dauern. Diese Geduld muss man einfach haben. Es lohnt sich. Der ganze Körper sagt Danke!

Drei Fragen an ...
Unverträglichkeit loswerden?

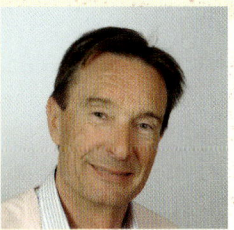

Dr. med. Dieter R. Horn, Facharzt für Allgemeinmedizin, Psychosomatische Medizin und Naturheilverfahren und Umweltmedizin. Er weiß, wie man Nahrungsmittelunverträglichkeiten schneller wieder los wird.

Jeder Dritte leidet mittlerweile unter einer Lebensmittelunverträglichkeit. Woran liegt das?
Vor der Industrialisierung aßen die meisten Menschen monoton und karg. Außer wenn sie Feste feierten. Auf Zeiten der Völlerei folgten immer karge Zeiten. Die alten Medizinsysteme wie die Traditionelle Chinesische Medizin und der Ayurveda wissen: Karge Ernährung schont unser Verdauungssystem, viele unterschiedliche Nahrungsmittel stellen es vor unlösbare Aufgaben – und wie viele Zusatzstoffe stecken heute allein im Brot?

Wie spüren Sie die Übeltäter auf?
Mittels eines Bluttests können wir über 200 Nahrungsmittel auf ihre Allergenität hin testen. Das heißt, wir finden heraus, ob der Organismus auf sie allergisch reagiert.

Sie arbeiten mit der enzympotenzierten Desensibilisierung (EPD), die dabei hilft, diese Unverträglichkeit schnell wieder loszuwerden. Was genau kann man sich darunter vorstellen?
Eine sehr hilfreiche Methode. Man kann alle acht bis zwölf Wochen eine Desensibilisierungsspritze geben. Diese enthält die Nahrungsmittel, auf die man allergisch reagiert, in homöopathisch aufbereiteter Form, kombiniert mit dem Enzym beta-Glucoronidase. Wir programmieren das Immunsystem sozusagen um. Je jünger der Patient und je kürzer die Dauer der Allergie, desto schneller verschwindet diese. Man muss aber mit mindestens vier Injektionen rechnen – und diese kosten 300 bis 400 Euro. Ergänzend zur Desensibilisierung muss eine Symbioselenkung durchgeführt werden, das heißt: Der Patient muss sich eine Woche vor bis eine Woche nach der Behandlung diszipliniert an bestimmte Diätvorschriften halten. Es ist also keine ganz einfache Behandlung. Darum ist die Erfolgsquote von 70 bis 75 Prozent sicherlich als sehr gut zu bewerten.

Das checkt der Doc

Beim Arzt Ihres Vertrauens lassen Sie einen Gesundheits-Check machen – auf Muskeln, Knochen, Blut, Herz, Leber und Nieren. Auf Bluthochdruck, Cholesterin, Zucker, Fett. Das zahlt in regelmäßigen Abständen die Kasse. Sie werden sehen – binnen vier Wochen simple glyxen verbessern sich alle Gesundheitswerte. Das müssen Sie natürlich gar nicht andauernd vom Arzt testen lassen. Sie spüren das – fühlen sich wacher, schaffen mehr, sehen prima aus. Aber so ein kleiner Forschergeist, der gern vergleicht und rechnet, der steckt doch in allen von uns. Und wenn Sie genauer wissen wollen, warum's mit dem Abnehmen nicht funktioniert, dann checken Sie auch Folgendes ab:

Schilddrüsenhormone

Ein Mangel an Energie macht nicht nur müde, sondern lockt auch noch den Heißhunger. Zuständig für unsere Energie sind die Schilddrüsenhormone. Unbedingt alle drei im Blut messen lassen: freies T3, T4 und TSH. Niedrige Schilddrüsenhormonwerte sind gar nicht so selten Ursache für Übergewicht. Der Zündfunke für die Fettverbrennung, das aktive FT3, besteht aus einem Eiweißanteil plus Jod, und es wird aktiviert durch das Spurenelement Selen. Aktives Schilddrüsenhormon haben Übergewichtige in der Regel wenig.

Entzündungen

Kleine Entzündungsherde machen träge, hungrig – und hindern am Abnehmen. Man misst sie über den hs-CRP-Wert im Blut. Er ist kurzfristig erhöht bei einem Infekt – und chronisch erhöht bei schwelenden Entzündungen, zum Beispiel durch Übergewicht, Unverträglichkeiten, Stress. Der Normalwert liegt bei: < 1 mg/l.

Stress

Das Stresshormon Cortisol mobilisiert ständig Zucker, lockt den Heißhunger. Kennen Sie Ihren Morgen-Cortisolspiegel? Normal sind 100 ng/ml – das kann man im Speichel messen. Alles darüber zeigt: Man sollte Sport treiben und eine Entspannungstechnik lernen. Noch genauer ist ein Cortisol-Tagesprofil mit vier Messungen über den Tag verteilt.

Insulinresistenz

Die Zellen hören nicht mehr auf das Blutzuckerhormon Insulin. Das macht Dauerhunger. Spezifische Blutwerte:
Der HbA1c-Wert zeigt den sogenannten Langzeitblutzucker an, quasi die Blutzuckerwerte der letzten vier bis zwölf Wochen. Normalwerte liegen zwischen 4 und 6 Prozent.
Intaktes Proinsulin: Durch die Insulinresistenz kommt der Körper nicht mehr nach, die Insulinvorstufe Proinsulin zu spalten, es sammelt sich an. Als normal gilt ein Wert unter 11 pmol/l.
Glukosetoleranztest: Man trinkt nüchtern eine Zuckerlösung. Der Arzt misst mehrmals den Blutzuckerspiegel. Hat man nach einer Stunde einen Blutzuckerwert von über 200 mg/dl erreicht, und ist der nach zwei Stunden noch über 140 mg/dl, liegt eine Insulinresistenz vor. Liegt der Blutzucker zwei Stunden nach der Zuckermahlzeit noch über 200 mg/dl, leidet man bereits an Typ-2-Diabetes.

Heißhunger

Serotonin im Urin messen lassen. Zu wenig Serotonin macht depressiv und dick. Denn der Nervenbotenstoff der Zufriedenheit signalisiert dem Körper: »Appetit einstellen!« Auch andere Neurotransmitter mischen im Stoffwechsel mit, wie Adrenalin, Noradrenalin, Dopamin, Glutamat und GABA (Gamma-Aminobuttersäure). Sie können im Urin bestimmt werden.

Intoleranzen

Wenn der Apfel oder das Glas Milch Bauchweh macht, trinkt man beim Arzt eine Fruktose- beziehungsweise Laktoselösung. Der Arzt misst danach im Atemgas, ob eine Intoleranz vorliegt. Eine Histaminintoleranz wiederum misst man im Stuhl (über 600 ng Histamin/g) oder lässt im Blut die Aktivität der Histamin abbauenden Diaminoxidase messen. (Viel Histamin steckt zum Beispiel in Geräuchertem, Eingelegtem/Fermentiertem, Fisch und Hülsenfrüchten.)

Typ-3-Unverträglichkeiten

Das Blut wird untersucht auf IgG4-Antikörper gegen verschiedene Allergene wie Haselnuss, Weizen, Ei ... Testen kann man bis zu 300 Lebensmittel. Wenn im Allergietest die glutenhaltigen Getreide auffallen oder man von vornherein den Verdacht hegt, dass Gluten der Übeltäter ist, dann ist ein Stuhltest auf Gliadin- und Transglutaminase-Antikörper sinnvoll. Verträgt man kein Gluten, bildet das Immunsystem Antikörper dagegen, die man im Stuhl nachweisen kann.

Darm-Check

Stress, Antibiotika, Zucker, Weizen und unentdeckte Nahrungsmittelunverträglichkeiten machen den Darm kaputt. Man fühlt sich energielos, dauermüde, hat Verdauungsprobleme und nimmt nicht ab. In einer Stuhlprobe wird gemessen, welche guten und schlechten Bakterien und Pilze (zum Beispiel Candida) im Darm wohnen, wie gut die Schleimhaut funktioniert (sekretorisches IgA, Alpha-1-Antitrypsin), ob Entzündungen im Darm schwelen (Calprotectin) und ob die Verdauung richtig läuft (Verdauungsrückstände, Pankreaselastase, Gallensäuren).

Leaky-gut-Syndrom

Wer nur auf Leaky gut prüfen will, trinkt beim Arzt eine Laktulose-Mannitol-Lösung. Das sind wasserlösliche Zuckermoleküle, die nicht verdaut werden. Man sammelt den Urin über mehrere Stunden. Ist der Darm löchrig, dann kommt die Laktulose gut zwischen den Darmzellen durch, aber Mannitol kann nicht mehr gut aufgenommen werden, da die Darmzellen ja kaputt sind. Gemessen wird die im Urin ausgeschiedene Menge an Laktulose und Mannitol. Bei gesunden Menschen ist im Urin viel Mannitol und wenig Laktulose. Je löchriger die Darmschleimhaut ist, desto höher steigt die Laktulose-Konzentration und die von Mannitol sinkt.

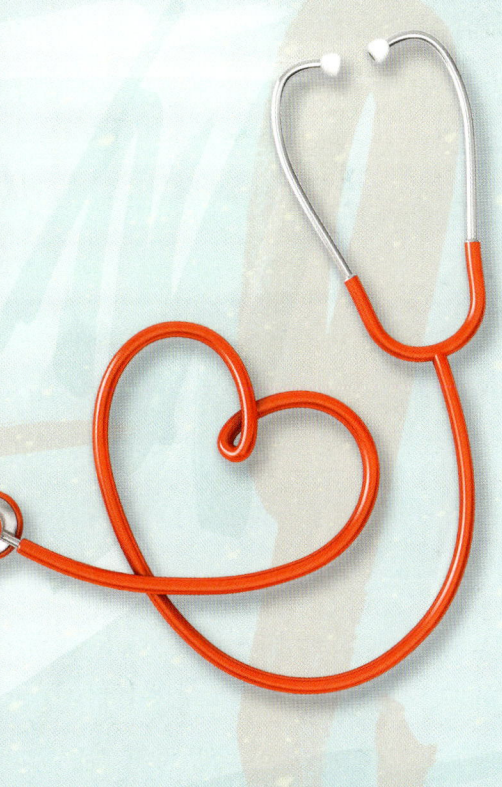

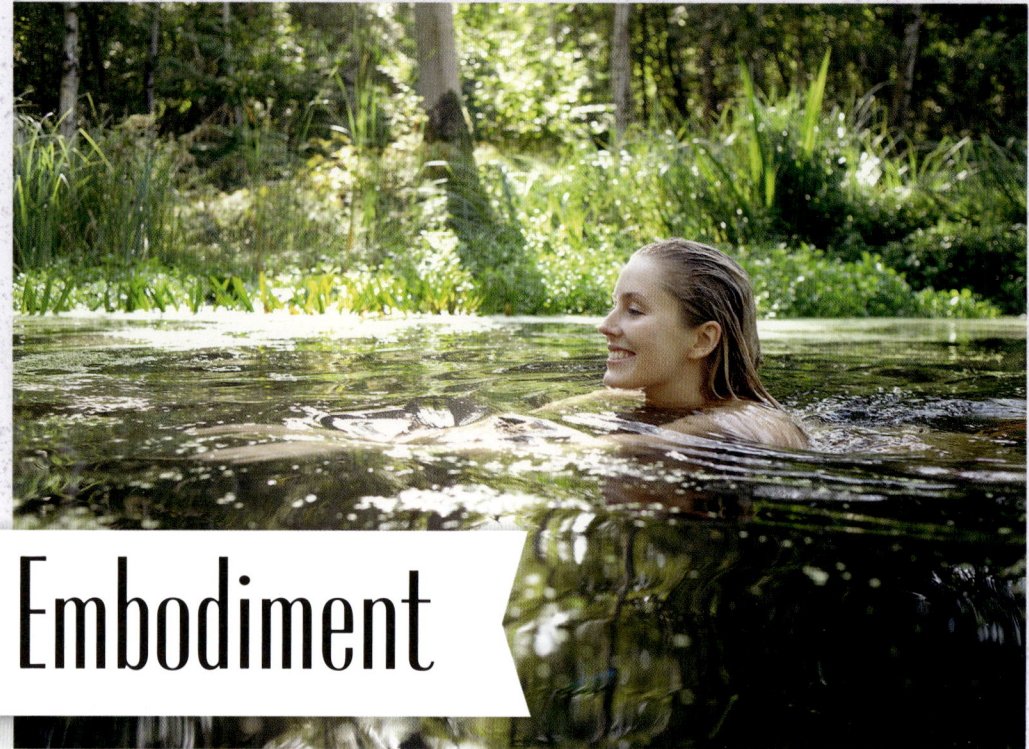

Embodiment

Der Körper ist das einzige Mittel, über das Sie etwas verändern können. Sie müssen spüren, dann TUN Sie auch.

Nun ist es an der Zeit, dass Sie mal nicht so viel denken, sondern spüren. Wissen allein verändert selten etwas. Veränderung braucht Spüren. Wenn ich spüre, dass mir der Smoothie besser tut als das Marmeladenbrötchen, dann macht mir das nichts aus, es nur noch sonntags zu genießen. Wenn ich spüre, dass das Trampolin mir nicht nur guttut, sondern auch in meinen Zeitplan passt, denke ich nicht mehr »Sport ist Mord«. Wenn ich merke, dass mir eine Mini-Medi den Espresso ersetzt und meinen Kopf viel klarer macht, dann gebe ich dem Körper künftig das, was er will: Entspannung statt Droge. Spüren heißt: den Körper wahrnehmen. Unsere Gefühle, unsere Emotionen, unsere Energie zeigen sich im Ausdruck unseres Körpers. Dieses Phänomen nennt die Psychologie Embodiment (Verkörperung). Und so, wie unsere Gefühle unseren Körper beeinflussen, können wir mit unserem Körper auch unsere Gefühle verändern.

Der Körper und das Unglück

Machen Sie sich gleich mal richtig krumm. Schultern vor. Brustkorb einklemmen. Rücken runden. Arme schlaff hängen lassen. Mundwinkel nach unten ziehen. Kopf senken. Und? Wie fühlen Sie sich? Ich weiß, das ist schon so etwas wie Körperverletzung … Sorry! Aber ich möchte, dass Sie merken, welche Basis für mehr Energie, für gute Laune Sie andererseits allein mit Ihrem Körper legen können. Und wenn Sie dann noch den richtigen Treibstoff aufnehmen, wachsen Ihnen Flügel.

Also: Wenn Sie die Stirn runzeln, bereiten Sie den Nährboden für negative Gedanken. Wenn Sie die Schultern hängen lassen, lastet der Alltag viel schwerer auf eben diesen, als wenn Sie sie zurücknehmen. Wenn Sie den Kopf hängen lassen, lassen Sie die Traurigkeit einziehen. Und nun richten Sie sich auf und laden das Glück ein.

Dem Glück entgegenstrecken

Mit dem Körper können wir uns all das selbst machen, was die Apotheke teuer verkauft: Energiebooster, Antidepressiva, Schlafmittel, Appetitzügler, Knochenstärker, Herzschutzmittel, Fettverbrenner ... Stellen Sie sich mal breitbeinig hin, gehen Sie auf die Zehenspitzen. Nehmen Sie Ihre Arme ausgestreckt seitwärts hoch, ein Stück über Schulterhöhe. Strecken Sie sich aus der Wirbelsäule heraus – so als würde Ihr Hinterkopf sanft von einem imaginären Goldfädchen in Richtung Himmel gezogen. Nun heben Sie das Kinn leicht an, strecken die Brust raus. Zehn Sekunden strecken. Dabei tief und regelmäßig atmen. Und alles locker lassen. Wie fühlen Sie sich? Frisch? Frei? Selbstbewusster? Jede Ihrer Körperzellen hat mit dieser kleinen Übung Drogen in Form von Neuropeptiden und Hormonen freigesetzt, die das gute Gefühl herbeizaubern.

Ihr Körper ist ein sagenhaftes Geschenk. Er verkörpert Ihr Ich. Ihre Gefühle. Ihr Selbstbewusstsein. Das alles können Sie fühlen, wenn Sie eins mit ihm sind. Mehr in ihm sehen als den Träger des Kopfes.

Kleine Wahrnehmungsschule

Nur wer seinen Körper wahrnimmt, kann ihn wertschätzen. Dann funktioniert auch das Abnehmen, ganz nebenbei. Heute las ich in der Süddeutschen Zeitung: »Um etwas wahrzunehmen, muss man bei Sinnen sein.« Bei Sinnen sind wir selten. Wir grübeln. Über den Ärger mit dem Nachbarn gestern, über den Termin mit dem Kaminkehrer morgen. Bei Sinnen sein, das heißt: Schmecken. Hören. Riechen. Sehen. Fühlen. Im Moment sein. Mit unserem Körper. Unser Körper ist 24 Stunden jeden Tag für uns da. Bedient uns rund um die Uhr. Schenkt uns Glück, Genuss, Schlaf, Energie, Fröhlichkeit ... Jede Droge, die wir wollen, können wir mit unserem Körper machen. Wir müssen ihn nur wieder richtig wahrnehmen. Er hat es einfach verdient, auch wenn da Problemzonenpölsterchen sind.

Mein Weg zur Körperwahrnehmung begann erst mit 30. Es fing mit dem Laufen an. Dann hab ich das Trampolin entdeckt. Schließlich habe ich zwei Jahre Feldenkrais gemacht. Und mit diesem auf kleinste Bewegungen geschulten Körper habe ich dann vor drei Jahren mit Yoga begonnen. Und ich weiß jetzt, mit wem ich da jeden Abend unter die Decke schlüpfe. Ich habe ein gutes Körperbewusstsein entwickelt. Und dafür brauchen Sie jetzt keine 25 Jahre, denn davon kriegen Sie jetzt das Extrakt. Das Wesentliche. Mehr brauchen Sie nicht. Denn, Sie müssen Ihr Körperbewusstsein nur wieder entdecken. Das hatten Sie schon mal. Als Kind, da hat man sich sogar über den großen Zeh gefreut. So sehr, dass man ihn gleich mal in den Mund gesteckt hat ...

Schlank nebenbei
Dynamik machen

Wir richten uns auf, nehmen die Schultern zurück, weiten die Brust, wachsen ... Da tut sich was, biochemisch. Das kann man messen. Sozialpsychologin Dana Carney von der Columbia University in New York hat beispielsweise gemessen, dass eine aufrechte Haltung den Testosteronspiegel ansteigen lässt – unser Hormon der Dynamik und des Antriebes. Jedes fröhliche Aufrichten drosselt zudem das Stresshormon Cortisol. Beides fördert Mut, Willenskraft und Beharrlichkeit – und stärkt das Immunsystem. Wer hingegen mit hängenden Schultern und hängendem Kopf durchs Leben geht, der verliert immer mehr an Energie, was uns zunehmen lässt – und auch das Immunsystem hat keine Power, was einen sehr leicht kränkeln lässt. Öffnen Sie lieber die guten Fächer in Ihrem Drogenköfferchen Körper.

Einfach mal hineinspüren

Körperwahrnehmung heißt auch: mal tun, was er von uns will. Wenn er sagt »müde«, eine 5-Minuten-Medi machen, statt Kaffee zu trinken. Entdecken, wann er »Hunger« sagt, wann er »satt« sagt. Spüren, wenn er nach ein paar Testtagen »Smoothie« sagt, der Körper sagt nämlich nicht Nutellasemmel. Das sagt nur der Kopf. Dieses kluge Wissen unseres Körpers muss man oft ausgraben, so verschüttet ist es. Da braucht man in der Regel keinen Riesenspaten, sondern ein Schäufelchen. Und mit dem legt man dann die Basis für den schlanken Körper frei. Übrigens braucht man dafür auch kein Self-Tracking (Selbstvermessung): Armbänder, die Schritte und Kalorien zählen, waren nur der Anfang. Ein spezieller Gürtel misst unsere Körperhaltung und hilft den Rücken schonen. Eine Techno-Gabel vibriert, wenn wir zu schnell essen. Ein Knopf im Ohr registriert sportliche Tätigkeiten, misst Puls und Sauerstoffsättigung. Das Handy wird zur Auswertungszentrale … Apps und Wearables spornen an, schneller, besser, gesünder, effektiver zu sein. Ich möchte das niemandem ausreden. Ich aber hör lieber auf meinen Körper. Der sagt mir, ob ich zu viel vom Falschen gegessen habe und schlecht geschlafen habe – und wenn ich genau hinhöre, sagt er mir auch, warum.

Zeit und Sinnlichkeit

Man muss dem Körper geben, was er braucht, nur dann lässt er das los, was er nicht braucht: Fettpölsterchen. Dazu muss man verstehen, dass er nicht »Hungern« braucht, um abzunehmen. Sondern Vitalstoffe satt. Dass er nicht Frust braucht, wenn der Waagenzeiger stagniert – sondern ein wenig Detox. Und dass er unter Stress nicht Zucker braucht, sondern Entspannung. Eine kleine Atemübung zum Beispiel. Wie kriegt man mehr Verständnis für seinen Körper? Indem man sich kurz Zeit nimmt und immer erst einmal nachfragt: Was spürst du gerade? Nervosität? Hunger? Angst? Langeweile?

Mit dem Körper auch das Essen spüren. Nicht nebenbei, das Essen übernimmt mal für 20 Minuten die Hauptrolle. So viel Zeit sollte man sich nehmen zum Genießen, zum Dankesagen an den Bauern, der das Gemüse gezogen hat, das Schaf, das uns die Milch gibt für den leckeren Halloumi …

Sehen, wie cremig der Milchschaum auf dem Kaffee perlt. Riechen, wie intensiv das Basilikum auf den Tomaten duftet. Auch das macht satt. Und zufrieden.

Der richtige Treibstoff

Körper wahrnehmen heißt: Ihm alle Nährstoffe geben, die er braucht. Ein grüner Smoothie ist eine Mischung aus Unkraut, Blattsalat und Früchten, im Mixer zu einem echt giftig aussehenden Drink verquirlt. Warum nur trinken Menschen das freiwillig? Jeden Tag? Weil sie plötzlich etwas spüren. Mehr Energie haben. Mehr Zufriedenheit. Mehr Freude. Weil Zipperleins verschwinden. Und: Weil sie nicht mehr suchen müssen. Der Körper, die Seele, der Kopf ist satt. Man braucht auf einmal die Kekse nicht mehr, das Teilchen vom Bäcker … Weil der Körper hat, was er braucht. So ändert ein Smoothie morgens das Verhalten für den ganzen Tag.

Herausforderung der Muskulatur

Störungen der Körperwahrnehmung können zu Essstörungen führen. Das innere Bild, das wir von uns selbst haben, entspricht dann nicht dem realen Bild. Man fühlt sich zu dick, obwohl man eher mager ist, oder nimmt Übergewicht nicht wahr. Bei vielen Menschen ist schon die einfachste Wahrnehmung wie »Ich bin satt« gestört. Und da hilft nur eine nachhaltige Veränderung des eigenen Körperschemas im Gehirn. Der schnellste Weg zur achtsamen Körperwahrnehmung ist die Bewegung. Keine Zeit dafür? Der Tag hat 48 halbe Stunden. Sie brauchen nur eine einzige davon, widmen Sie diese vier Wochen lang täglich Ihrem neuen Körpergefühl. So kommen Sie bald dort an, wo Sie immer schon sein sollten: in sich selbst. Entdecken Sie die Freude an Ihrem bewegten Körper. Nur der Kopf hat bislang gesagt: kann ich nicht, will ich nicht, schaff ich nicht. Sie werden sehen: Grenzen verschieben sich. Plötzlich steht man auf den Händen, schafft 30 Minuten Joggen am Stück.

Carpe Diem

Atem und Meditation

Der Atemzug von gestern interessiert uns überhaupt nicht. Der von morgen auch nicht. Aber der jetzt, in diesem Augenblick. … Der hilft dabei, meditativ ruhig zu werden. Ein wunderbares Anti-Stress-Medikament.

Immer wenn Sie erschrecken oder unter Druck geraten, atmen Sie tief ein: ein Reflex. Wenn Sie das Loslassen vergessen, atmen Sie über den ganzen Tag hinweg etwas gepresst. Der pH-Wert im Blut steigt, der Kalziumspiegel sinkt. Kalzium-Mangel macht Kopfweh und greift das Nervenkostüm an. Man wird nervöser, empfindlicher, immer weniger belastbar. Der Körper reagiert mit Schlafstörungen, innerer Unruhe, Migräne, Herzstichen, Magenweh und Muskelverspannung. Der Körper verkrustet – das macht Wahrnehmung unmöglich.

Vier Atemzüge reichen

Atem ist unsere Lebensenergie. Das bewusste und tiefe Atmen über die Nase. Wer lernt, richtig zu atmen, kriegt auch wieder lockere Muskeln, chronische Verspannungen lösen sich. Das legt auch Emotionen frei. Und man ist viel, viel besser drauf. Tief atmen wirkt beruhigend auf das vegetative Nervensystem, die Hormone, den Stoffwechsel. Entspannt sich das Zwerchfell, weichen seelische Panzer auf.

In der Regel atmen wir 16-mal pro Minute. Das reduziert man nun fünf Minuten lang auf 4-mal pro Minute. Was passiert? Ihr Kalziumspiegel steigt an. Fünf Minuten machen einen zum Buddha – unangreifbar, ruhig, entspannt. Diese Entspannungsübung lohnt sich immer dann anzuwenden, wenn man genervt ist, Herr der Situation bleiben will, etwas Stressiges vor sich hat, andere sich aufregen …

Die Wechselatmung von Seite 79 bringt absolute Ruhe in den Körper und lädt mit Energie auf.

Bewegung im Flow

Atmen Sie möglichst immer durch die Nase ein und aus. Verlängern Sie die Ausatmung, dadurch atmen Sie automatisch auch intensiver ein. So führen Sie die Bewegung bewusster und ruhiger aus. Sie passen die Bewegung an die Atmung an, arbeiten mit höchster Konzentration. Versuchen Sie bewusst, den Atem durch die Nase fließen zu lassen, auch wenn die Muskeln zittern und sauer werden. Und schon sind Sie dort, wo Sie immer hinwollten: ganz in sich selbst. Die Kombi Bewegung und Atmung ist Körperwahrnehmung pur.

Laufen, laufen, laufen … der Specht: Tok, tok, tok … weicher Boden, Morgensonne. Unangestrengt angestrengte Gemütlichkeit strömt durch unsere Blutbahn. Ein Fluss voller Glück. Wir sind mit der Welt – und in uns. Ein solches Verschmelzen mit dem Augenblick nennt die Wissenschaft Flow. Glück pur – wenn Kopf und Körper sich sagen: Schön, dass es dich gibt. Die höchste Form der Körperwahrnehmung.

Wir können uns das Glück des puren Bewusstseins im Lotussitz holen oder in der Bewegung. Probieren Sie beides! Es gibt für jeden einen Weg. Der führt immer über das Spüren (Anleitung Seite 115).

Glück pur – Licht, Bewegung, Atmen.

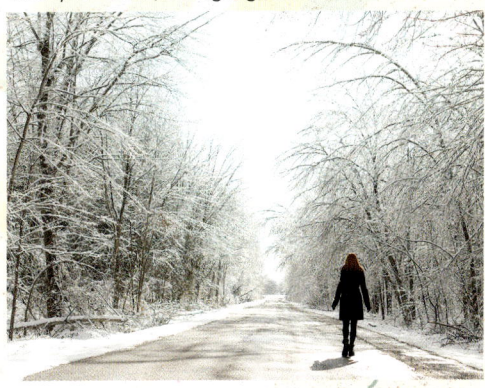

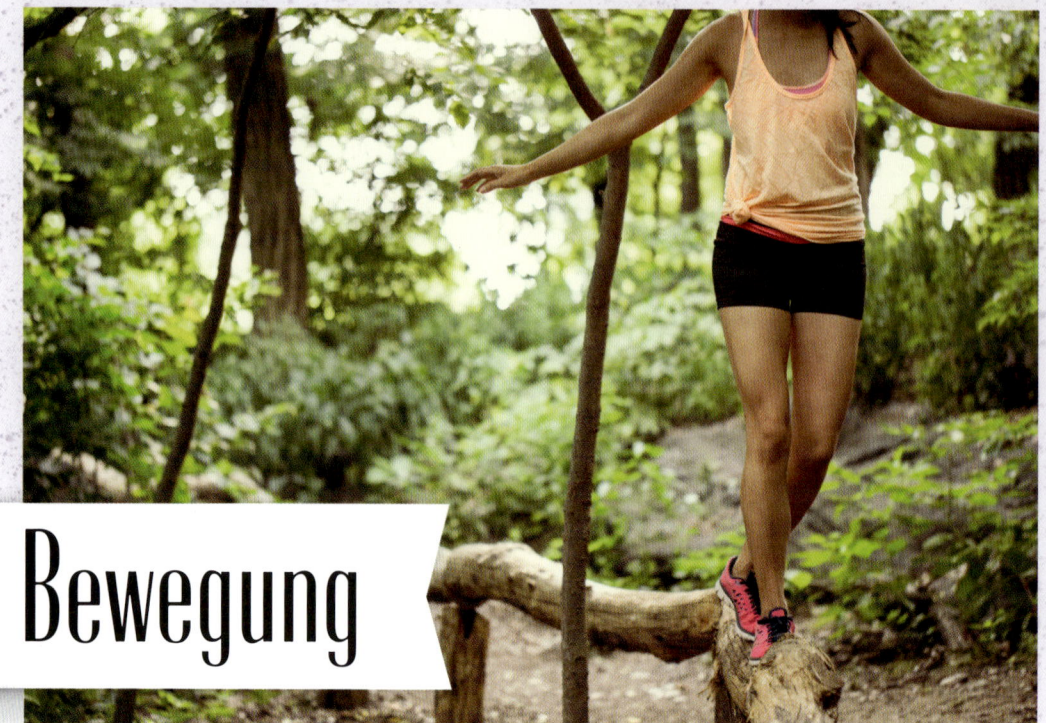

Bewegung

Wie man mit Begeisterung von der Couch wegkommt. Und mit wenig Zeitaufwand einen schönen, straffen, schlanken Körper kriegt.

Was passiert, wenn jemand den Raum betritt, den wir nicht leiden können? Alle Muskeln spannen sich an. Jede Bewegung friert ein. Und was passiert, wenn wir Musik hören, die uns glücklich macht? Wir bewegen die Beine, tanzen. Bewegung ist Leben. In jeder Zelle finden in jeder Sekunde hunderttausend chemische Reaktionen statt, die uns Energie zur Verfügung stellen. Die Energie hält unsere Muskeln in Bewegung. Die liefert den Sauerstoff zu den Zellen, versorgt jedes Organ optimal mit Blut, produziert Immunbooster, Knochenstärker, Gelenkschmiere, Fettverbrenner, Stimmungsaufheller. Bewegung macht schön. Strafft den ganzen Körper, macht jede Bewegung geschmeidiger. Auch die »Müllabfuhr« des Körpers ist abhängig von jedem Schritt, den wir gehen. Ebenso das Lymphsystem, das belastende Stoffwechselabfälle entsorgt. Bleibt der Müll dagegen im Körper, bedeutet das: Stagnation auf der Waage, weniger Wohlgefühl, Konzentrationsmangel und schlechte Laune.

Je kompetenter wir uns bewegen, je ökonomischer, graziler, desto lebendiger sind wir. Desto fröhlicher, desto sinnlicher, desto gesünder. Jedes Einrosten der Bewegung dagegen lässt uns altern, uns unwohl fühlen – und lädt Krankheiten ein. Darum heißt die Medizin des 21. Jahrhunderts: Bewegung. Auch für unsere Seele. Beweg dich, und deine Muskeln produzieren Glück für dich. Weil Dein Verstand dann gerne ein wenig schweigt. Deswegen passt Meditation so gut in die Laufschuhe – oder aufs Trampolin. Und freilich: Muskeln halten stark, leistungsfähig, immunstark, herzgesund, fit im Kopf, jung – und natürlich schlank. Und genau das sollten Sie die nächsten vier Wochen mit simple glyx spüren. Gut, dass Bewegung so gut tut. Denn die einzige, wirklich einzige Möglichkeit, langfristig abzunehmen ist: sich bewegen. Das heißt: regelmäßig Ausdauer- und Krafttraining zu machen. Denn nur wer, während er abnimmt, seine Muskeln aktiviert, verhindert, dass er seine Fettverbrenner verliert.

Fett verbrennt im Muskel

Ja, Sie werden mit der simple-glyx-Diät ein paar Kilo verlieren. Auch wenn Sie keinen Sport treiben. Und schließlich stagniert es. Nichts geht mehr. Sie schreiben mir verzweifelt einen Brief, fragen, was Sie falsch machen. Und dann frage ich: »Wie sieht es denn mit Bewegung aus?« Darauf antworten Sie: »Na ja, ein bisschen tue ich schon ...«. Jetzt weiß ich, was passiert ist: Wer abnimmt und sich nicht bewegt, nimmt auch Muskelmasse ab. Und nur in den Muskeln wird Fett verbrannt. Darum machen Sie jetzt Muskeltraining. Krafttraining fügt der Muskelfaser winzig kleine Verletzungen zu. Das muss repariert werden, und auf diese Weise wächst der Muskel. Außerdem kostet das Reparieren Energie. Die durch das Training geleerten Zuckerspeicher in Leber und Muskel müssen wieder aufgefüllt werden. Die regenerativen Prozesse laufen auf Hochtouren. Und: Regeneration findet im Fettstoffwechsel statt.

Muskeln futtern Butter

Wenn ich meinen 25-Kilo-Sattel aufs Pferd hieve, sage ich leise »Danke!« zu meinen Muskeln. Die machen das super. Lassen mich nicht alt aussehen. Halten mich stark, leistungsfähig, immunstark, herzgesund, fit-im-kopf, jung – und natürlich schlank. Ich kann Berge essen. Das futtern die Muskeln weg. Je mehr Muskeln man hat und je mehr man sie beansprucht, desto mehr unliebsame Fettpölsterchen verbrennt man – auch auf dem Sofa. Weil der Grundumsatz, der Kalorienverbrauch in Ruhe, mit zunehmender Muskelmasse steigt. Ein Kilo Muskeln verbrennt in Ruhe am Tag etwa 100 kcal. Ein Kilo Muskeln futtert also ein drittel Croissant weg oder einen Löffel Butter. Das Feinste daran: Irgendwann wird es plötzlich ganz, ganz leicht. Denn Bewegung beeinflusst auch noch direkt den Leber- und den Zuckerstoffwechsel. Und das Fettgewebe gibt viel mehr Fette in die Blutbahn zur Verbrennung ab, wenn die Muskeln was tun.

Drei starke Muskel-Mitarbeiter

2007 entdeckte die dänische Forscherin Bente Pedersen, Professorin für integrative Medizin, hormon-ähnliche Botenstoffe in aktiven Muskeln, die sie Myokine nannte. Die verbrennen genau das Fett, das am falschen Ort sitzt. Unsere Problempölsterchen. Sie halten unsere Gefäße und auch die Leber gesund. Myokine wirken sogar aufs Gehirn und schützen vor Demenz. Und: Sie lassen Muskelzellen wachsen und hemmen Entzündungen.

Myokine sind Überredungskünstler. Zum Beispiel überreden sie andere Organe und Gewebe dazu, untätige weiße Fettpölsterchen in stoffwechselaktives braunes Fettgewebe umzuwandeln. Das macht Thermogenese: produziert aus Fett Wärme.

Hinter dieser wundervollen Wirkung steckt Irisin. Das produzieren unsere Muskeln, wenn wir laufen, 20 Minuten auf dem Trampolin tanzen. Irisin steigert die Insulinsensitivität (beugt also Diabetes vor) und kann wunderbar beim Fettschmelzen helfen.

Gleich lass ich Sie wieder in Ruhe – wenn ich Ihnen noch das Myonectin vorgestellt habe. So heißt die einzige Rettung, wenn man mit Hungerdiäten den Stoffwechsel ruiniert, den Kalorienverbrauch auf magere 600 kcal gedrosselt hat. Myonectin bringt ihn wieder in Gang. Es wird im Muskel produziert, wenn wir uns wieder bewegen und genug Vitalstoffe essen. Der Grundumsatz geht wieder in die Höhe.

Kraft der Kompression

Ich liebe die kleinen Tricks, die mehr aus einer Minute herausholen. Einer ist die Kompression. Die britische Langstreckenläuferin Paula Radcliffe machte Kompressionsstrümpfe im Sport schon vor über zehn Jahren populär. Kompression steigert die Durchblutung um bis zu 40 Prozent und kurbelt so die Fettverbrennung an. Es ist in Kombination mit Bewegung die einzige effektive Möglichkeit, Cellulite sichtbar zu verändern. Fürs Sportprogramm gibt's spezielle enge schwarze Leggins, man trägt sie beim Laufen, auf dem Trampolin, im Fitnesskurs.

Die Kompression wirkt genau im Bindegewebe und nicht tiefer. Durch Kompressionshosen wird zudem der Lymphfluss aktiviert und so wird der Stoffwechselmüll schneller abtransportiert (die Bezugsquelle finden Sie auf Seite 158).

Probier's mal mit Begeisterung

Kletternd hatte ich das Herz in der Hose, Standardtanzend meine großen Füße im Weg, beim Schwimmen hab ich Angst vor den Fischen und den vielen Wasserschlangen, beim Nordic Walken eine Stockaversion ... Alles keine gute Voraussetzung. Flow erleben wir mit jedem Sport, wenn wir uns wohlfühlen, uns begeistern können. Flow sehen wir in den leuchtenden Augen der Jumper auf dem Trampolin, der Mountainbiker, der Inliner, der Überland-Jogger, der Slackliner ... Wir erleben ihn aber nicht, wenn wir mit hochrotem Kopf joggen, wenn die Gelenke Stress machen, wenn wir null Bock haben. Genauso wenig, wie wenn wir auf der Couch sitzen und Sportschau gucken. Wir erleben ihn mit einer Form der Bewegung, der wir die Chance lassen, uns mit Fröhlichkeitsbotenstoffen vollzupumpen. Und diese Form der Bewegung finden wir nur, wenn wir ausprobieren und spüren.

Gut drauf im Rhythmus

... und auch gleich noch Probleme lösen. Wie das geht, verriet mir mal der berühmte Gehirnforscher Professor Gerald Hüther: »Wir müssen erst unser Hirn beruhigen, die Erregungszustände in den Nervenzellen abbauen. Dabei helfen Rhythmen.« Singen, Schwingen, Hüpfen, Tanzen, Joggen oder Wandern. Das Gehirn nimmt den Bewegungsrhythmus auf. Die sich in alle Hirnareale ausbreitende Welle führt zur Synchronisation der Gehirnströme, bewirkt,

dass alles im Kopf im gleichen Rhythmus schwingt. Dieser Zustand wird bereits nach etwa 15 Minuten erreicht. Wir müssen also nur eine Viertelstunde im gleichmäßigen Rhythmus laufen, gehen, tanzen ... schon schwingt unser Hirn rhythmisch mit, wir können klarer denken, sind besser drauf.

Eine britische Studie zeigt übrigens, dass Lieder mit 120 bis 140 bpm (Beats per Minute) die Trainingsleistung um 15 Prozent verbessern! Außerdem wird das Training mit Musik als weniger anstrengend empfunden. Musik übergeht unseren Verstand und strömt in unser Herz, ins Stammhirn.

Nach oben!

Mit allen Gesten und Bewegungen, bei denen etwas in die Höhe geht, steigt auch unsere Stimmung. Das Überwinden der Schwerkraft zeigt uns, wie viel Energie in uns steckt. Der Bewegungsakt nach oben zeigt: Stärke, Selbstbewusstsein und Freude. Lächeln, Daumen hoch, Winken, Wippen, Hüpfen ... Alle Bewegungen nach oben locken Botenstoffe, die uns positiv stimmen. Genau das nutzt auch die Energie-Medizin. Können Sie gleich mal ausprobieren: Hände vor dem Bauch nach oben aufdrehen, in kreisförmiger Bewegung die Luft von unten nach oben schieben. Und dann andersherum: die Luft von oben nach unten drücken. Das macht man freiwillig nicht lange, denn das setzt unser ganzes System unter Stress. Jetzt wissen Sie, warum ich das Trampolin so liebe.

Carpe Diem

Geliebtes Mini-Trampolin

Abwärts auf der Waage, aufwärts mit der Laune: Eine Studie der Arizona State University bescheinigt dem Trampolin seinen Status als gesunder Gute-Laune-Macher, denn nach dem Walken, Joggen, Twisten auf der Matte hatten die Probanden mehr Energie, waren fröhlicher und resistenter gegen Stress. Zudem wird der Lymphfluss angeregt. Das entgiftet den Körper. Das Trampolin wirkt wie Medizin. Wer auf dem Trampolin trainiert, kombiniert durch die Gravitationskraft Ausdauer- und Krafttraining, tut was für seine Faszien (siehe Seite 96), setzt eine Portion Entgiftung drauf und übt sich in Entspannung pur. 20 Minuten vor der Arbeit reichen. Nichts kurbelt die Fettverbrennung so intensiv an wie das Training auf dem Trampolin. Auf Seite 121 finden Sie das Fatburner-Programm.

Noch mehr Wipp-Wunder-Gründe?
Das günstigste Fitnessstudio der Welt: Es kostet mit 200 Euro kaum mehr als ein gutes Paar Laufschuhe und weniger als die ungenutzten Fitness-Abos. Ein gutes Gerät hat eine optimale elastische Federung, auch nach Jahren noch.
Passt in die kleinste Wohnung. Lässt sich mit Klappbeinen hinter den Schrank schieben. Und wenn man nicht 2 Meter misst, geht man auch bei einer normalen Raumhöhe kein Risiko ein.
No excuses: Das Trampolin-Workout passt in jeden Alltag. Auch eine Mutter mit drei Kindern kann hüpfen. Bei jedem Wetter.
Schenkt Selbstvertrauen: Balancieren und Springen verbessern die Körperhaltung. Der Gang richtet sich auf und Sie laufen mit mehr Sicherheit durchs Leben.
Super-Medizin: Das Hüpfen regt den Lymphfluss an, stärkt das Immunsystem. Hilft bei Hautproblemen, Asthma, Migräne, Rücken-schmerzen und Arthrose. Schützt vor Herzinfarkt und Schlaganfall: Der Insulinspiegel sinkt, die Blutfettwerte verbessern sich, der Blutdruck normalisiert sich.
Minuten-Meditation: Schon drei Minuten Wippen entspannen spürbar. Stress verfliegt.
Macht kreativ: Geistige Aktivität, Kreativität und Konzentration kommen auf Hochtouren.
Eins für alle: Ob 9 oder 99 Jahren, mit Übergewicht, mit Gelenkproblemen, ohne Kondition. In Rehazentren setzt man das Trampolin sogar nach Herzattacken, Operationen, orthopädischen Eingriffen ein.
Echt schonend: Das gute Sprungtuch nimmt Knien und Rücken Stoßdämpfer-Arbeit ab. Deshalb kann man auch mit Gelenkproblemen aufs Trampolin – nach Rücksprache mit dem Physiotherapeuten.

Walken, twisten, hüpfen, später auch springen.

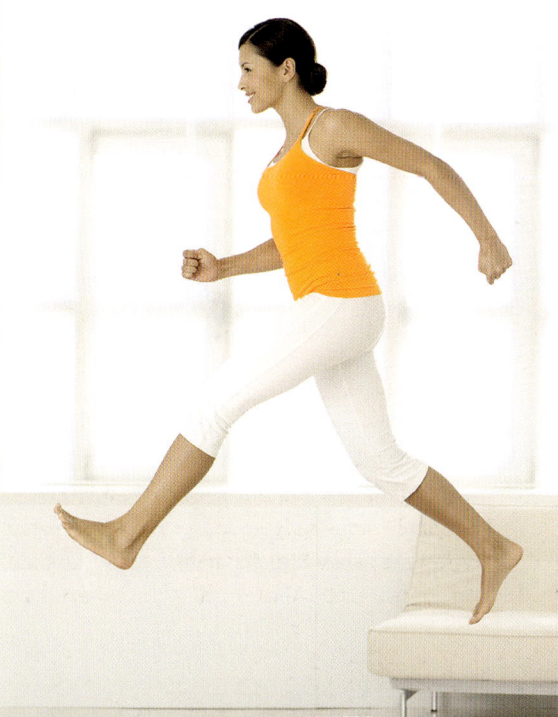

Fitness für Faule I: HIIT

45 Prozent der Deutschen, die keinen regelmäßigen Sport machen, begründen ihr Couchpotato-Dasein mit fehlender Motivation, 37 Prozent sagen, sie seien zu krank, und bei 33 Prozent fehlt es angeblich an Zeit, so eine Studie der Techniker Krankenkasse. Aber so leicht kommen Sie mir nicht davon. Ausreden gelten künftig nicht mehr. Es gibt schließlich Fitnesstrends für Faule. Und für Eilige.

12 Minuten sind genug! Mit dem High Intensity Interval Training kann man in sechs 30-Sekunden-Einheiten das Gleiche erreichen wie durch 30 bis 40 Minuten klassisches Training. Auf 30 Sekunden intensive Belastungen folgen 90 Sekunden Erholung, man bewegt sich langsam, locker weiter. Das Ganze 6-mal. Funktioniert mit Seilspringen, wildem Tanzen oder Knieheben auf dem Trampolin, Sprints beim Laufen und natürlich beim Muskeltraining. Allerdings sollte man HIIT-Training nicht ohne Erlaubnis vom Doc machen.

Geniale Sache: Interleukine

Wenn Sie die Kniebeuge auf Seite 118 machen und die Muskeln richtig fordern, produziert Ihr Muskel kurzzeitig Interleukine. Die aktivieren das Immunsystem und verbessern auch die Insulinsensitivität der Zellen. Das schützt uns vor Diabetes. Heißhunger verschwindet. Hinzu kommt: Interleukine verändern Gen-Codes so, dass der Energieverbrauch dauerhaft ansteigt. Auch am Tag nach dem Training noch. Auch in der Hängematte. Sie aktivieren den Fettabbau über den Muskel. Je mehr wir den Muskel anstrengen, je erschöpfter er ist, desto stärker wirken sie.

Zudem sind Interleukine Dolmetscher zwischen Muskel und Problemzone: fordern Fettmoleküle von den Pölsterchen in der Nähe des Muskels an.

Fitness für Faule II: Die Kraft der Vibration

Weil Sie immer alle keine Zeit haben, werde ich hellhörig, wenn ich von einer Methode höre, die ganz schnell geht. Zu 99 Prozent ist das dann Bauernfängerei, von 1 Prozent lesen Sie in meinen Büchern. Dazu gehört die Kraft der Vibration. Da reichen 2-mal die Woche 10 bis 15 Minuten Training auf der Vibrationsplatte. Die ersetzen 45 Minuten im Fitnessstudio an 16 Geräten. Die paar Minuten machen die Muskeln so leer wie ein 10-Kilometer-Lauf. Sie bauen Muskeln auf, stärken den Rücken, verhindern Osteoporose und Inkontinenz, straffen den Po ... Dafür brauchen Sie allerdings ein gutes Gerät, das der Laufbewegung nachempfunden ist, seitenalternierend wippt, sodass wir natürlich mitvibrieren. Und das Ganze bitte stufenlos regelbar. Auf dieser Wippe steht man drauf. Spannt die Muskeln an. Macht eine Kniebeuge – die wirkungsvollste Kniebeuge der Welt (siehe Seite 118). Diese Geräte gibt's natürlich auch in guten Fitnessstudios. Physiotherapeuten arbeiten damit und Rehakliniken.

Faszinierende Faszien

Faszien sind feine Bindegewebsstrukturen, die so ziemlich alles im Körper umhüllen, zusammenhalten, formen: Muskeln, Sehnen, Organe ... Je gepflegter die

---

Schlank nebenbei

Die Dazwischens

Immer wieder eine Dosis Testosteron tanken: Beim Kaffeekochen Knie beugen, beim Zähneputzen dehnen, beim Telefonieren herumlaufen. Machen Sie sich gelbe Zettel dorthin, wo Sie Ihre Yogix-Übung der Woche einbauen (siehe Seite 99). Den »Baum« an der Kaffeemaschine. Den Drehsitz am Telefon. Macht am Ende des Tages ein Mehr von 350 verbrauchten Kilokalorien. Entspricht 39 Gramm Fett pro Tag, macht 7 Kilo Fett über die Monate mit »r«.

Faszien, desto weniger winkt der Oberarm. Desto geschmeidiger auch die Bewegung. Desto junggebliebener die Besitzer. Desto leichter tut sich der Körper mit der Fettverbrennung. Desto weniger schmerzen Rücken & Co. Ich tue täglich was für meine Faszien, denn sie halten einen einfach schlank, cellulitefrei und gesund. Sie sind nämlich das Tor zum Muskel. Ich begrüße die Sonne, vibriere, bounce, hüpfe, rolle ... alles für das wunderbare Bindegewebsnetz unter der Haut, das den ganzen Körper in Form hält, für eine gesunde Körperwahrnehmung sorgt und deshalb auch – ganz wichtig – ganzkörpertechnisch trainiert werden will.

Und nicht mit den Ich-dehn-mal-die-Wade-Häppchen. Nein, das kostet keine Stunden. Die Faszien trainiert man mit Sprüngen und mit cleveren Dehn- und Kräftigungsübungen für den ganzen Körper. Wenn's zwickt im Kreuz, dann rollen Sie das Ganze einfach mit zwei Bällen in ein paar Minuten weg. Siehe Tipp Seite 99. Dehnen, Rollen, Springen ... verhindert das Starrwerden. Das tut das Netz der Jugend nämlich, wenn wir es rumsitzend verkümmern lassen – oder wenn wir es überbelasten. Das fühlt man. Der Körper fühlt sich starr, teigig, bewegungsunlustig an. Und schmerzt oft. Künftig nicht mehr!

Siehe Tipp Seite 99.

Drei Fragen an ...

Die Faszien trainieren

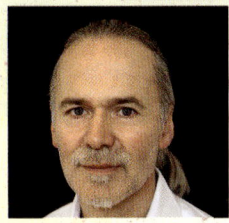

Dr. Robert Schleip ist Faszienspezialist und arbeitet an der Universität Ulm. Man sieht den Autor beim Faszientraining im Klettergarten in den Seilen hängen: »Unseren Körper nehmen wir hauptsächlich über die Faszien wahr.«

Muss man ein extra Faszientraining machen?
Bei den meisten sportlichen Betätigungen werden die Faszien mittrainiert. Nur: Das Bindegewebe wächst langsamer als die Muskeln. Es wird deshalb häufig überbelastet. Faszientraining ersetzt das normale Kraft- und Ausdauertraining nicht, sondern ergänzt es. Und man sollte es langsam angehen.

Was halten Sie vom Mini-Trampolin als Trainer für die Faszien?
Das eignet sich sehr gut, um allgemein ein Rhythmusgefühl für die Bewegung zu entwickeln und seine Bewegung auf die Schwingung des Trampolins einzustimmen. Findet man diese optimale Resonanzfrequenz, dann vermittelt das ein Gefühl von Leichtigkeit, Mühelosigkeit und Jugendlichkeit. Deshalb steigt man richtig gern

drauf. Mit dem Trampolin beginnt man. Fortgeschritten sollte man barfuß auf einem harten Boden springen – und dabei »das Trampolin im eigenen Körper« finden. Das stimuliert die eigenen Kollagenfasern dazu, sich langfristig in hochelastische Federungsstricke zu verwandeln.

Was ist Ihrer Meinung nach von den Foam Rollers und Bällen als Faszientrainingsgeräte zu halten?
Richtig angewandt können sie viel Gutes für die Faszien bewirken. Man kann damit die Fibroblasten (also die Bindegewebszellen in den Faszien) stimulieren, sodass sie in den darauffolgenden Stunden bis Tagen neues Kollagen produzieren, um zum Beispiel schlaffes Gewebe zu kräftigen oder auch altes Kollagen abzubauen, was bei Narben und chronischen Verhärtungen hilfreich sein kann.

1 Zuerst zum **Sportmediziner**: Besonders, wenn man lange keinen Sport mehr gemacht hat – und auch noch zu viel wiegt. Der Arzt sagt einem, was das Herz verträgt und mit welchem Puls man trainieren soll, damit das Fett auch verbrennt.

2 **Langsam anfangen**: Der Körper muss erst wieder an Bewegung gewöhnt werden. Wenn es gleich am Anfang zu anstrengend ist, baut man negative Gefühle auf, die einen alle guten Vorsätze vergessen lassen. Fünf Minuten reichen schon, um Ihr Leben zu verlängern. Schon fünf Minuten Laufen täglich sen-

4 **Flow erleben**: Auch Sportmuffel können das Gehirn mit der Zeit umprogrammieren. Es dauert nicht lange, dann muss man sich nicht mehr überwinden. Man bewegt sich gerne, weil man spürt, wie gut es einem tut. Das wird dann zum Bedürfnis wie Essen, Trinken und Schlafen. Sie können gar nicht mehr anders.

5 Schmerzen ernst nehmen: Manchmal war es einfach zu viel – das ist aber kein Grund aufzugeben. Erst mal einen Gang zurückschalten. Kürzer oder mit weniger Anstrengung trainieren. Und wenn die **Schmerzen** nicht verschwinden – ab zum Arzt.

simple- g l y x -Praxis

Glück kann man sich selbst machen: mit Bewegung.

ken das Risiko für Herz-Kreislauf-Krankheiten um satte 45 Prozent – so das Ergebnis einer Langzeitstudie der Iowa State University. Nun. Das ist simple. Fünf Minuten. Fangen Sie damit an – und schon haben Sie gewonnen. Tun Sie das draußen oder auf dem Mini-Trampolin. Und Sie werden sehen: Daraus wird automatisch mehr.

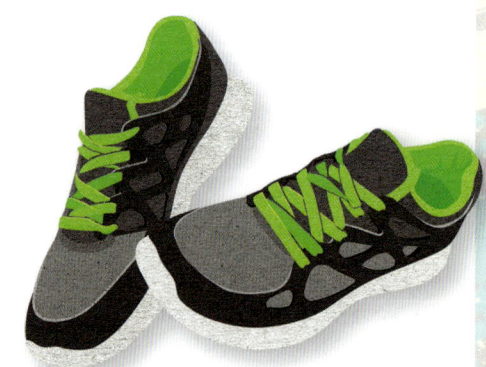

3 Frühsport bringt am meisten: Wer abnehmen will, muss sich bewegen. Idealerweise **morgens, nüchtern**, mit einem Smoothie im Bauch, draußen im Licht. Wer morgens nicht kann, läuft oder hüpft dann eben abends. Auch das verbrennt Fett. Hauptsache, es passt stressfrei in den Alltag.

dem Sport nur Wasser und isst danach etwas Proteinhaltiges. Die Fettverbrennungsöfen laufen dann länger.

9 Energie fließen lassen, Kraft und Freude tanken – das tun wir seit Jahrtausenden über einfache Körperbewegungen, durch **Dehnen**. Läuft heute unter dem Mode-Begriff: Energiemedizin. Auch wenn in der Zeitung steht: »Dehnen hilft nix«, sollten Sie das weiterhin tun. Denn Dehnen ist der Jungbrunnen für den Körper – und ein Geheimnis, das hinter dem Begriff **Faszientraining** steckt. Dehnen, Rollen, Springen, Tanzen ... verhindert das Starrwerden.

10 Wenn's zwickt im Kreuz, dann rollen Sie das einfach in ein paar Minuten weg. Gleich mal ausprobieren. Zwei Bälle in einen Strumpf geben. Drauflegen, so dass die Wirbelsäule in der Mitte liegt – Po heben und **losrollen**.

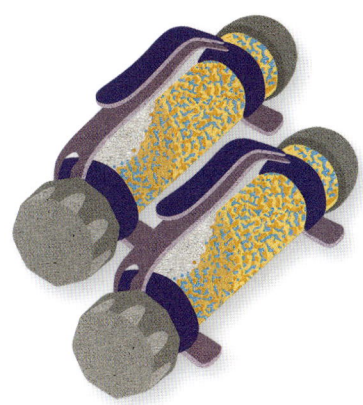

6 **Die Ausrüstung**: Einen **Schrittzähler**, eine Pulsuhr, die piepst, wenn man zu hart trainiert. Gute Schuhe. Kleidung, in der man sich pudelwohl fühlt. Eine Fett-Muskel-Waage. Flexbänder für den ersten Muskelaufbau. Und ein auf das Gewicht zugeschnittenes Mini-Trampolin. Letzteres reicht auch für den Anfang.

11 Gucken Sie auch mal beim **Yogix** auf Seite 114 vorbei, dort hinein haben wir das Faszien-Training integriert. Mit cleveren Dehn- und Kräftigungsübungen für den ganzen Körper. Und ein wenig Springen.

7 Auch **Krafttraining**: Der Grundumsatz, also die Kalorien, die man in Ruhe verbrennt, steigt mit jedem Gramm Muskel, das man sich aufbaut. Denn der Muskel braucht Treibstoff, braucht Fett, auch auf der Couch. Was lässt Muskeln langfristig wachsen? Ein kurzes, intensives Krafttraining. Das hilft auch übers Plateau. Übers Nichts-geht-mehr.

8 Eiweißfenster nutzen: 45 Minuten nach dem Workout ist das sogenannte **Eiweißfenster** offen. Der Körper baut dann dreimal so viel Eiweiß in Muskeln um als normal. Ideal für die Extraportion Eiweiß. Wer lieber starke, grazile Muskeln will, trinkt in der ersten Stunde nach

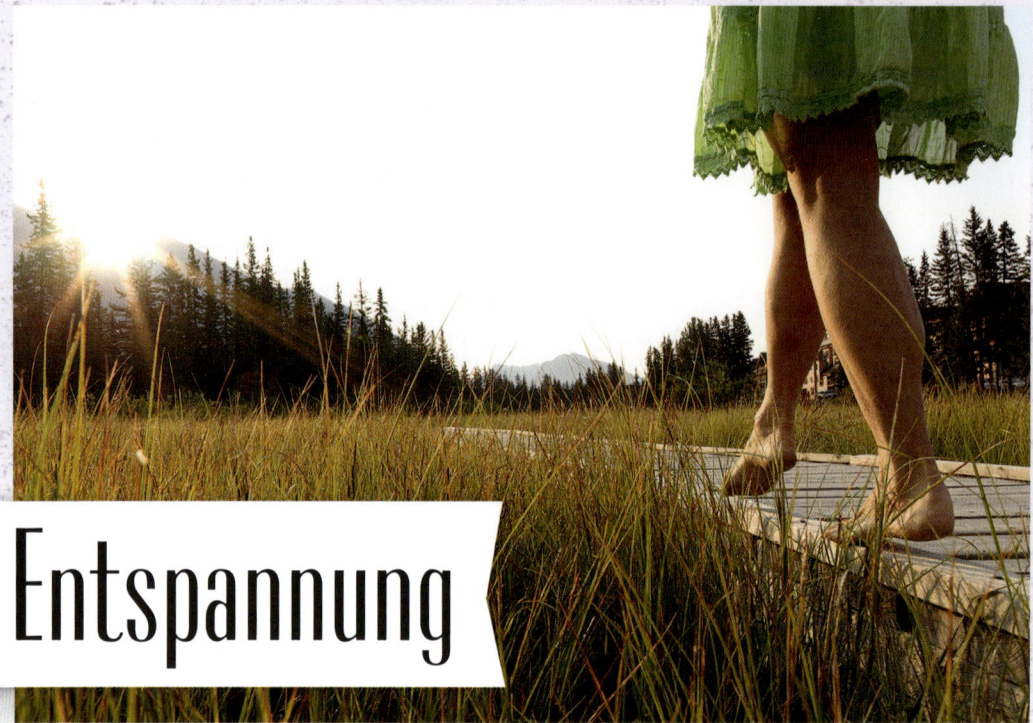

Entspannung

Abnehmen kann nur, wer dem Stresshormon Cortisol möglichst oft die kalte Schulter zeigt. Auch das ist ganz simple.

Ich sitz hier und schreibe. Der Abgabetermin rückt näher und näher. Der Druck lässt meine Gummi-Beeren (Rezept Seite 39) auf wundersame Weise wegkrabbeln. Zwischendurch geh ich mal aufs Trampolin. Muss nämlich immer an die Labormaus denken, die im Dienst der Forschung von einem anderen Mäuserich angegriffen wird ... und dem total locker den »Stinkefinger« zeigt – aber nur, wenn sie vorher auf dem Laufrad war.

Ich möchte nicht, dass Stress das Ruder in meinem Leben, in meinem Körper übernimmt. Steigt der Cortisolspiegel, sinkt der DHEA-Wert. DHEA (Dehydroepiandrosteron) ist eine Vorstufe von Testosteron. Wenig Testosteron heißt wenig Energie, Dynamik, innerer Antrieb. Wenig Fettverbrennung, kein Muskelaufbau. Gilt für Mäuse, Männer und auch für uns Mädels. Dauerstress, also ständig zu viel Cortisol, bremst außerdem die Schilddrüse. Man ist müde und einfach unglaublich schlapp. Außerdem hemmen Stresshormone auch noch die Produktion des Glückshormons Serotonin – unser natürlicher Appetitzügler. Auch Gefühle machen uns Stress: Angst, Frust, Langeweile, Einsamkeit, Neid, Wut, Trauer ... setzen das Gehirn unter Stress, und es verlangt nach Zucker. Sofort! Nach Pizza, Kartoffeln, Wurstbrot, Cornflakes, Zucker pur in leckerer, vorübergehend nervenberuhigender, suchterregender, dick machender Kombination mit Fett. Und genau das lernt das Gehirn: »Negatives Gefühl sofort mit Essen kompensieren.« Ein Reflex, genau wie das Fingerwegziehen an der heißen Herdplatte.

Ich möchte weiterhin einen schlanken Stinkefinger zeigen können, drum gehe ich aufs Trampolin. Und wenn das nicht da ist, dann bemühe ich meinen Atem. Einatmen und dabei bis vier zählen. Luft anhalten, bis vier zählen. Ausatmen, bis acht zählen. Sprich, viermal einatmen pro Minute statt stressigen 20-mal. Fünf Minuten lang so weiteratmen ... macht ruhig wie Buddha.

Anti Stress, pro Lipolyse

Wir müssen wissen, was uns stresst, dann finden wir auch heraus, wie es uns nicht mehr dick macht. Solange Insulin im Blut schwimmt, stoppt die Lipolyse, die Fettverbrennung. Das Gleiche macht Stress auch. Er schickt den Zucker aus den Körperdepots ins Blut, das lockt das Blutzuckerhormon Insulin. Und Insulin stoppt die Fettverbrennung. Und das lässt den Bauch wachsen. Das Fett um die Darmschlingen und in der Leber produziert Entzündungsstoffe und Hormone, die Zellen gegen Insulin unempfindlich machen. Sowohl Muskeln als auch Gehirn hören nicht mehr auf das Blutzuckerhormon. Je dicker der Bauch, desto hungriger ist man. Außerdem raubt der Bauch dem Mann Testosteron. Das Enzym Aromatase, von Stresshormonen aktiviert, wandelt männliche Hormone in weibliches Östrogen um. Das sorgt dafür, dass zum Bauch auch noch ein Busen wächst. Stress kann man auch messen: Bei Männern liegt er hinterm Hosenbund bei über 102 Zentimeter, bei Frauen über 88 Zentimeter.

Viele, die Verantwortung haben, tragen einen Bauch. Manche Menschen haben schon einen hohen Spiegel am Stresshormon Cortisol, wenn sie an die Arbeit nur denken. Die liegen sogar nachts oft wach und produzieren fleißig Stresshormone.

Zuckerhunger des Gehirns

Unter Stress braucht das Gehirn dreimal so viel Zucker. Es hat mal gelernt, dass sein Besitzer was Süßes kriegt, wenn er heult, weil er mit den Knien gebremst hat. Wenn er schlechte Gefühle hat. Er spürt, dass es ihm gut geht, wenn er das Gehirn im Stress mit Zucker besänftigt. Traurig. Einsam. Verlassen. Druck ... Der Chef brüllt. Sofort beruhigt der Schokoriegel. Ein bisschen davon nascht das Gehirn, der Rest wandert auf die Hüfte. Das Schokoladen-Gutgehen hält zwar nicht lange an, aber das interessiert das seltsame Wesen erst einmal nicht. Das ist einmalig in der Natur. Unter Stress frisst weder Löwe, Zebra noch Antilope. Uns Menschen macht nichts so effektiv dick wie Stress. Was tun?

Carpe Diem
Meine Öl-Wundermischung

Zum Glück habe auch ich ein Gehirn, das mich nicht ständig mit Sorgen vergiftet. Sondern mitunter meisterhaft verdrängt – wenn's zu viel wird. Doch kürzlich hatte ich einfach einen ganz schlechten Tag, als Bonbon kam die Waschmaschine voll rosa gefärbter Lieblingsklamotten obendrauf. Ich bin dann ins Reformhaus gegangen, um mithilfe der Epigenetik an meiner Resilienz zu arbeiten. Logo, oder?

Auf Deutsch: Resilienz ist unsere Fähigkeit, nach einer stressigen Belastung schnell wieder zu regenerieren. Wie der Flummi – der ist nach dem Aufprall gleich wieder rund. Nun: Die Epigenetik erforscht, wie unsere Erfahrungen unsere Gene verändern können. Sie sagt, die Resilienz liegt zwar in der Wiege. Aber man kann seine Gene auch ändern. Mehr Resilienz bekommen, auch in späten Jahren. Und zwar durch Zuwendung von Freunden, durch andere um Hilfe bitten, durch xunte Bewegung und gutes Essen.

Ich hole mir dann im Reformhaus verschiedene Öle und mixe sie zu meinem Resilienz-her-Zaubermittel, für mehr Energie, mehr Glück im Kopf, mehr Leistungskraft, mehr Gesundheit. Je eine kleine Flasche Arganöl, Hanföl, Olivenöl und Leinöl und wenn es gibt noch ein kleines Fläschchen Hagebuttenkernöl oder Sanddornkernöl. Das mix ich mir in eine große Flasche. Davon kommen täglich 2 EL in meinen Quark. Das ist Medizin pur – bringt mit seinen Omega-3s und dem Tryptophan Glück in den Kopf und Gesundheit in jede Körperzelle.

So macht Stress nicht länger dick

Sie brauchen eine kleine Strategie, um die Angriffe auf Ihre Nerven nicht mehr mit Schokolade abwehren zu müssen. Geht viel effektiver und ohne das schlechte Gewissen danach. Nein, nicht mit Gemüsestreifen! Da gibt es klügere Wege.

1 Gehirn austricksen: Überraschung! Auf Stress folgt nicht die Packung Kekse, sondern es folgen Erdbeeren oder Quark pur oder 85-Prozent-Schoko. Das ist einfach, wenn das Gehirn etwas Gesundes akzeptiert. Deshalb hilft nur das, was Ihnen schmeckt. Wer Erdbeeren oder Superbitterschoko liebt, kann sich so wunderbar durchs stressige Leben mogeln. Naschrezepte fürs Hirn finden Sie ab Seite 126.

2 Gehirn ablenken: Hektik, Trauer, Wut – da ist Essen ja nur eine bequeme Abkürzung, die das Gehirn nimmt. Nur weiß es das nicht. Wir haben ein Leben lang Gehirnwäsche betrieben. Das mit der Trost-Schokolade hat ja immer funktioniert. Wir können diesen Pfad aber umschreiben, in-

Wahre Genießer sind schlanker!

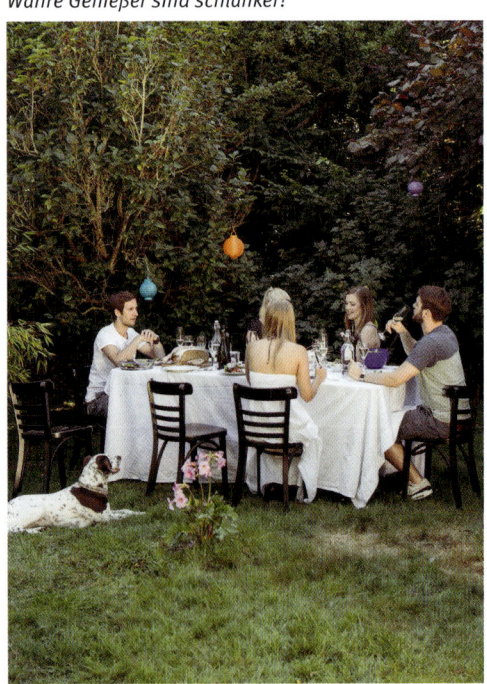

dem wir unser Verhalten ändern: Auf Stress folgt nicht Essen, sondern Ablenkung. Etwas, das wir als positiv empfinden. Weil nur positive Gefühle die Kraft haben, dort oben im Kopf die Pfade zu überschreiben. Ich telefonier gerne oder geh auch gern mal Unkraut zupfen. Andere lackieren gerne die Nägel, stricken ein paar Reihen ... Soll eh beim Abnehmen helfen. So stand es kürzlich in der Zeitung.

3 Ursachen finden und beseitigen: Welches negative Gefühl treibt einen zum Kühlschrank? Das gilt es immer zu überprüfen. Hat man dieses Gefühl erkannt, sollte man es direkt angehen. Nicht mit Nuss-Nougat-Creme. Sondern mit einem Gespräch, mit Verzeihen oder mit einer Entschuldigung. Mit einem »Nein!« Mit Freundetreffen gegen die Einsamkeit. Manchmal muss man sich auch die Frage stellen: Muss man denn wirklich mit diesen negativen Gefühlen leben? Mit streitsüchtigen Partnern, mobbenden Mitstudenten, doofen Kollegen, boshaften Chefs, einsamen Abenden, Termindruck ... Oder kann man etwas ändern? Machen Sie sich bewusst: Warum essen Sie wann? Führen Sie darüber Tagebuch. Eine Warum-ess-ich-wann-Tagebuch-Vorlage können Sie im Internet unter www.die-glyx-diaet.de herunterladen.

4 Stressresistenz hochfahren: Wer regelmäßig Sport treibt, erhöht messbar seine Stressresistenz. Natürlich hilft auch jede Form der Entspannung. Von Atemtechnik über Yoga zu Meditation. Sprich: Der Yogix ab Seite 114. Man muss es halt nur tun. Dann will man es irgendwann auch tun. Natürlich schafft man auch eine Menge mit dem, was auf dem Teller liegt. Mehr Eiweiß essen. Wer seine Energie bis zu 30 Prozent aus Eiweiß bezieht, verliert das viszerale (Stress-)Fett um den Bauch, verbessert Fett- und Zuckerstoffwechsel. Das bremst auch den hormonellen Heißhunger aus. Eiweiß und essenzielle Fettsäuren (Omega-3s) beugen Entzündungen vor, erhöhen auch auf diese Weise die Stressresistenz.

5 Neues tun: Das Gehirn entwickelt sich so, wie wir unseren Körper benutzen. Wie wir wahrnehmen. Wenn wir viel wahrnehmen, viel erleben, viel erfahren, mit einer großen Portion Neugierde und einer noch größeren Portion Begeisterung, dann kriegen wir ein Superhirn, das uns nicht nur gescheit und flexibel macht, sondern auch sehr, sehr zufrieden. Und weil unser Körper so gutmütig ist, ist es nie zu spät, etwas für ein gescheites, zufriedenes Gehirn zu tun. Dafür müssen wir nix auswendig lernen, sondern nur die Initiative ergreifen – und uns in lauter neue Dinge hineinfühlen. Mit allen Sinnen – und natürlich mit Begeisterung. Also: Gehen Sie klettern, setzen Sie sich auf ein Pferd (und danach: Hufe auskratzen!), essen Sie einen neuen Käse, probieren Sie eine andere Massage, laufen Sie barfuß über die morgentaunasse Wiese, tanzen Sie auf dem Trampolin .... tun Sie. Und zwar tun Sie täglich etwas, das Sie noch nie getan haben. Sie gewinnen so viel.

6 Glück à la Carte, das heißt ans Universum primen: Wir sind Meister darin, uns mit Gedanken das Leben schwer zu machen à la »Wenn ich die Tiramisu jetzt esse, wiege ich morgen ein Kilo mehr.« »Wenn ich zu Fuß ins Büro laufe, schwitze ich mich stinkig.« So bestellen wir all das, was wir nicht wollen beim Universum – oder ohne Umwege gleich im Unterbewusstsein. Kann man aber auch ganz anders machen. Mit Priming, eine kleine Technik, mit der man sein Unterbewusstes einschwingt auf das, was auf einen zukommt. Auf den Tag, auf das Leben. Lesen wir einen Text mit negativen Adjektiven drin, laufen wir danach um 20 Prozent langsamer. Was stand denn heute Morgen in Ihrer Zeitung? Schütteln wir den Kopf, dann lehnen wir die Vorschläge unseres Gegenübers viel eher ab, als wenn wir vorher ein wenig nicken.

Ein Zimmermädchen, dem erzählt wird, dass sein Job gleichzeitig ein Fitnesstraining ist, nimmt ab und hat wesentlich besserer Blutwerte als ihre nicht so wunderbar geprimte Kollegin. Alles was wir jetzt sind, ist das Resultat unserer Gedanken, sagt Buddha.

Primen, so die Forschung, funktioniert wunderbar positiv. Man denkt nicht über eine schwere Last nach, sondern über Leichtes: Über Federn, Luftballons, Fliegen auf dem Trampolin. Man kann sich in der Küche über die morgendliche Tasse Kaffee oder über ein Wand-Tattoo freuen: Carpe diem. Oder man schreibt sich ein persönliches, wunderbares, leichtes Lebensmotto an den Spiegel. Eines, das einen lächeln lässt. Morgens – und das wirkt dann den ganzen Tag. Senden Sie jeden Morgen eine Gute-Laune-Botschaft an Ihr Unterbewusstsein. Die könnte zum Beispiel lauten: Das ist mein Tag. Ich fühle mich leicht und wunderschön.

Schlank nebenbei

Das Buddha-Gefühl

Essen ist heute selten das, was es sein soll: Leichtigkeit, Energie tanken, Entspannung, eine fröhliche Zeit in guter Gesellschaft, Genuss, Gesundheit und Glücksgefühle vom Teller. Essen soll die Mitte stärken, uns fröhlich wieder von dannen ziehen lassen, mit einem ruhigen Buddha-Gefühl, das die Seele rund macht. Nicht voll und schwer, sondern wohlig zufrieden und bereit für neue Taten. Und da kommt's eben nicht nur drauf an, was man isst, sondern auch auf das Wie. Voller Dankbarkeit. Mit guten Gefühlen.

1 **Stressometer 1: Atem.** Achten Sie mal darauf, wie oft Sie jetzt pro Minute atmen. Über 20-mal? Dann sind Sie gestresst. Sechsmal? Dann schlafen Sie tief oder meditieren. Sind turboentspannt. Kann man machen: Einatmen bis vier zählen ...

2 **Stressometer 2: Esstagebuch.** Schreiben Sie mal eine Woche lang auf, wenn Sie etwas Süßes oder die Suchtkombination Kohlenhydrate und Fett essen. Genau dann spüren Sie in sich hinein und überlegen, warum Sie das jetzt tun. Aus Einsamkeit, aus Frust, aus Zorn, aus Langeweile, aus Kummer, aus Zeitmangel ... Eine Tagebuch-Vorlage können Sie hier runterladen: www.die-glyx-diaet.de.

5 Artgerechte Haltung. Es wäre sicherlich öfter angebracht, dass Sie **sich selbst artgerecht behandeln.** Mit etwas Ruhe anstelle von Aufputschmitteln – egal ob Zucker oder Koffein oder Computer spielen oder ...

6 **Schlechtes Gewissen ade!** Eine der wichtigsten So-macht-Stress-dich-nicht-länger-dick-Regeln: Das schlechte Gewissen gehört nicht an den Teller! Und auch sonst nirgends hin. Entschlacken Sie auch Ihre Aufgaben, schenken Sie echten Freunden mehr Zeit als hundert Bekanntschaften. Wählen Sie einfach bei allem klug aus, dann haben Sie Ihr »sanftes Ruhekissen«.

simple-glyx-Praxis

... gegen den Stress.

3 Spannungsmesser: **Fühlen** Sie von der Stirn über den Kiefer, den Nacken, die Schultern bis runter zu den Zehen, was alles angespannt ist. Und das lassen Sie dann locker. Dieser Stresst-mich-gerade-was-Blick durch den Körper sollte in Ihr alltägliches Leben einziehen.

4 **Der Doc misst.** Stress macht Entzündung, Diabetes, Depression. Das kann man messen: Ein hoher hs-CRP-Wert › 1 mg/l zeigt, dass kleine Entzündungsherde im Körper schwelen. Misst man schon Insulinresistenz, zeigt das: Der Stress hat schon einiges angerichtet. Und auch das Stresshormon Cortisol kann man messen, und zwar im Speichel.

7 Draht zum Universum: Pierre Franckh, König des Wünschens, hat sich 15 Kilo weggewünscht. Per **Gedankentransformation.** So in etwa: Welche Gedanken hindern dich am Schlankwerden? Verwandle sie in positive Affirmationen. Aus »Ich schaffe es einfach nicht, abzunehmen« könnte werden: »Ich liebe meinen Körper und schenke ihm neue Leichtigkeit.« Und diesen Satz hängt man sich dann an den Spiegel.

8 **Auf Du mit der Matratze:** Gehirnforscher stellten fest, dass Bereiche im Frontallappen, dort, wo vernünftige Entscheidungen gefällt werden, unter Schlafmangel ganz schön leiden. Müde kann man

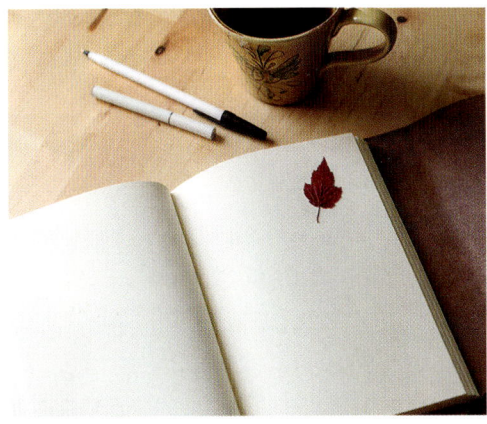

keine sinnvolle, gesunde Entscheidung treffen. Man entscheidet sich für Cheeseburger statt Käse-Gurken-Roggenbrötchen. Für Apfeltasche statt Apfelschnitzen ... Wer 8 Stunden und mehr schläft, hat weniger Probleme mit dem Gewicht.

9 **Achtsam essen.** Hektik aus dem Essalltag nehmen. Mehr auf seine Intuition achten, in sich hineinhören und seinem Körper das geben, was er gerade verlangt. Nach jedem Bissen die Gabel neben den Teller legen, bewusst kauen und schmecken. So isst man automatisch weniger und gesünder.

10 Entsäuern. Wenn Stress Sie dick macht, dann sollten Sie **den Körper entsäuern**. Und wie tun Sie das? Mit tiefen und regelmäßigen Atemzügen, mit Gemüse, mit Bewegung, mit viel Wasser trinken, mit Sauerstoff und mit Mineralien: Magnesium, Kalium, Kalzium ... Mit Detoxen.

11 Wechseljahre aktiv angehen. Östrogenmangel ist der Körper nicht gewohnt. Der weibliche Körper hat 40 Jahre lang in Saus und Braus mit den Östrogenen gelebt. Sinkt das Östrogen, steigt das Stresshormon Cortisol an und nimmt das Insulin mit nach oben. Dieser **in den Wechseljahren** oft unerkannte stressent-

gleiste Zuckerstoffwechsel sagt dem Hirn immer: »Du bist am Verhungern.« Wer in den Wechseljahren zunimmt, spricht mit dem Arzt über eine Hormontherapie – und/oder treibt mehr Sport.

12 Trampolin an die Stressquelle stellen! An Schreibtisch, Telefon, Computer ..., um ein paar Minuten **den Stresshormonen davonzuspringen**, wie es unser biologisches Programm vorschreibt. Auch gut: Stepper. Wer lieber Hightech will, stellt sich ein seitenalternierendes Vibrationsgerät hin. Wer unterwegs ist, nimmt ein Flexband oder ein Springseil. Dann, wenn die Stresshormone auftauchen.

13 **Ein Apfel am Tag ...!** Psychostress macht das Gehirn narrisch, schürt Süßhunger. Was hilft? Gemüsestreifen. Nein. Ein Glas Wasser. Nein. Simple glyxen? Ja. Mit Zucker, mit Kohlenhydraten klug haushalten. Einen kleinen Apfel bei sich haben. Der enthält genau die Menge an Zucker, die das Gehirn im Stress verbraucht – dazu lauter Biostoffe, die entstressen.

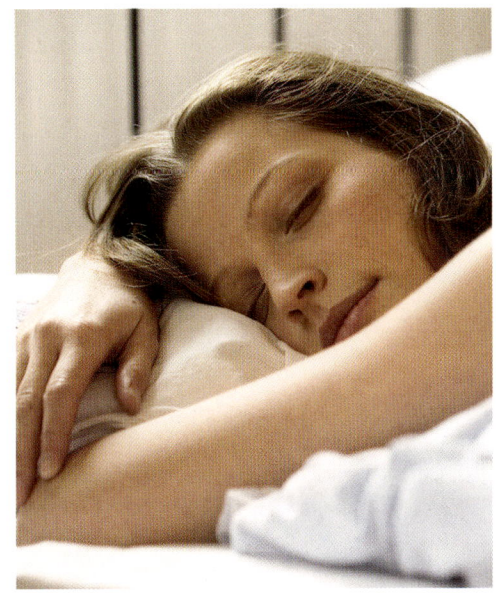

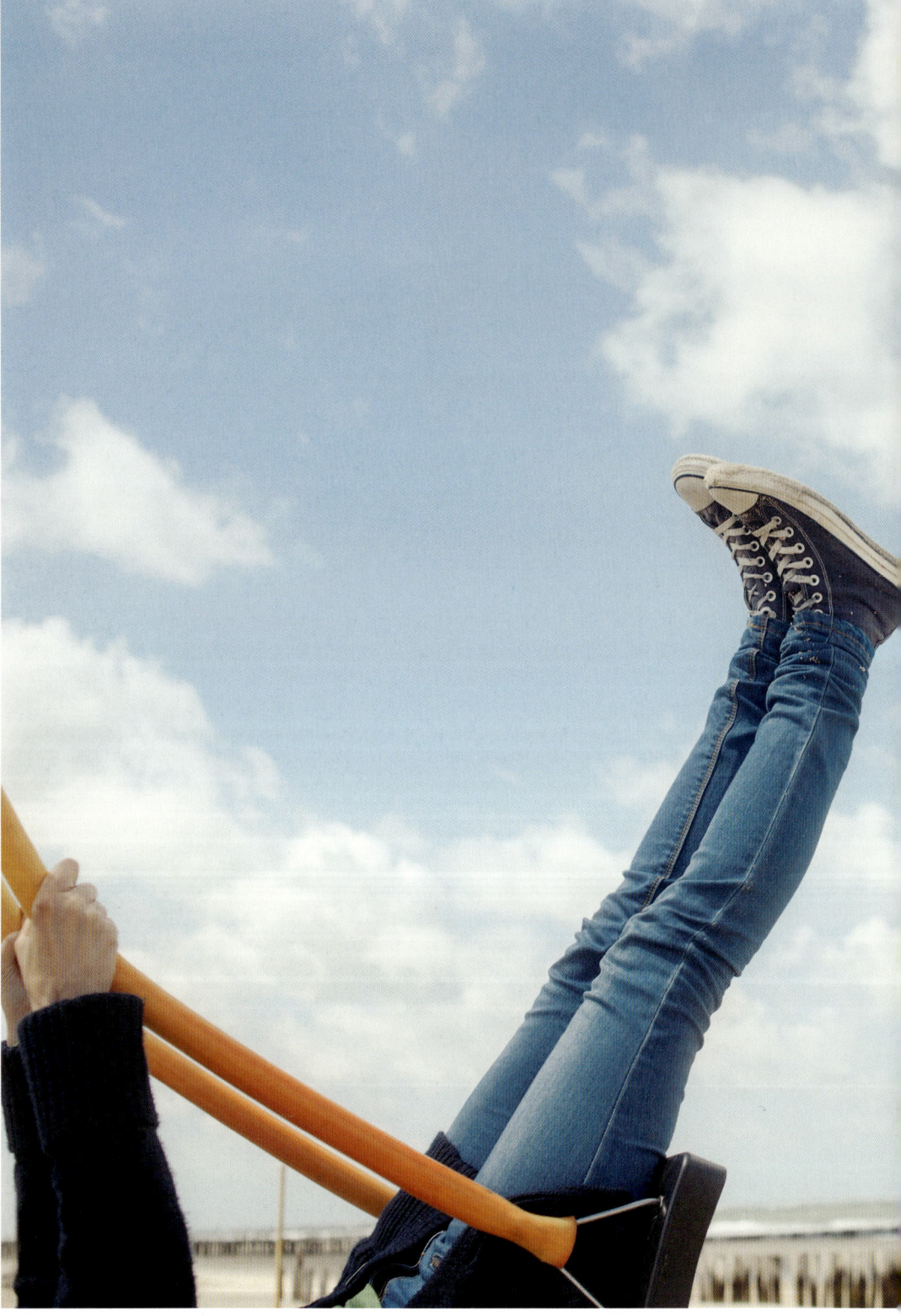

Achtung, fertig, los: TUN!

Nun starten Sie mit dem Vier-Wochen-Plan und spüren gleich mal, wie gut das tut. Lecker essen, frei nach Gusto aus dem Baukastensystem. In wenigen Minuten Energie tanken, Muskeln kräftigen und dehnen, Faszien trainieren und meditieren mit dem kleinen Yogix. Dazu effektiv Fett verbrennen und gute Laune kriegen auf dem Mini-Trampolin. Viel Spaß! Und guten Appetit!

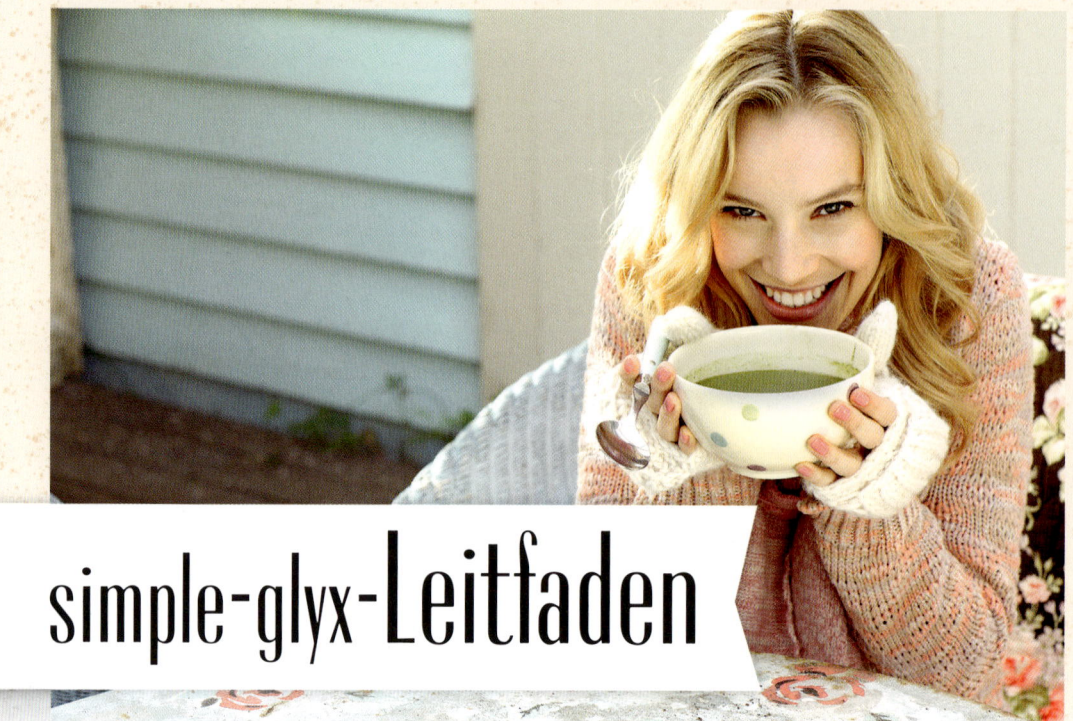

simple-glyx-Leitfaden

Raus aus der Heißhungerfalle, rein in ein glückliches Leben: der Vier-Wochen-Plan und die drei simple-glyx-Stufen.

Beginnen Sie an einem Samstag. Am Freitag besorgen Sie sich noch, was Sie für Ihre Fatburner-Suppen brauchen – und für Ihren ersten simple-glyx-Smoothie. Nehmen Sie sich zwei Tage Suppe vor. Wenn Sie das schaffen – super. Dann sind Sie ziemlich wahrscheinlich aus der Heißhungerfalle draußen und können unbeschwert in Ihre erste simple-glyx-Woche starten. Wem zwei Tage Suppe zu viel sind, der legt halt gleich mit dem Glyxen los. Bringen Sie doch gleich Ihren Partner dazu mitzumachen – oder Ihre beste Freundin, die WG-Mitbewohner … Wer gar nicht abnehmen will, erhöht die Beilagenportion.

Was Sie brauchen

❖ Besorgen Sie sich: ein Bio-Öl fürs Ölziehen (kalt gepresstes Sesam- oder Sonnenblumenöl), Henkelmann oder Thermoskanne, Smoothie-Mixer, eine dicht schließende Frischhaltebox, ein Maßband.

❖ Optional – wenn Sie wollen: Pulsuhr, Fettwaage, kohlenhydratarmes Eiweißpräparat, Fatburner-Trampolin (Bezugsquelle Seite 158).

❖ Sprechen Sie mit Ihrem Arzt über das simple glyxen. Und über die möglichen Messungen wie auf Seite 86 beschrieben. Anhand eines Blutbildes sieht man, wie sich alles verbessert. Und reden Sie mit ihm über Nahrungsergänzung. Ob und was in Ihrem Fall sinnvoll ist. Omega-3, Vitamine, Mineralien, Probiotika, Aminosäuren für den Darm, Bitterstoffe für die Leber?

1. Stufe: Tag 1 und 2
Raus aus der Heißhungerfalle

An diesen beiden Tagen essen Sie nur Suppe. Die Rezepte finden Sie ab Seite 137. Kaum Kohlenhydrate, ohne Eiweiß. Sie trainieren damit auch ihren Eiweißstoffwechsel: Danach kann es der Körper besser verwerten. Kochen Sie sich einen großen Pott Suppe. Essen Sie davon so viel Sie wollen. Trinken Sie morgens einen grünen Smoothie, tagsüber nur stilles Wasser, täglich 2 Liter. Gern mit Zitrone und Minze oder Ingwer. Wenn Sie das nicht durchhalten, Sie das nur stresst, starten Sie einfach an Tag 3. Machen Sie sich bekannt mit Yogix und ausdauernder Bewegung. Draußen in den Laufschuhen oder drinnen auf dem Mini-Trampolin. Und: Legen Sie sich schon mal gemütlich ins Basenbad. Die Suppen können Sie auch später noch prima als Vorspeise oder einfach zwischendurch genießen – schließlich sind sie 1-A-Fatburner. Kreuzt ein Sieben-Gänge-Menü Ihr Leben, machen Sie aus dem nächsten Tag einen Fatburner-Suppentag. Dazu können Sie die Suppe mit weiteren Fatburnern aufwerten: mit Fisch, Krustentieren oder Geflügel.

2. Stufe: Tag 3 bis 10 Fatburner-Woche

Hier trainieren Sie Ihren Fettstoffwechsel. Sie essen nicht mehr als 100 Carbs pro Tag. Nicht mehr als 30 bis 40 Carbs pro Mahlzeit. Dreimal diese Woche essen Sie abends No Carb und dreimal morgens. Sie spüren einfach mal, wie Ihnen das taugt. In der Klappe finden Sie die Beispielwoche. Die Rezepte sind entsprechend gekennzeichnet. Freilich achten Sie diese Woche auf Ihre Eiweißformel (siehe Seite 50). Wenn Sie kochend nicht auf Ihren Eiweißbedarf kommen, dann ergänzen Sie mit einem extra Stück Tofu, einem Glas Buttermilch, einer größeren Portion Fisch, Lupinenschnitzel, Huhn oder einem guten Präparat. Natürlich üben Sie sich weiter im Yogix, auf dem Trampolin ... auch in Meditation. Und Sie detoxen ein wenig.

3. Stufe: Tag 11 bis 28 Stoffwechselumschwung

Nun spüren Sie schon was. Sie haben mehr Energie. Es tut sich auch was am Hosenbund – der spannt nicht mehr so. Der Yogix gehört zum Leben, das Trampolin entlockt jeden Morgen ein Lächeln – oder

eben der Anblick der Laufschuhe. Nun simple glyxen Sie, wie es Ihnen Spaß macht – mit den Regeln auf der nächsten Seite. Sie können abends wählen, ob Sie eine kleine Portion Beilage wollen oder nicht. Sie dürfen auch ruhig mal einen Schlamperjoker einbauen. Eine dicke Portion Pasta oder Kartoffeln – allerdings ohne viel tierisches Fett.

Tägliches To-Do

❖ Trinken Sie jeden Morgen das Glas Wasser, das auf Ihrem Nachttisch steht. Bisschen warten, ein wenig Wechselatmung üben – und schon lockt der gastrocholische Reflex aufs Örtchen.

❖ Mit nem netten Motto in den Tag primen.

❖ Die Zunge abschaben. Ölziehen.

❖ Machen Sie sich einen Smoothie. (Der Früchte-Smoothie ersetzt das Frühstück – nach der Ausdauerrunde. Den Grünen darf man zusätzlich.)

❖ Vor dem Frühstück 20 bis 30 Minuten Bewegung einbauen. Den Yogix können Sie auch auf dem Trampolin machen, ins Laufen integrieren.

❖ Picken Sie sich ein Frühstück heraus.

❖ Mittags kalt, abends warm oder umgekehrt – das bleibt Ihnen überlassen. Rezepte finden Sie ab Seite 126. Wählen Sie nach Gusto, mit Abwechslung.

❖ Wenn Sie keine Zeit haben, dann finden Sie jeweils auch Blitz-Rezepte.

❖ Gönnen Sie sich eine Schüssel Salat mit simple-glyx-Vinaigrette vor dem Hauptgang oder eine Fatburner-Suppe.

❖ Sie werden trotzdem nicht satt? Dann stocken Sie die Gemüseportion auf, gönnen Sie sich mehr Eiweiß und/oder essen Sie nach dem Hauptgang einen Naturjoghurt oder einen Apfel.

❖ Lassen Sie in jeder Woche dreimal abends und dreimal morgens die Kohlenhydrate weg.

❖ Ihren Ballaststoffhaushalt können Sie mit Haferkleie, Flohsamen, Kokosmehl oder Chia-Samen aufstocken.

❖ Trinken Sie täglich 2 Liter Wasser (auch heiß!).

❖ Omega-3-Haushalt mit 2 TL Leinöl oder 1 EL Chia-Samen aufstocken.

❖ Jeden Tag insgesamt 30 g Nüsse knabbern.

Flexibel anpassen

❖ Natürlich dürfen Sie mittags auch in Kantine oder Restaurant gehen (siehe Seite 76).

❖ Wenn Sie mal Lust haben auf eine riesige Portion Kartoffeln, Nudeln, Reis & Co, dann essen Sie die – ohne tierisches Fett. Gleichen Sie das mit der nächsten Mahlzeit aus. Lassen Sie dann einfach die Carb-Beilage weg.

❖ Nach den vier Wochen testen Sie aus (Beilagenportionen erhöhend), welche Menge GLYX-niedrig-Lebensmittel Sie gut vertragen, um weiter abzunehmen oder das Gewicht zu halten. Der Stoffwechsel ist nämlich individuell. So mancher kann richtig große Mengen GLYX-niedriger Lebensmittel essen, ohne zuzunehmen.

❖ Besorgen Sie sich den GLYX-Kompass. Der macht Sie mit seinem einfachen Ampelsystem unabhängig für unterwegs. Man kann sich einfach durch die grünen Vertreter essen.

Gesund würzen

❖ Würzen Sie mit Stein- oder Meersalz. Dem Körper geht es damit besser, weil es über 80 Mineralien enthält und nicht nur drei wie das jodierte Natriumchlorid (Kochsalz), das auch Allergien auslösen kann. Sparen Sie nicht an Kräutern, der leckersten grünen Medizin der Natur. Und spielen Sie mit der Heilkraft der Gewürze. Am besten aus heimischer Produktion von der Fensterbank.

simple-glyx-Tag

❖ Frühstück (ab Seite 130) für einen GLYX-niedrigen Start in den Tag, oder auch No Carb, um die Fastenphase zu verlängern. Ein Fatburner-Smoothie (ab Seite 135) kann das Frühstück ersetzen.

❖ Snacks & herzhafte Fatburner-Smoothies (ab Seite 135): für Hungrige als Zwischenmahlzeit. Man kann sie weglassen oder auch mal als Vorspeise vor einem Menü genießen.

❖ Kalte Mahlzeit (ab Seite 146): Die können Sie auch ins Büro mitnehmen.

❖ No-Carb-Gerichte haben wir gekennzeichnet.

❖ Warme Hauptmahlzeit (ab Seite 136): mittags oder abends, davor Salat (ab Seite 147) oder Suppe (ab Seite 137).

❖ Die Vorratsrezepte (ab Seite 126) bereiten Sie zu, wenn Sie Zeit haben.

❖ Wer Lust auf ein Dessert hat, darf auf Seite 154 naschen. Einfach an die Mahlzeit dranhängen. Es macht aus No Carb eine normale simple-glyx-Mahlzeit. Und gehört mit einer Vorspeise zum simple-glyx-Menü.

❖ Die Rezepte sind für eine Person ausgelegt. Außer der Vorrat. Für mehr Personen können Sie die Zutaten einfach malnehmen.

❖ Brot: Vollkorn mit hohem Schrotanteil, am besten Roggensauerteig, das hat den niedrigsten GLYX. Oder Sie backen das Eiweißbrot von Seite 127. In Scheiben schneiden und einfrieren – und täglich 1 bis 2 Scheiben im Toaster auftauen.

Schlank nebenbei
Noch mehr Küchenhelferlein

Diese Küchen- und Backstubenutensilien sollten nach und nach bei Ihnen einziehen: Ein Wok für die schnelle GLYX-Küche (kann man auf jeder Herdart verwenden). Eine Getreidemühle fürs GLYX-Brot – eine handbetriebene trainiert auch gleich noch die Arme. Ein Spirali für die gesündesten Spaghetti der Welt: aus Zucchini.

Ein Milchaufschäumer verwandelt Kuhmilch, Mandelmilch oder Sojamilch in einen wolkenflockigen, natursüßen Dessert-Traum. Ein Dampfgarer, der für einen kocht. Und ein kleiner Dörrofen für die Raw-Fans zaubert aus Gemüse und Früchten vitaminreiche GLYX-Häppchen (Bezugsquelle siehe Seite 158).

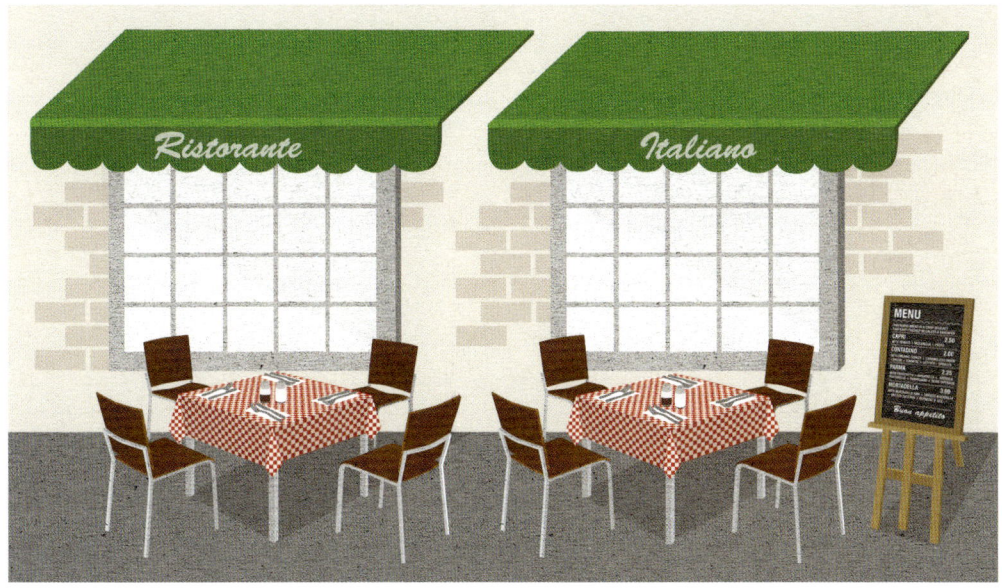

Lassen Sie es sich schmecken – geht auch im Restaurant GLYX-niedrig!

Kleine Mengen-Lehre

Die Beilage sollte man klein halten. Von mir aus dürfen Sie das alles einmal abwiegen, damit Sie ein ungefähres Maß haben, wie viel von der jeweiligen Beilage den Insulinhaushalt nicht strapaziert – sprich den Körper schlank hält – und den Geist fit. Dann sollten Sie das aber Ihrem Gefühl überlassen. Unsere Brotscheiben sind keine Riesenbrummer. Sie wiegen 40 Gramm. Das Roggensauerteigbrot 50 und unser Eiweißbrot 65 Gramm. Testen Sie das mal auf der Waage aus. Danach gilt: Pi mal Daumen. Auch die Pastaportion roh 40 Gramm (bitte immer bissfest, al dente kochen, dann haben die Nudeln einen niedrigeren GLYX). Von Naturreis, Wildreis, Basmativollkornreis gibt's ebenfalls 40 Gramm (ja: Rohgewicht). Pellkartoffeln 100 Gramm. Amaranth und Quinoa gibt's roh 45 Gramm – macht aber gekocht 135 Gramm. Reis hat gekocht nur 100 Gramm.

Richtig aufgestockt

Bitte mehr! Sie dürfen nicht hungern. Das tut weder Seele noch Körper gut. Für Salat und Gemüse gibt es keine Mengenbeschränkung. Auch an pflanzlichen Ölen (Olive, Hanf, Nüsse, Leinsamen) müssen Sie nicht sparen. Und achten Sie auf Eiweiß: Mit unseren Rezepten wird ein 70-Kilo-Mensch satt. Wenn Sie mehr wiegen, erhöhen Sie eigenständig die Portionen. Siehe auch die Tabelle in der Klappe. Das ist wichtig, damit Sie auf Ihre Eiweißformel von etwa 1,5 Gramm pro Kilo Körpergewicht kommen.

❖ Sie wiegen 60 bis 75 kg: Übernehmen Sie die Mengen, die in den Rezepten angegeben sind.

❖ Sie wiegen 75 bis 95 kg: Sie dürfen die Eiweißportion um etwa ein Drittel aufstocken.

❖ Sie wiegen über 95 kg: Legen Sie etwa 50 Prozent mehr Eiweiß drauf. Oder ergänzen Sie mit einem hochwertigen Eiweißpulver – mit maximal 15 Prozent Kohlenhydratanteil.

Zum Herunterladen

❖ Den Yogix-Übungsfilm gibt es auf simple-glyx.de.

❖ Lust auf kostenlose Listen und Tabellen? Auf www.simple-glyx.de können Sie sich eine Vorratsliste herunterladen. Und eine Beilagenliste – wie viel von was tangiert meinen Blutzuckerspiegel nur wenig, lockt kaum Insulin.

❖ Unsere App »GLYX-Rezepte« mit vielen leckeren Gerichten finden Sie im App-Store.

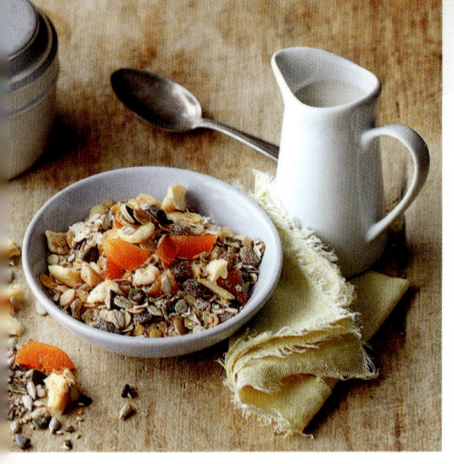

GLYX-Müsli: Je **100 g Hafer-**, **100 g Dinkel-** und **100 g Sojaflocken** in einer Schüssel mit **50 g Haferkleie** mischen. **25 g Kürbiskerne** grob hacken, mit **je 25 g Sonnenblumenkernen** und **Sesam** in einer Pfanne ohne Fett leicht anrösten. Vom Herd nehmen, etwas abkühlen lassen. **50 g getrocknete Aprikosen** und **25 g getrocknete Apfelringe** in kleine Würfel schneiden, mit den Kernen, **50 g Rosinen** und **50 g geschroteten Leinsamen** unter die Flocken mischen. Die Mischung in eine gut verschließbare Dose füllen, kühl und trocken aufbewahren.

Meine Survival-Rezepte

Der unvorhergesehene-Gäste-Wok: Steht jemand unangekündigt mit Hunger vor der Türe, mache ich gerne den Gemüse-Wok mit Fisch oder Huhn. Geht blitzschnell – auch für eine Fußballmannschaft. **300 g Tiefkühlgemüse-Mischung** pro Person in der Pfanne mit **Olivenöl** anbraten, mit **Meersalz** und **schwarzem Pfeffer** aus der Mühle abschmecken. An den Rand schieben. **150 Gramm Fisch** (zum Beispiel Lachs) oder **Hühnerbrustfilet** mit Olivenöl und **Chili** anbraten. Unter das Gemüse mischen. Servieren.

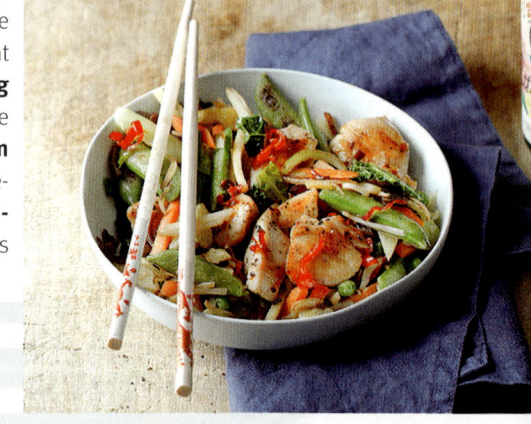

Eiweißbrot: Das wartet immer in der Tiefkühltruhe. **6 Eier, 500 g Magerquark, 320 g Haferkleie, 2 TL Meersalz, 1 Päckchen Backpulver, 1 TL Chia-Samen,** nach Belieben **Gewürze** und **gehackte Nüsse und/oder Samen** in einer Schüssel mit dem Handrührgerät vermischen. In eine gefettete Kastenform geben und bei 180 °C ungefähr 45 Minuten backen.

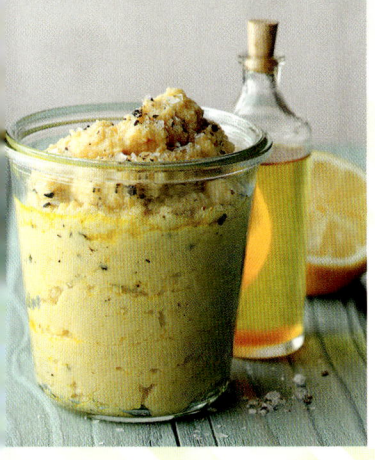

Hummus, ein veganer Eiweiß-Snack: 1 Dose Kichererb-sen (Abtropfgewicht: 240 g), **2 Knoblauchzehen, 3 EL Zitronensaft, 2 EL Sesampaste, 150 ml Olivenöl, ½ TL Stein-** oder **Meersalz, Pfeffer** aus der Mühle. Die Kichererbsen abtropfen lassen, den Knoblauch schälen und jeweils längs halbieren. Mit Zitronensaft, Sesampaste und Öl im Mixer pürieren, mit Salz und Pfeffer würzen.

Leinöl-Quark mit Kräutern: Mit Omega-3-Fettsäuren verschwindet der Heißhunger oft von selbst. **1 EL Leinöl** mit **100 g Quark** verrühren, **1 EL Kräuter** frisch gehackt untermischen, **salzen** und **pfeffern**. Schmeckt auch gut, wenn man zusätzlich **Tomaten** und **Gurken** reinschnipselt.

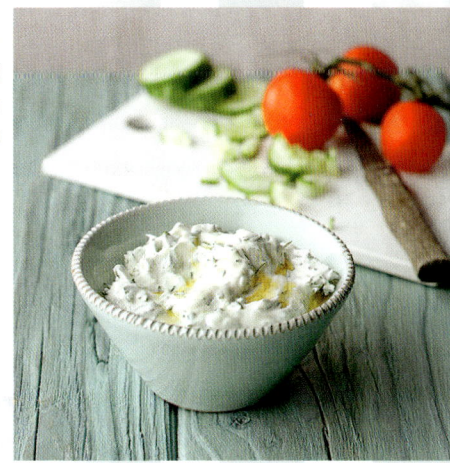

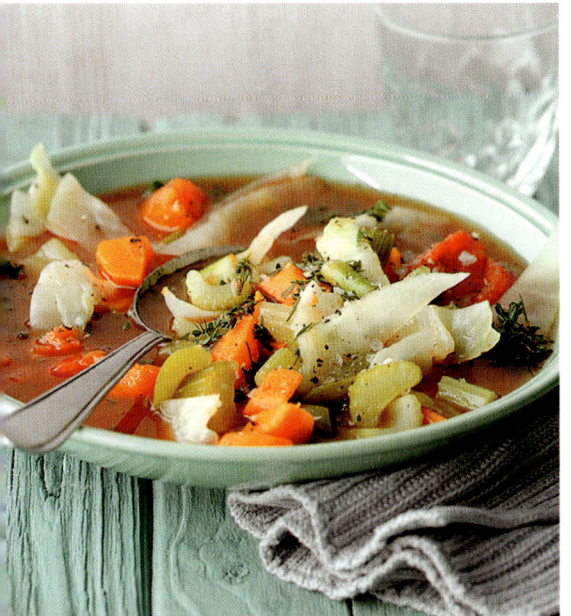

Schlamper-Joker Kohlsuppe: Sollte man immer in der TK-Truhe haben. Ein Kohlsuppentag gleicht ein Schlamperwochenende aus. **1 Kopf Spitzkohl, 2 grüne Paprikaschoten**, 500 g Möhren, 6 große Frühlingszwiebeln, **1 Bund Stangensellerie, 1 Kilo Dosentomaten** in grobe Stücke schneiden. In einen Topf geben und mit Wasser bedeckt aufkochen. Dann Hitze reduzieren, gar kochen. Mit **frischen Kräutern, Pfeffer aus der Mühle** und **Meersalz** würzen.

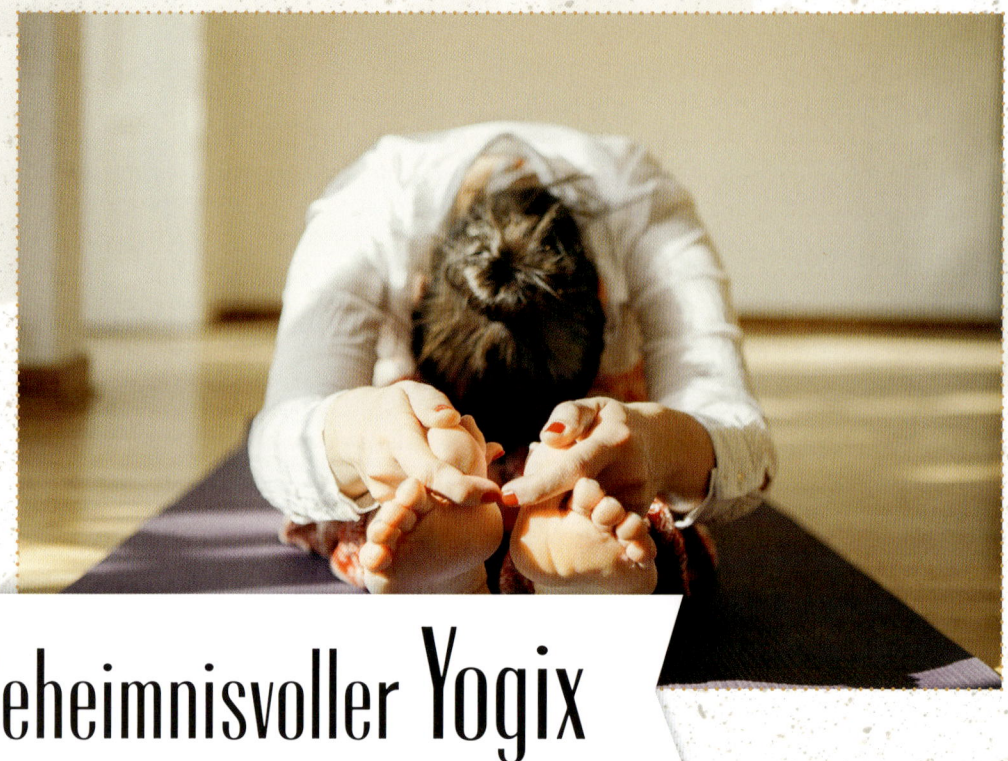

Geheimnisvoller Yogix

Energie tanken, kräftigen, dehnen, die Faszien trainieren und meditieren – alles in einem.

Der Yogix ist ein kleines Übungsprogramm, das binnen 15 bis 20 Minuten Körper und Geist flexibel macht, die Stressresistenz erhöht – und gleichzeitig schlank, fit, gesund und jung hält. Dieses kleine zauberhafte Progamm verändert Ihre Energie – und der Körper folgt. Sie wachen auf, wecken das Immunsystem, stärken Muskeln und Knochen, entgiften, streifen Trägheit ab, strahlen von innen heraus. Die ideale Ergänzung zu Ihrem morgendlichen Lauf- oder Trampolinprogramm.

Ideale Kombination

Die Yogix-Übungen kombinieren energetisches Stretchen mit Kraftübungen, bieten eine clevere Mixtur aus Konzentration, Koordination und Balance, aus Yoga und Energiemedizin. Und auch ein wunderbares Faszientraining. Den Yogix hab ich zusammen mit Holle Bartosch, Sportwissenschaftlerin und Yoga-Lehrerin, entwickelt. Die Übungszeiten sind natürlich dehnbar. Tut es Ihnen gerade supergut, zum Beispiel den Stress wegzutrampeln? Dann verlängern Sie die Übung einfach. Fühlen Sie sich flexibel. Viele der Übungen können Sie auch mit Ihrem Training auf dem Trampolin kombinieren. Ausprobieren! Machen Sie diese Übungen vier Wochen lang, wenn es geht jeden Tag. Dann reichen zwei- bis dreimal die Woche. Aber es ist auch schon wunderbar, wenn Sie täglich eine Übung ausprobieren. Und einzelne Übungen immer wieder in Ihren Alltag integrieren – dann, wenn Sie die gerade brauchen, egal ob clevere Kniebeuge, Herzmeditation oder entgiftende Drehsitz. Auch der Yogix steht auf fünf Beinen. Los geht's:

1. Erst mal ankommen

Die kleine Bewegungsmeditation bringt Sie endlich mal dorthin, wo Sie viel öfter sein sollten: In Ihren Körper. Ins Hier & Jetzt. Diese Mini-Medi funktioniert auch wunderbar auf dem Trampolin – oder beim Laufen!

Bodyproof – 2 Minuten

1 Stellen Sie sich aufrecht hin. Atmen Sie durch die Nase tief in den Bauch hinein. Fühlen Sie am höchsten Punkt Ihres Kopfes einen imaginären Goldfaden, der Sie Richtung Himmel zieht und damit ganz gerade aufrichtet. Die Schultern leicht nach hinten nehmen. Körperspannung von den Zehenspitzen ausgehend nach oben sanft aufbauen.

2 Gehen Sie los. Atmen Sie dabei tief in den Bauch hinein. Spüren Sie, wie sich mit jedem Atemzug die Bauchdecke leicht hebt und dann wieder senkt.

3 Nun atmen Sie in den linken kleinen Zeh hinein. Dann in den nächsten, und weiter bis in den großen linken Zeh. Was spüren Sie, was spüren Ihre Zehen? Und sind die kalt oder sind sie schön warm?

4 Wandern Sie mit Atem und Gedanken weiter. Schicken Sie Ihren Atem und Ihre Aufmerksamkeit in den Vorfuß, die Ferse, dann in die Wade, das Bein hoch bis zur Leiste. Spüren Sie Durchblutung, Wärme – und vor allem, ob irgendwo eine Spannung auftaucht. Atmen Sie dort einfach bewusst hinein.

5 Scannen Sie so Ihren ganzen Körper: rechter Fuß bis Leiste, Becken und Bauchraum, Po, unterer Rücken und Wirbelsäule. Brustkorb, Schulter, Arm ... Nacken, ist der locker oder verspannt? Kopf, Gesicht. Ist der Kiefer angespannt, die Augen, die Stirn ...? Spüren Sie den höchsten Punkt des Körpers.

6 Zum Schluss fühlen Sie Ihren Körper als Ganzes, schicken ihm, jedem Muskel, jeder Zelle ein Dankeschön, dass er und sie immer für Sie da sind. Und schütteln Sie sich von oben bis unten ganz locker durch.

2. Energie anschieben

Sorgen Sie nun dafür, dass Ihre Energien in den Bahnen zum Fließen kommen und die gute Laune anspringt. Gern auch auf dem Trampolin. Oder einfach mal im Alltag gegen müde Zeiten.

Die Ohren entfalten – 15 Sekunden

Massieren Sie Ihre Ohrmuscheln leicht ziehend von innen nach außen, als ob Sie sie auseinanderfalten wollten. 15 bis 30 Sekunden lang. Sie laden Ihren Körper mit Energie auf, verbessern die Aufmerksamkeit. Kann man auch immer mal wieder im Büro machen.

Thymusdrüse klopfen – 1 Minute

Klopfen mit den Fingerspitzen beider Hände auf die Thymusdrüse fördert den Transport chemischer Botenstoffe zwischen Nervenbahnen und Zellen. Die Drüse befindet sich hinter dem Brustbein, etwa zwei Zentimeter unter dem V des Schlüsselbeins. Nach etwa 1 Minute atmet man automatisch tief ein. Und man fühlt sich gekräftigt. Eine aktive Thymusdrüse spielt eine wichtige Rolle im Stoffwechsel und bei der Immunabwehr. Das Klopfen dient dem Stressabbau, sorgt für innere Ruhe und Ausgeglichenheit. Thymus klopfen hilft gegen Kopfschmerzen, Müdigkeit, Erschöpfung, Konzentrationsmangel und Ängste. Perfekt, dass Sie das immer wieder mal einfach zwischendurch machen können. Dann, wenn inneres Gleichgewicht besonders gebraucht wird, ob in der Arbeit, auf Reisen, beim Autofahren ...

Fröhlichkeit wecken – 45 Sekunden

Mit allen Gesten und Bewegungen, mit denen etwas in die Höhe geht, steigt auch unsere Stimmung. Das Überwinden der Schwerkraft ist ein kraftvoller Akt, der zeigt, wie viel Energie in uns steckt. Stärke, Selbstbewusstsein und Freude kommen so zum Ausdruck. Nehmen Sie Ihre Hände vor den Körper und drücken Sie die Luft von unten nach oben, als ob Sie Ihrem Gesicht Luft zufächeln wollten. Arme in einem großen Bogen wieder nach unten führen. Etwa zehnmal hintereinander.

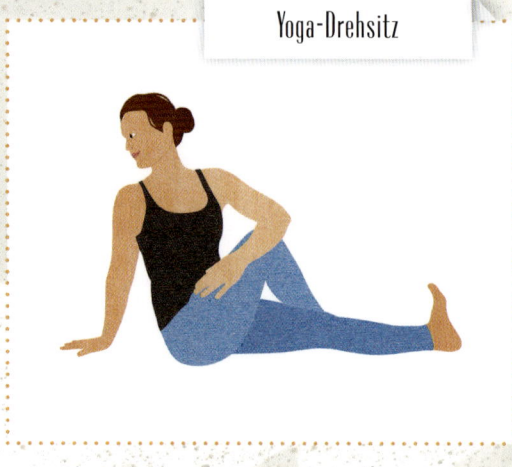

Yoga-Drehsitz

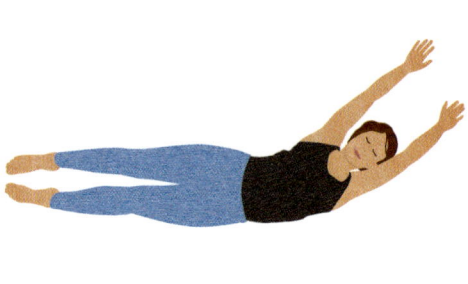

Bauch und Rumpf befreien I

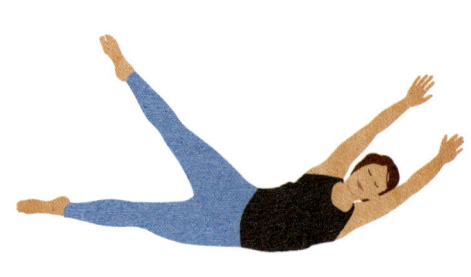

Bauch und Rumpf befreien II

3. Flexibilität und Balance

Ihr Aktionsradius ist abhängig von Ihrer Flexibilität, dem Zusammenspiel Ihrer Muskeln, Ihrer Balance. Wer in Balance ist, hat eine sichere Basis, um flexibel zu denken und zu handeln. Je flexibler unsere Wirbelsäule, je dehnfähiger die Muskeln des Rumpfes, desto spontaner, reaktionsfreudiger und effektiver ist unser Körper.

Yoga-Drehsitz – 1 Minute

Der Drehsitz dehnt und öffnet Rumpf und Hüften und unterstützt das Entgiften.

1 Man sitzt mit langen Beinen aufrecht, sodass die Sitzhöcker am Boden spürbar sind. Das rechte Bein angewinkelt über dem linken aufstellen.

2 Das angewinkelte Bein mit dem linken Arm umfassen, dabei den Oberkörper nach rechts drehen und die rechte Hand hinter dem Körper zum Boden führen.

3 Nun weiter nach rechts drehen und den Blick nach hinten über die rechte Schulter richten. Spüren Sie die Dehnung entlang der Brust- und Halswirbelsäule.

4 In dieser Position 30 Sekunden verweilen. Danach die Seite wechseln.

Bauch und Rumpf befreien – 3 Minuten

Die Übung stärkt die Energie von Leber, Milz und Galle, macht dem Darm Platz. Bringt Flexibilität in die schräge und gerade Bauchmuskulatur.

1 Auf dem Rücken liegend die Arme über Kopf am Boden ausstrecken. Lang strecken von den Zehen bis zu den Fingerspitzen und den Bauch lang und weit werden lassen. Tief in den Bauch atmen für 30 Sekunden.

2 Oberkörper und Arme nach rechts rutschen, während das Becken am Platz bleibt. Rechtes Bein nach rechts rutschen, das linke folgt. Atmen Sie tief in die linke Flanke.

3 30 Sekunden verweilen. Dann zurück zur Mitte und Seitenwechsel. 2 Runden.

Herabschauender Hund – 1 Minute

Diese Yogaübung dehnt den gesamten Rücken und die Beinrückseiten. Sie kräftigt Handgelenke, Fußgelenke und Arme. Die Schultern öffnen sich. Das Nervensystem wird stimuliert und versorgt den Körper mit neuer Energie. Wenn Sie diese Übung nicht gleich können, ist der Weg das Ziel. Wie immer im Yoga.

1 Aus dem Vierfüßlerstand die Fußballen aufstellen und die Knie anheben.
2 Schieben Sie das Steißbein Richtung Decke. Spüren Sie, wie sich langsam Arme, Schultern und der ganze Rücken strecken.
3 Strecken Sie die Beine so gut es geht, indem Sie die Fersen Richtung Boden schieben und die Beinrückseiten lang werden lassen. Richten Sie den Blick Richtung Bauchnabel, sodass der Nacken entspannen kann.
4 Ruhig atmend 1 Minute verharren.

Tipp: Sie können immer wieder die Hüftstellung ein wenig verändern, um die Dehnung vom Rücken in die Beine zu lenken und umgekehrt. Forschen und spüren Sie.

Yoga-Baum – 1 Minute

Ich mache das auch immer mal zwischendurch, wenn ich warte, telefoniere, wenn der Kaffee durchläuft oder, wenn mich etwas stresst oder frustriert. Die wirkungsvollste Mini-Medi der Welt. Balance halten hält ab vom Grübeln.

1 Im Stand das Gewicht auf den linken Fuß verlagern, die rechte Fußsohle an die linke Fessel legen, dann seitlich an die linke Wade. Wenn das nicht klappt, wieder runter.
2 Die Hände vor der Brust zusammenlegen.
3 Wer auch mit Fuß an der Wade das Gleichgewicht gut hält, setzt die Fußsohle an die Oberschenkelinnenseite, streckt die Arme über den Kopf. Tief ein- und ausatmen. Die Position bis zu 30 Sekunden halten und dann die Seite wechseln.

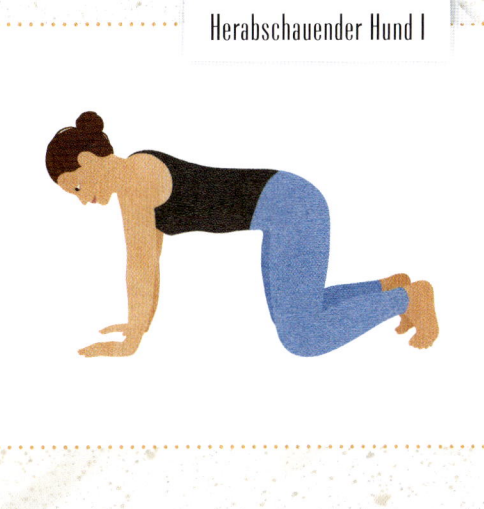

Herabschauender Hund I

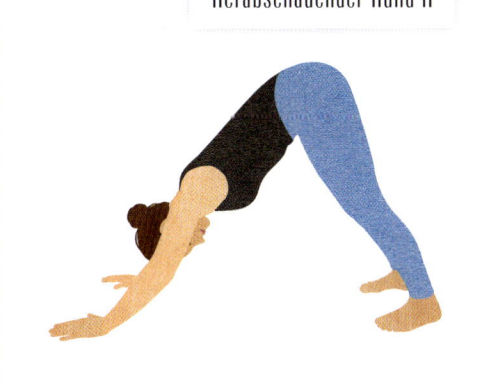

Herabschauender Hund II

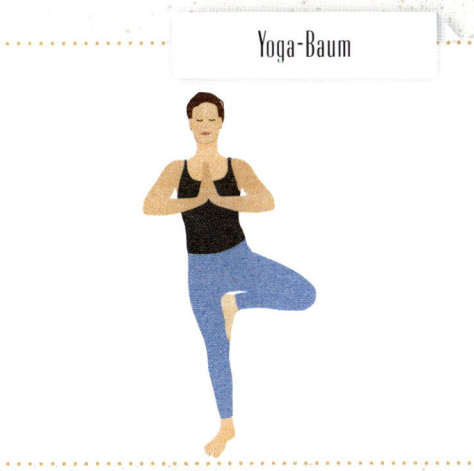

Yoga-Baum

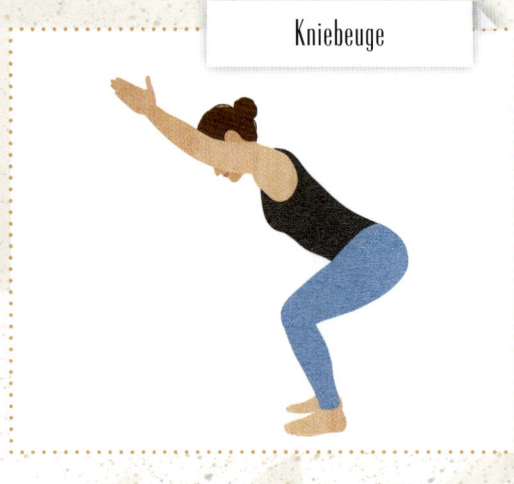

Kniebeuge

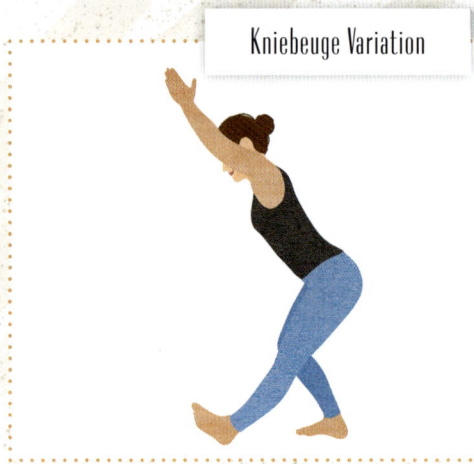

Kniebeuge Variation

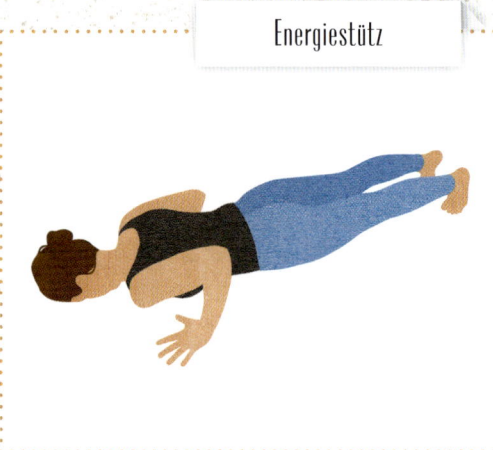

Energiestütz

4. Mehr Kraft und Lebensenergie

Bei diesen Ganzkörperübungen wird der Körper gleichmäßig gekräftigt. Auch Ausdauer und Durchhaltevermögen wachsen – und mit ihnen Stärke, Selbstbewusstsein und Sicherheit.

Die cleverste Kniebeuge – 2 Minuten

Allein durch diese Übung wächst die Muskulatur im ganzen Körper. Nicht nur in den Beinen.

1 Im hüftbreiten Stand senken Sie den Po und führen den Oberkörper mit Bauchspannung leicht nach vorn. Ziehen Sie den Bauchnabel bewusst nach innen oben, damit kein Hohlkreuz entsteht.

2 Strecken Sie die Arme über den Kopf und ziehen zugleich die Schultern nach unten, um den Nacken lang zu strecken. Die Knie dabei möglichst nicht nach vorn bis über die Zehen hinaus schieben.

3 Drücken Sie die Handflächen fest zusammen, das kräftigt zusätzlich Brust, Schultern und oberen Rücken. Blick nach vorn.

4 Heben Sie mit dem Einatmen den Po ganz leicht (!) an und senken ihn mit der Ausatmung wieder.

5 Atmen Sie fließend. Wiederholen Sie die Bewegung, bis die Oberschenkel brennen, und dann noch ein paarmal.

Variation: Machen Sie die Kniebeuge einbeinig, das andere Bein ist nach vorn ausgestreckt, die Ferse liegt am Boden. Aber geben Sie kein Gewicht drauf. Beinwechsel nicht vergessen.

Der echte Energiestütz – 1 Minute

1 Legen Sie in der Bauchlage die Hände unter die Schultern, die Finger sind gespreizt, der Mittelfinger zeigt nach vorn. Die Ellbogen sind nahe am Körper. Stellen Sie die Zehen auf. Blick zum Boden, Hals gerade.

2 Heben Sie sich mit dem Einatmen gerade wie ein Brett vom Boden weg, bis die Arme gestreckt sind. Mit dem Ausatmen langsam so

weit absenken, wie Sie die Spannung halten können. Mit der Einatmung wieder heben.

Variation: Sie können auch die Knie am Boden lassen, so wird die Übung ein wenig leichter.

Die Brücke – 1 Minute

Die ganze Körperrückseite wird gekräftigt und die Körpervorderseite gedehnt. Brust und Schultermuskulatur öffnen sich, während die Beine unter Hochspannung stehen. Und zu guter Letzt wird die Wirbelsäule vitalisiert.

1 Auf dem Rücken liegend stellen Sie die Füße hüftbreit knapp hinter Ihrem Po auf. Heben Sie Ihr Becken und drücken Sie es nach oben, so dass die Leisten gedehnt werden.

2 Schieben Sie Ihr Brustbein Richtung Kinn. Falten Sie die Hände unter Ihrem Körper oder schieben Sie so gut es geht die Oberarme unter Ihrem Rücken zusammen. Das öffnet die Schultern und den Brustbereich.

3 Pressen Sie Arme und Füße fest in den Boden und schieben Sie die Hüften Richtung Decke. Bleiben Sie in der Stellung für 1 Minute.

Variation: Fortgeschrittene strecken abwechselnd ein Bein aus, halten.

Die machtvolle Haltung – 1 Minute

Stärkt den gesamten Unterkörper. Durch die Öffnung des Brustkorbs wird die Brustmuskulatur gedehnt und die Schultern werden gelockert. Das Zwerchfell hebt sich sanft, wodurch das Herz leicht massiert wird.

1 Beugen Sie im Stand die Beine. Die Füße stehen hüftbreit auseinander.

2 Ziehen Sie den Bauchnabel für einen aufrechten Rücken nach innen oben. Falten Sie die Hände hinter dem Rücken, schieben Sie die Schultern nach unten, die Schulterblätter zur Wirbelsäule. So ziehen sich die Arme lang und etwas von den Pobacken weg. Pressen Sie die Handflächen sanft zusammen.

3 Senken Sie mit dem Ausatmen das Steißbein und gehen Sie tiefer in die Position. Die Knie nicht über die Zehenspitzen nach vorne bewegen. Die Krone des Kopfes zieht nach vorn oben und der Nacken bleibt schön lang. Den Blick währenddessen nach vorne richten.

4 Verweilen Sie so für 30 Sekunden. Pause, dann noch einmal.

Variation: Wer Balance und Wadenkraft tanken will, hebt die Fersen so weit wie möglich vom Boden und balanciert mit dem ruhigen Atem.

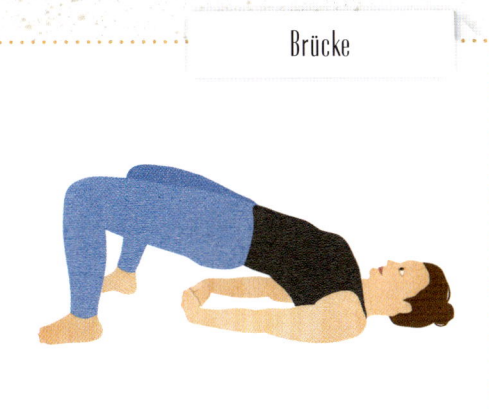

Brücke

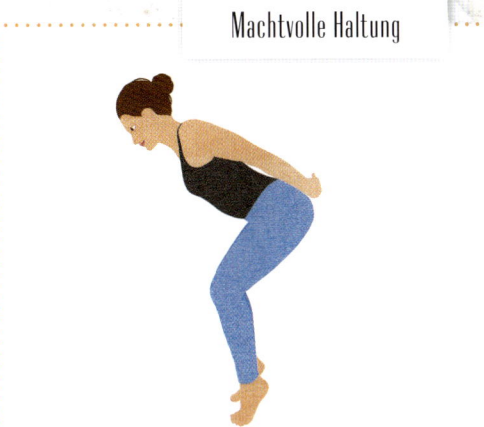

Machtvolle Haltung

5. Zum Schluss abheben

Ein wenig erden und tief fühlen – und schon kann man losgelöst in den Tag düsen.

Endlich loslassen ... – 3 Minuten

Schieben Sie eine CD ein, die Sie aus Ihren Reserven lockt. Und trampeln Sie. Stampfen Sie auf. Springen Sie mit beiden Füßen gleichzeitig auf den Boden. Trampeln Sie rechts, links, rechts links. Wenn Ihnen das hilft: Stellen Sie sich vor, ein Indianer zu sein, der in Trance ums Lagerfeuer nach Trommelrhythmen tanzt. Tun Sie das drei bis fünf Minuten lang. Feste auf den Boden. Trampeln, mit aller Kraft, die Sie haben. Wenn Sie wollen, dann hängen Sie noch weitere fünf Minuten an und brüllen Sie dazu. Ho, Ho, Ho .... Lassen Sie das Ungeheuer ruhig raus. Ich hab mich da auch komisch gefühlt. Aber nicht lange. Trainiert nicht nur die Seele fit, sondern auch die Faszien!

Die kleine Herzmeditation – 2 Minuten

Zum Schluss Freude tanken – und zwar im Lotussitz oder (halben) Schneidersitz auf dem Yoga-Kissen. Kopf ein wenig vernachlässigen und auf das Herz konzentrieren. Stellen Sie sich vor, mit dem Herzen zu atmen, Energie hineinfließen zu lassen. Denken Sie nun an etwas Positives.

Sie wissen schon, an etwas mit hohen Schwingungen: Liebe, Dankbarkeit, Mitgefühl, Freude. Das hat nämlich die Kraft, Sie mit Energie und Lebensfreude aufzutanken – und Ihren (kleinlichen?) Ärger vergessen zu lassen.

Fühlen Sie das eine Minute, zwei Minuten ... Wenn Sie wollen, dürfen Sie zum Schluss auch Ihr Herz fragen: Was wäre in Situation XY der nächste Schritt? Nun sind Ihr Bauchhirn, Ihre Intuition, Ihr Herz viel offener. Hören Sie auf die Antwort des Herzens. Denn daraus spricht nun auch der vernünftige Menschenverstand.

Ihr Yogix für andere

Sammeln Sie die gesamte Energie, die Sie im Yogix getankt haben, in Ihrem Herzen. Denken Sie an einen lieben Menschen, dem Sie diese Energie zukommen lassen wollen, und schicken Sie sie weiter. Nun legen Sie Ihre Handflächen vor der Brust aneinander. Machen eine kleine Verbeugung. Und sagen Danke! Im Yoga sagt man Namaste. Dieser indische Gruß bedeutet »Verehrung Dir«. Oder, wie Deepak Chopra, der weltbekannte indische Arzt und Philosoph es so schön formuliert: »Ich ehre in dir den göttlichen Geist, den ich auch in mir selbst ehre – und ich weiß, dass wir somit eins sind.« Übrigens: Einen Yogix-Übungsfilm gibt's über www.simple-glyx.de.

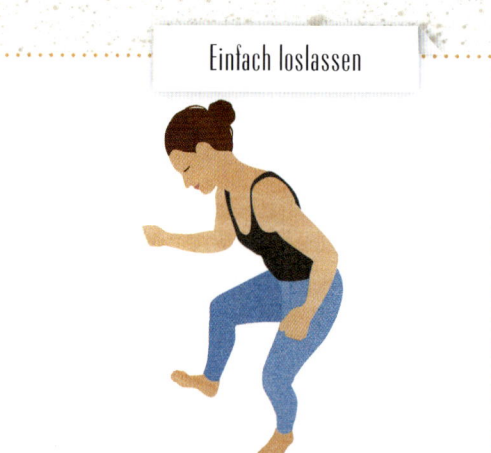

Einfach loslassen

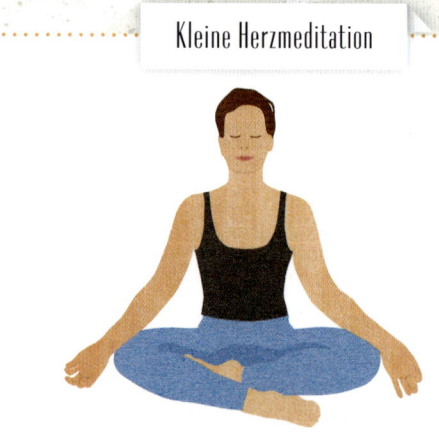

Kleine Herzmeditation

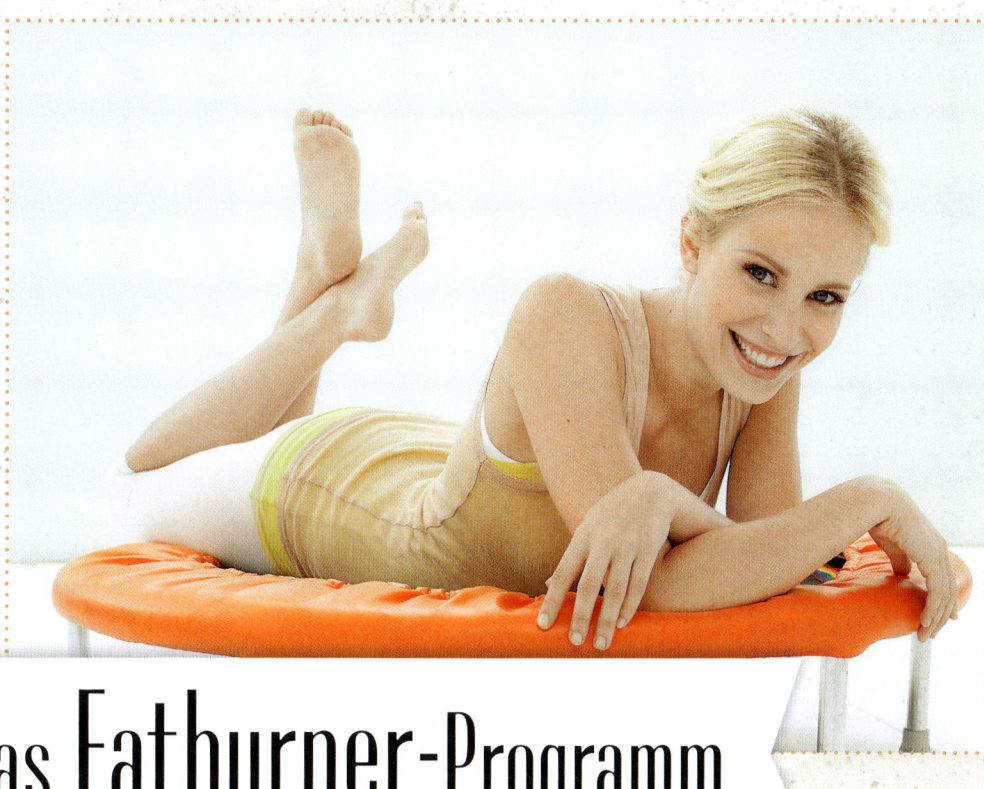

Das Fatburner-Programm

Legen Sie Ihre Lieblingsmusik auf und probieren Sie die Grundtechniken auf dem Trampolin aus. Picken Sie sich raus, was Ihnen Spaß macht – und Ihrem Fitnessgrad entspricht.

Schon 20 Minuten Trampolin am Tag reichen aus. Wem das zu viel ist, der macht 2-mal 10 draus. Beginnen Sie mit 1 Minute pro Übung, später dann 2 bis 3 Minuten.

Auf dem Mini-Trampolin

Nichts macht mehr Spaß, nichts ist effektiver als das Training auf dem Trampolin. Es lockt das Kind in uns, stärkt Muskeln und Knochen – und vertreibt die Fettpölsterchen. Dabei ist es sehr liebevoll zu unseren Gelenken.

Ideal sind 20 Minuten. Besser ist, 4-mal am Tag 15 Minuten einzubauen, statt eine Stunde am Stück. Länger als 45 Minuten am Stück zu trainieren macht keinen Sinn.

Nein, es ist nicht gefährlich. Wer gehen kann, kann auch auf dem Trampolin trainieren. Anfänger walken, Fittere joggen, tanzen und twisten, und Fortgeschrittene hüpfen und springen. Wer will, nimmt den Schrittzähler mit auf die Matte. Den Puls bestimmt die Anstrengung der Bewegung. Je höher man die Knie zieht, desto höher wird der Puls. Anfangs vielleicht mit einer Pulsuhr kontrollieren. Wer richtig viel Wissen will, noch mehr Trainingsprogramme braucht, der liest mein Buch »Fit & Schlank mit dem Minitrampolin« (siehe Seite 157).

Das richtige Modell

Trampoline mit Gummikabeln sind eher was für Reha und Rückenprobleme, effektiv abnehmen kann man auf dem Trampolin mit Stahlfedern. Ideal, wenn die Spannung der Matte zum Gewicht passt. Ist das Trampolin zu straff gespannt, und sind Sie ein Leichtgewicht, dann federn Sie kaum, haben Sie keinen Spaß an der Sache. Ist die Matte zu elastisch aufgespannt, landet ein Schwergewicht auf dem Boden. Außerdem ist das Training nur effektiv, wenn die Matte optimal federt. Deshalb gibt es mein Fatburner-Trampolin in vier Gewichtsklassen (Bezugsquelle und Beratung siehe Seite 158). Praktisches Extra: ein anmontierbarer Haltegriff – für Senioren oder für wilde Jumper, die zu lateinamerikanischen Rhythmen wie die Wahnsinnigen springen wollen.

Schnupper-Kurs

Wer zum ersten Mal aufs Trampolin steigt, der sollte sich eine Kennenlern-Phase gönnen.

1 Steigen Sie barfuß oder in Gymnastikschuhen vorsichtig auf die Matte.
2 Stellen Sie sich hüftbreit aufrecht hin.
3 Verlagern Sie ein paarmal ohne Schwung das Gewicht von rechts nach links, von der Ferse zum Fußballen und zurück.
4 Jetzt beginnen Sie mit weiterhin hüftbreit geöffneten Füßen langsam auf und ab zu wippen. Die Arme schwingen locker mit.
5 Probieren Sie einige Walkingschritte. Spüren Sie genau hin, wie das Sprungtuch auf Ihre Bewegungen reagiert.
6 Zu guter Letzt hüpfen Sie ein wenig, aber nicht zu hoch. Was macht Ihr Puls?

Achtung: Manchmal muss der Beckenboden erst aufgebaut werden. Dass er schwach ist, merkt man zum Beispiel an Harntröpfeln beim Husten. Dann auf dem Trampolin nicht mit beiden Beinen springen. Nach ein paar Wochen Aufbauarbeit kann man dann auch hüpfen.

Die richtige Haltung

Mit der richtigen Haltung auf dem Trampolin stärken Sie Ihren Rücken und beugen Wirbelsäulen- und Bandscheibenproblemen vor. Bauen Sie vom Kopf bis zu den Zehen Körperspannung auf.

❖ Stehen Sie hüftbreit, die Füße parallel. Das Körpergewicht ruht gleichmäßig auf beiden Beinen. Beugen Sie die Knie leicht.
❖ Ziehen Sie den Bauch ein wenig ein, um ein Hohlkreuz zu vermeiden.
❖ Strecken Sie die Brust nach vorn, indem Sie die Schultern nach hinten unten ziehen.
❖ Wenn Sie Ihr Kinn sanft Richtung Hals ziehen, richten Sie Ihre Halswirbelsäule auf. Stellen Sie sich vor, Ihr Kopf hinge an einem Faden.
❖ Die Haltung und Körperspannung sollte angenehm sein, verkrampfen Sie sich nicht.

Der richtige Trainingspuls

Er garantiert, dass das Herz nicht rast und die Muskeln ausreichend mit Sauerstoff versorgt werden, damit Fett verbrennt. Und dabei wachsen die Fettverbrennungsöfchen: die Kraftwerke in den Muskeln. Genannt Mitochondrien. Und genau das wollen Sie.

Test für den richtigen Puls

Powerwalken oder joggen Sie mit Ihrer Pulsuhr fünf Minuten lang, im Wald oder auf dem Trampolin. Atmen Sie während drei Schritten aus – und während zwei Schritten ein. Erhöhen Sie ganz langsam das Tempo. Solange Sie nicht aus der Puste kommen, trainieren Sie noch im grünen Bereich. Geraten Sie dagegen in Atemnot, brechen Sie die Übung ab, gucken auf Ihre Pulsuhr und notieren den Wert. Diesen Puls, besser fünf Schläge drunter, sollten Sie vorerst nicht überschreiten.

Aller Anfang ist ... langsam

Untrainierte und Übergewichtige starten mit einer Minute am Stück – natürlich ruhig häufiger am Tag. Geübte können mit 3 Minuten beginnen, und wer fit ist, startet mit 5 Minuten. Nun hängt man alle zwei Tage eine weitere Minute an, bis man 20 Minuten am Stück trainieren kann.

Die idealen Trainingsextras

Flexband: Wenn Sie ein Thera-Band um ein Trampolinbein schlingen und beim Laufen jeweils ein Ende in die Hand nehmen, arbeitet der Oberkörper mit, werden die Arme extra trainiert. Ideal für Fatburning, Fitness- und Figurtraining, Haltungs- und Rückenschule. Buch-Tipp siehe Seite 157.

Schwungmasse-Hanteln: Wer sich auspowern will, nimmt zum Trampolin noch diese mit Granulat gefüllten Hanteln. Die straffen die Oberarme und schonen gleichzeitig die Gelenke. Sie aktivieren Muskeln, die einen die Bewegung abbremsen lassen, bevor man das Gelenk überstrecken kann. Und sie trainieren auch die tiefere Bauch- und Rückenmuskulatur. Man verbrennt 30 Prozent mehr Fett als ohne! Bezugsquellen siehe Seite 158.

Power-Leggins: Kompressionshosen, die während des Trainings die Durchblutung ankurbeln, den Lymphfluss anregen. Der Effekt: schönere Haut, verringerter Umfang. Cellulite ade! Warum funktioniert das? Die Kompression wirkt genau im Bindegewebe. Das fördert die Durchblutung der Muskulatur, die Verbrennung von Fett – und sie regt die Lymphe an.

Cellulite ade

Kompression kombiniert mit Bewegung ist die einzige Möglichkeit, Cellulite sichtbar zu verändern. Gibt's da Beweise? Dr. Tanja Kühne, Sportwissenschaftlerin: »Natürlich. Wir haben Studien dazu gemacht. Sport-Experte Uwe Kniess hat in seinem Studio mittlerweile 6000 Frauenbeine fotografiert. Er stellte für seine Tests Frauen zweimal wöchentlich für 30 Minuten auf eine seitenalternierende Vibrationsplatte. Nach vier Wochen ist die Cellulite deutlich zurückgegangen, das Hautbild an Po und Oberschenkel hat sich verbessert, der Beinumfang beträgt im Durchschnitt zwei Zentimeter weniger.« Funktioniert auch beim Joggen und auf dem Trampolin!

Faszientraining

Anfängern reicht das Trampolin. Fortgeschrittene »Leichtgewichte« springen nach dem Trampolintraining mit individuellem Rhythmus im Blut noch ein paar Minuten barfuß auf dem Boden weiter. »Das stimuliert die Kollagenfasern so, dass sie zu hochelastischen Federungsstricken umgewandelt werden«, so der Faszienexperte Dr. Robert Schleip.

Wer tief an die Faszien ranwill, hängt an sein Training noch ein paar Minuten BALLance-Übungen an. Sportwissenschaftlerin Dr. Tanja Kühne: »Aktive Tiefenentspannung. Die wir uns selbst zukommen lassen können. Die uns in Minuten zwei Zentimeter wachsen lässt. Heißt, die Muskeln lockert, die Bandscheiben entlastet, die Wirbelsäule aufrichtet. Nicht nur Verspannungen im Rücken verschwinden, sondern Energieblockaden lösen sich. Wohlbefinden tritt ein, Zipperleins verschwinden. Wir wachsen – mitsamt unserer Gesundheit.«

So sieht's aus

BALLance. Das sind zwei boskopgroße Weichintegralschaumstoff-Bälle, die über eine spezielle, flexible Feder miteinander verbunden sind. Und die beiden Bälle legt man links und rechts neben die Wirbelsäule, so dass diese über der Feder schwebt und nicht mit therapiert wird.

So geht's: Durch das Körpergewicht üben die Bälle einen individuell optimierten, massageähnlichen Druck auf Bindegewebe, Faszien und Muskeln aus und entspannen diese. Mit einfachen Rollbewegungen verlagert man den Druck und massiert den ganzen Rücken. Das kann man auch im Nacken tun, an den Schultern, am Po, an den Oberschenkeln …

Wippen

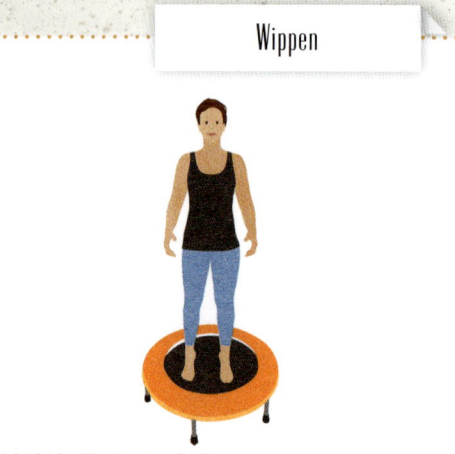

Walking

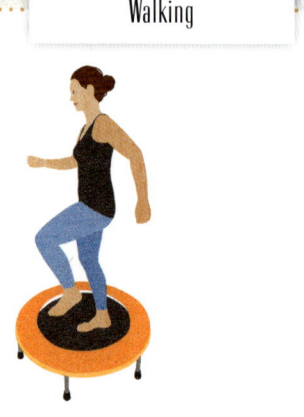

Laufen

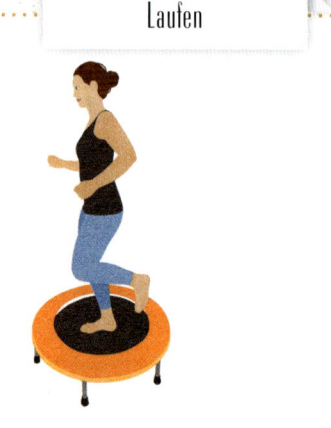

Die Techniken

Die bringen Abwechslung in Ihr Training. Grün für alle, gelb für Fitte, rot für Experten!

Wippen: **Prima für Einsteiger, ideal fürs Warm-up und Cool-down. Oder einfach zwischendrin zum Entstressen und Lympheanregen. Die Füße stehen hüftbreit. Verlagern Sie Ihr Gewicht von den Fersen zu den Ballen und zurück. Federn Sie nur mit den Füßen, die Zehen bleiben auf der Matte. Arme und Schultern schwingen mit. 2 Minuten vor und nach dem Training genügen.**

Walking: **Für Einsteiger und Fortgeschrittene. Stellen Sie sich hüftbreit auf das Trampolin, verlagern Sie Ihr Gewicht von einem Bein aufs andere und heben dann das unbelastete Bein an. Gehen Sie auf der Stelle. Der linke Arm schwingt mit dem rechten Bein nach oben und andersrum. Beugen Sie die Ellbogen leicht und ballen Sie die Hände zu leichten Fäusten. Ziehen Sie die Knie hoch und steigern langsam das Tempo. Der Oberkörper sollte ruhig bleiben, Muskeln und Gelenke fangen die Federung ab, das Trampolin wird zum Stoßdämpfer.**

Laufen **Sie einfach los, wie ein Jogger, aber auf der Stelle. Die Knie bleiben leicht gebeugt, die Arme schwingen mit. Die Füße sollten sanft vom Vorfuß zur Ferse abgerollt werden. Macht so richtig Spaß mit Musik.**

Vorfußlauf: **Machen Sie kleine schnelle Trippelschritte auf dem Trampolin. Die Fersen berühren die Sprungmatte nur minimal. Achten Sie darauf, dass Sie nicht aus der Puste kommen.**

Hüpfen: **Purer Spaß für große und kleine Kinder. Hüftbreit aufs Trampolin, Haltung einnehmen, wippen und dann nach oben katapultieren lassen, die Füße heben leicht ab. Arme locker baumeln lassen. Hier sammeln Sie Fitness-Punkte mit der Menge an Sprüngen pro Zeiteinheit. Nicht mit der Höhe.**

Twisten: Drehen Sie beim Sprung aus der Hüfte heraus die Beine nach rechts und links, während Sie in der Luft sind. Der Oberkörper bewegt sich nicht mit. Gerne Arme dazunehmen: Ausbreiten und gegengleich mitschwingen. Sind die Beine rechts, zeigen die Arme nach links.

Beindreher: Drehen Sie im Sprung die Beine abwechselnd nach innen und nach außen. Es sind also erst die Zehen, dann die Fersen zueinander gedreht. Immer abwechselnd.

Kniehebelauf: Auf dem Trampolin laufen. Dabei die Knie kräftig nach oben ziehen. Die Arme schwingen gegengleich mit.

Anfersen: Körper leicht nach vorn beugen und beim Laufen Ferse und Unterschenkel zum Po ziehen. Arme schwingen mit.

Schuhplattler: Linke Ferse nach hinten anheben und mit der rechten Hand abklatschen. Zwischenhüpfen, dann umgekehrt klatschen.

Springen: Stellen Sie sich hüftbreit auf das Trampolin und vergessen Sie die Körperspannung nicht. Fangen Sie an zu springen. Ganz ähnlich wie wippen, aber Sie heben ab, lassen sich nach oben katapultieren. Die Arme baumeln dabei ganz locker mit.

Hampelmann: Beine zusammen und gleichzeitig die Hände über dem Kopf zusammenklatschen, dann die Beine grätschen und Arme ausbreiten. Noch intensiver: mit Schwungmassehanteln.

HIIT-Hüpfen: Hochintensives Intervalltraining (bitte nicht ohne Erlaubnis vom Doc) bringt einen extra Fatburner-Effekt. Auf 30 Sekunden intensive Belastung folgen 90 Sekunden Erholung. Beispiel: Springen Sie auf dem Trampolin. 30 Sekunden lang, ziehen Sie dabei die Knie so weit nach oben, wie Sie können. Dann joggen Sie 90 Sekunden normal weiter. 6-mal.

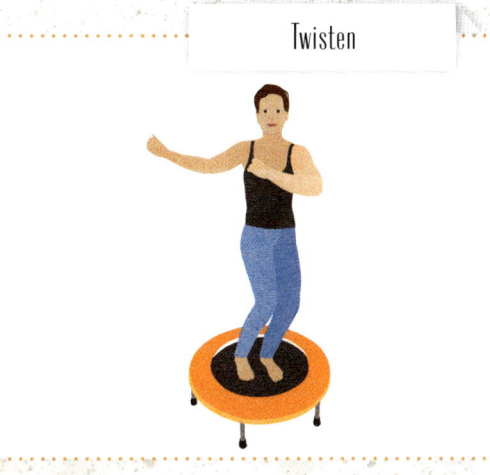

Twisten

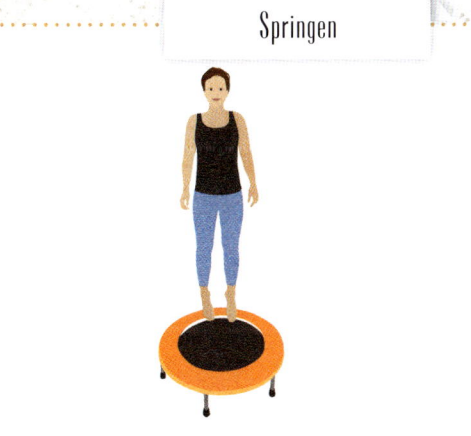

Springen

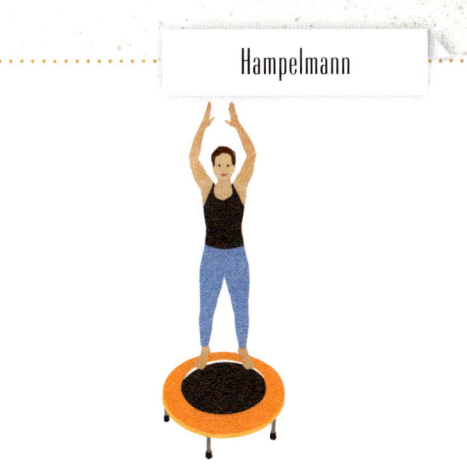

Hampelmann

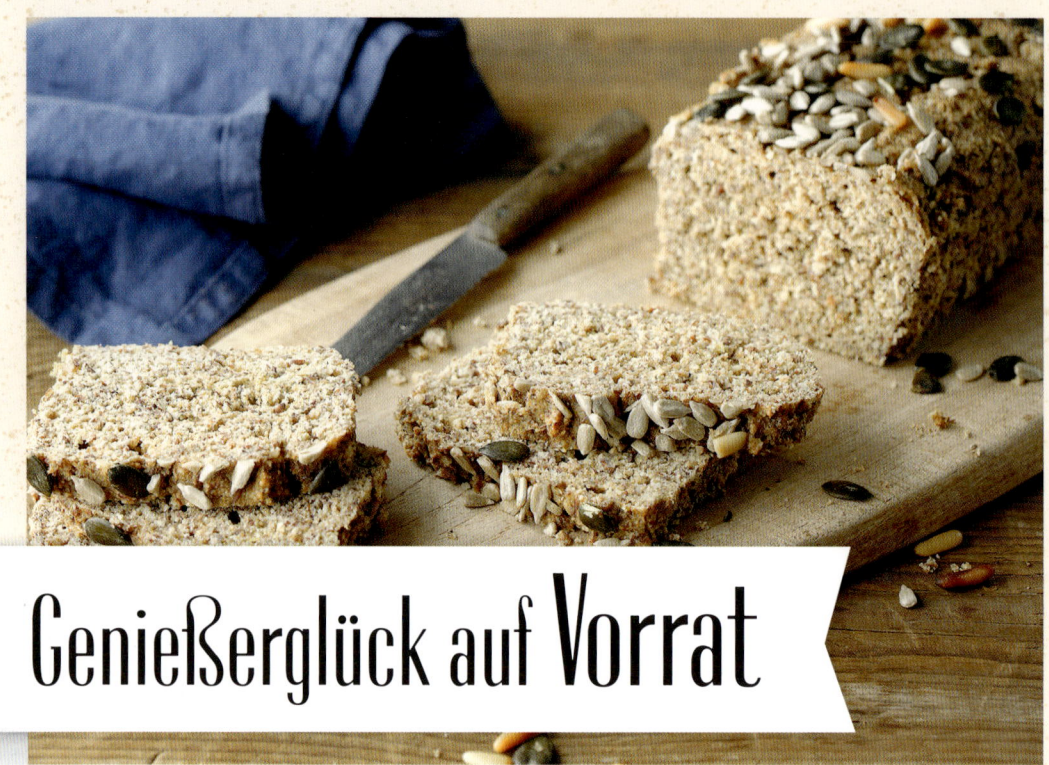

Genießerglück auf Vorrat

Stecken Sie Zeit ins Kochen – dann, wenn Sie sie haben. Und genießen Sie, wenn die Zeit dafür mal nicht reicht. Das geht mühelos, wenn Sie sich eine kleine simple-glyx-Basis anlegen.

In den Ländern, wo am meisten selbst gekocht wird, sind die wenigsten Menschen dick oder einseitig ernährt. Kein Wunder: Wer würde schon freiwillig zwölf Würfel Zucker in seine Tomatensauce rühren! Oder aus Weizenmehl, Wasser und Chemie seine Sonntagsbrötchen backen!

Wer sein Essen selbst zubereitet, tut das auf eine gesunde, schlank erhaltende Art und Weise. Ganz automatisch geht man mit klugem Menschenverstand an das Ölfass, die Mehl- oder Zuckerdose und den Salzstreuer.

Meine Survival-Rezepte

In meinem Vorrat gibt es die »Big Five«: Die fünf Zubereitungen in diesem Kapitel sind meine Überlebensretter, die immer vorrätig sein müssen. Freilich backe ich nicht nur ein Eiweißbrot, sondern drei: eines für gleich, eines zum Einfrieren (in Scheiben geschnitten) und eines für meine Nachbarin und Freundin Babsi. Die ist dann das nächste Mal mit dem Backen dran.

Für Beeren-Marmelade, Pesto, Tomaten-Sugo (meines ist immer superturboscharf!) schließe ich mich mit drei Freundinnen zusammen. Jede darf mal eine große Palette Gaumenglück einkochen.

Was im Fünferbund außerdem nicht fehlen darf: die simple-glyx-Vinaigrette. Für mich gibt es einfach immer einen Grund für Salat. Deshalb liegt auch immer ein Beutel mit geputztem Salat und Gemüsestreifen in meinem Kühlschrank. Salat gehört vor jedes Essen. Olivenöl lockt Schlankhormone und Essig dimmt den GLYX runter.

Leinsamen-Eiweißbrot

1 Den Backofen auf 170 °C vorheizen. In einer Schüssel Leinsamen, Mandeln, Haferkleie, Dinkel- und Sojamehl, Backpulver, Salz und Brotgewürz vermischen. Den Quark, die Eier und das Eiweiß hinzufügen und mit einem Handrührgerät zu einem glatten Teig verarbeiten.

2 Eine Kastenform (Länge ca. 30 cm) mit Öl einfetten. Den Teig in die Form füllen, glatt streichen und mit den Kernen bestreuen. Das Brot im heißen Ofen (Mitte) in 45 Min. goldbraun backen. Dann das Brot herausnehmen, 10–15 Min. ruhen lassen, anschließend auf ein Kuchengitter stürzen und abkühlen lassen.

Genuss-Tipp: *Ob süß oder herzhaft – das Eiweißbrot können Sie nach Lust und Laune belegen. Allerdings ist es wegen seines hohen Quark- und Ei-Anteils leichter verderblich als andere Brotsorten. Im Kühlschrank hält es sich etwa 1 Woche lang frisch. Oder Sie schneiden es in Scheiben und frieren es portionsweise ein.*

Für 1 Laib (ca. 800 g)

100 g geschroteter Leinsamen

100 g gemahlene geröstete Mandeln | 50 g Haferkleie

2 EL Dinkelvollkornmehl

2 EL Sojamehl

1 Päckchen Weinstein-Backpulver

1 TL Meersalz

1 TL Brotgewürzmischung (Reformhaus)

300 g Magerquark

2 Eier (Gr. M)

4 Eiweiß (von Eiern Gr. M)

1 EL Kernemix | Öl für die Form

Zubereitung:

15 Min. (plus Back- und Abkühlzeit)

Pro Scheibe (ca. 40 g):

6 g EW, 6 g F, 3 g KH

Für 3 Gläser (à 600 ml)

2 kg reife Tomaten

3 kleine Zwiebeln

3 Knoblauchzehen

4 Stiele Basilikum

2 EL Olivenöl

Meersalz

Pfeffer

1 Prise Rohrohrzucker

Zubereitung:

45 Min. (plus 1 Std. Garen)

Pro Portion (ca. 250 ml):

3 g EW, 3 g F, 8 g KH

Tomaten-Sugo

1 Die Tomaten überbrühen, abschrecken, häuten und in Würfel schneiden. Die Zwiebeln und Knoblauchzehen schälen und fein würfeln. Das Basilikum waschen und trocken schütteln.

2 Das Öl in einem großen Topf erhitzen, Zwiebeln und Knoblauch darin bei mittlerer Hitze 4–5 Min. glasig dünsten. Das Basilikum dazugeben und kurz andünsten. Die Tomaten untermischen und aufkochen. Bei mittlerer Hitze 1 Std. leicht sämig einkochen lassen, ab und zu umrühren.

3 Das Basilikum entfernen. Die Tomaten sollten während des Kochens zerfallen, evtl. mit einem Schneidstab pürieren. Das Sugo mit Salz, Pfeffer und Zucker abschmecken und kochend heiß und randvoll in saubere Gläser mit Schraubverschluss füllen. Sofort verschließen und für 5 Min. auf den Kopf stellen. Kühl aufbewahren. Es hält sich ca. 3 Monate.

Genuss-Tipp: *Das Tomaten-Sugo schmeckt zu Pasta, Reis, Fisch und Meeresfrüchten, mit Fleischbällchen und Gemüse. Sie können es nach Belieben noch mit Kapern, schwarzen Oliven oder Chilischoten pikant würzen oder auch mit klein gewürfeltem Gemüse, Pilzen oder Räuchertofu anreichern.*

Für 3 Gläser (à 250 ml)

750 g gemischte Beeren
(z. B. Brombeeren, Himbeeren,
Heidelbeeren, Johannisbeeren)
2 EL (ca. 15 g) Apfelpektin
(Bioladen, Reformhaus)
100 g Rohrohrzucker
10 gehäufte TL Stevia-Granulat
1 TL gemahlene Vanille
4 EL Zitronensaft

Zubereitung:
25 Min.

Pro 1 EL (ca. 15 ml):
0 g EW, 0 g F, 11 g KH

Beeren-Marmelade

1 Die Beeren waschen, vorsichtig trocken tupfen und verlesen. Die Hälfte der Beeren mit dem Schneidstab fein zerkleinern, dann mit den ganzen Beeren und dem Apfelpektin in einen Topf geben, gut verrühren und aufkochen lassen.

2 Rohrzucker, Stevia-Granulat und Vanille dazugeben und das Ganze 2–3 Min. sprudelnd einkochen lassen. Dann den Zitronensaft hinzufügen. Sofort nach der Gelierprobe noch heiß in Gläser füllen, verschließen und für 5 Min. auf den Kopf stellen.

Genuss-Tipp: *Außerhalb der Saison die frischen Beeren einfach durch TK-Beeren ersetzen. Am besten bei Zimmertemperatur oder über Nacht im Kühlschrank auftauen lassen. Statt mit Stevia und Rohrohrzucker können Sie die Marmelade auch mit Birkenzucker (Xylitol) süßen (siehe Seite 36). Sieht aus wie Zucker. Schmeckt wie Zucker. Aber mit seinem niedrigen glykämischen Index lockt Birkensüß kaum Insulin. Es hat 40 Prozent weniger Kalorien als Haushaltszucker und beugt Karies vor, weil es säurebildende Bakterien im Mund ausbremst.*

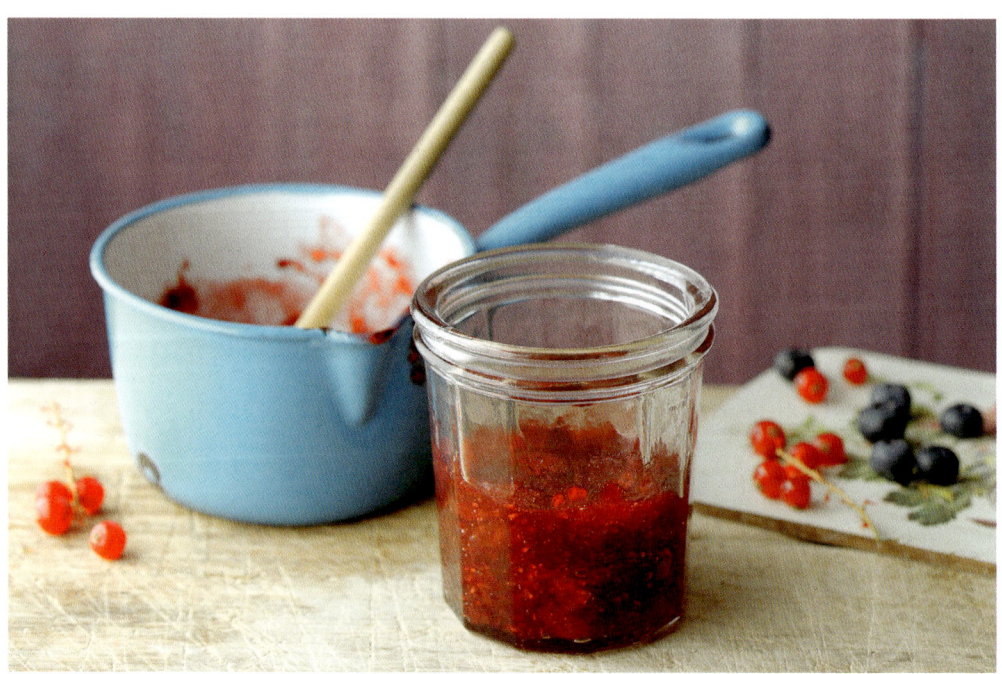

Basilikum-Pesto

1 Die Pinienkerne in einer Pfanne ohne Fett goldbraun rösten, herausnehmen und beiseitestellen. Die Basilikumblätter von den Stielen zupfen, abreiben und grob hacken. Die Knoblauchzehen schälen und ebenfalls hacken.
2 Pinienkerne, Basilikum und Knoblauch in den Blitzhacker geben und grob zerkleinern, dann nach und nach das Olivenöl dazugeben und alles fein pürieren. Den Parmesan unterrühren, das Pesto mit wenig Salz und mit Pfeffer würzen.
3 Das Pesto in ein Glas mit Schraubdeckel füllen, mit etwas Olivenöl beträufeln und verschließen. Es hält sich im Kühlschrank 2–3 Wochen.

Genuss-Tipp: *Sie können das Pesto nach Belieben variieren: Petersilie, Rucola oder Bärlauch statt Basilikum bringen eine überraschend neue Würznote ins Spiel, ebenso Cashewkerne, Walnüsse oder Mandeln statt der Pinienkerne. Für ein rotes Pesto nehmen Sie anstelle von Basilikum einfach getrocknete Tomaten und rote Chili, für ein gelbes Pesto gelbe Paprikaschote, Petersilie und etwas Kurkuma.*

Für 1 Glas (300 ml)
2 EL Pinienkerne
2 Bund Basilikum (à ca. 40 g)
2 Knoblauchzehen
80–100 ml Olivenöl
4 EL geriebener Parmesan
Meersalz
Pfeffer

Zubereitung:
10 Min.
Pro 2 EL (ca. 40 ml):
1 g EW, 15 g F, 2 g KH

NO CARB

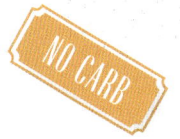

NO CARB

Für 1 Glas (150 ml)
4 EL Weißweinessig
Meersalz
Pfeffer
1 TL Senf
6 EL Olivenöl
2 El Rapskernöl
1 EL Lein- oder Walnussöl

Zubereitung:
5 Min.
Pro 2 EL (ca. 25 ml):
0 g EW, 15 g F, 0 g KH

GLYX-Vinaigrette

1 Essig, Salz, Pfeffer und Senf mit einem Schneebesen oder im Salat-Shaker gründlich vermischen.
2 Das Oliven-, Raps- und Lein- oder Walnussöl unter ständigem Schlagen unterrühren, bis die Sauce cremig ist. In ein Schraubglas füllen und fest verschließen. Vor jedem Gebrauch gut durchschütteln und die Menge nach Bedarf entnehmen.

Genuss-Tipp: *Die Vinaigrette passt zu Blatt- und Gemüsesalaten aller Art und lässt sich nach Lust und Laune noch verfeinern. Gehackte Kräuter, Schalotten oder Oliven sorgen ebenso für Würz-Pep wie geriebener Meerrettich, Pesto oder Tomatenmark.*

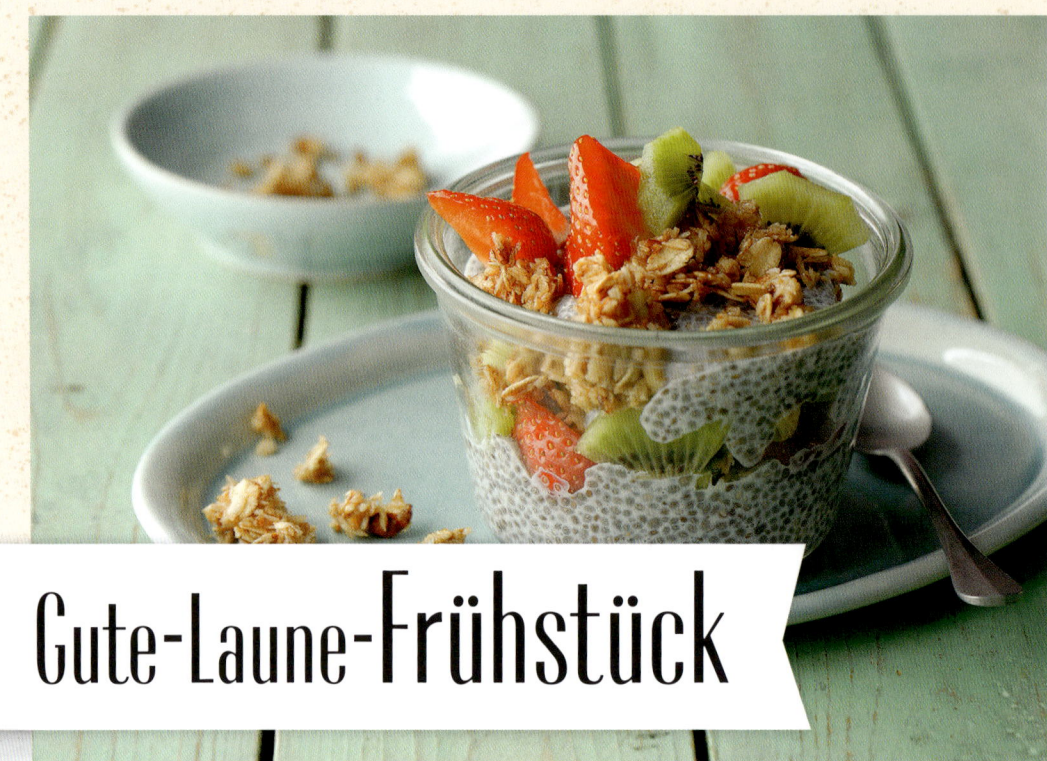

Gute-Laune-Frühstück

Lust auf einen gesunden Start in den Tag? Mit einem No-Carb-Omelett oder einem GLYX-niedrigen Knusperpudding? Oder nur mit einem Smoothie? Für jeden Frühstückstyp ist was dabei.

Klar: Frühstück ist so richtig Typsache. Da gibt es zum Beispiel den Marmeladenbrot-Typ, dem ich empfehlen würde, den Tag erst mal mit einem grünen No-Carb-Smoothie zu starten. Wer noch Hunger hat, darf sich nach dem Sport dann auch eine Scheibe Eiweißbrot mit Quark und Beeren-Marmelade aus den Vorratsrezepten (siehe Seite 128) gönnen. Der Frühstücksmuffel-Typ trinkt einen der drei Smoothie-Klassiker, die so etwas wie eine Lebensversicherung für alle Zellen sind – oder nimmt ihn, in der Thermoskanne kühl gehalten, mit zur Arbeit. Müsli-Typen sollten mal die Beerendickmilch, das Nektarinenmüsli oder den Chia-Knusper-Pudding probieren. Für Früchte-Typen ist ebenfalls einiges geboten: vom Fruchtsalat bis zur Beerendickmilch mit Leinöl. Und wer No Carb in den Tag starten möchte, kann wählen zwischen Putenbrustaufschnitt mit Meerrettichquark, Gurken-Lachs-Teller, Tomaten-Rührei und Zucchini-Omelette.

Wer es süß mag

Für Süßschnäbel ist gut zu wissen: Ein neutrales Süßmittel wie Agavendicksaft, Birkenzucker (siehe Seite 128), Kokosblütenzucker, flüssiger Akazienhonig oder Reissirup passt zu allem. Mehr Eigengeschmack haben Ahornsirup, Dicksäfte aus Äpfeln oder Birnen und Zuckerrübensirup. Und wenn Sie Carbs einsparen wollen – nehmen Sie Stevia.

Nektarinen-Müsli

1 Die Haferflocken in eine Schüssel geben, mit dem Orangen- und Zitronensaft beträufeln. Die Nektarine waschen, halbieren und entsteinen. Die Hälften in kleine Würfel schneiden. Ein Drittel davon beiseitelegen, den Rest zusammen mit dem Joghurt in ein hohes Rührgefäß geben und mit dem Schneidstab fein pürieren.
2 Das Nektarinenpüree mit den eingeweichten Haferflocken mischen. Das Müsli in eine Schale geben und mit den übrigen Nektarinenwürfeln garnieren. Zum Schluss mit der gemahlenen Vanille fein bestäuben.

Genuss-Tipp: *Das Müsli schmeckt rund ums Jahr. Wandeln Sie es je nach Saisonobst mit reifen Birnen, Feigen oder Erdbeeren ab. Lecker!*

Für 1 Portion
3 EL Vollkornhaferflocken
2 EL frisch gepresster Orangensaft
1 EL Zitronensaft
1 große reife Nektarine
150 g Naturjoghurt
¼ TL gemahlene Vanille

Zubereitung:
15 Min.
Pro Portion:
10 g EW, 7 g F, 38 g KH

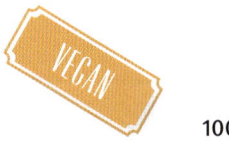

Für 1 Portion
1 EL Chia-Samen
100 ml Soja-, Kokos- oder Mandeldrink
2 EL Vollkornhaferflocken
1 EL gehackte Haselnüsse
2 TL Kokosraspel
½ TL gemahlener Zimt
2 TL Ahornsirup
1 kleine Kiwi
8 Erdbeeren

Zubereitung:
20 Min.
(plus 12 Std. Einweichen)
Pro Portion:
8 g EW, 16 g F, 34 g KH

Chia-Knusper-Pudding

1 Chia-Samen in den Soja-, Kokos- oder Mandeldrink einrühren. Zugedeckt über Nacht im Kühlschrank quellen lassen.
2 Am nächsten Morgen eine Pfanne erhitzen. Die Haferflocken, Nüsse und Kokosraspel darin mit dem Zimt und dem Ahornsirup 3 bis 4 Min. bei mittlerer Hitze anrösten. Vom Herd nehmen und etwas abkühlen lassen. Knuspermüsli nach Belieben etwas zerbröckeln.
3 Die Kiwi schälen, längs vierteln und in Scheiben schneiden. Die Erdbeeren abbrausen, entstielen und je nach Größe halbieren oder vierteln. Den »Chia-Pudding« umrühren, abwechselnd mit den Früchten und dem Knuspermüsli in eine Müslischale oder ein Glas schichten.

Genuss-Tipp: *Fügt man den Chia-Samen etwas Wasser oder wie hier Soja- oder Mandeldrink zu, verändern sie ihre Konsistenz und werden zu einem Gel. Dabei vergrößern die kleinen Wundersamen aus Südamerika ihr Gewicht um das Zehnfache und sättigen perfekt. Ähnlich wie bei Leinsamen ist die Ursache die äußere schleimbildende Schicht. Das Superfood gibt's im Bioladen und Reformhaus.*

simple-glyx-Fruchtsalat

Für 1 Portion

1 kleiner Apfel oder 1 kleine Birne | 4 Erdbeeren | 1 kleine Orange oder 1 Clementine | 2 TL Zitronensaft | 1 TL Agavendicksaft | 150 g Speisequark | 2 EL Naturjoghurt

Zubereitung:
10 Min.
Pro Portion:
21 g EW, 10 g F, 26 g KH

1 Den Apfel oder die Birne waschen, vierteln, entkernen und quer in dünne Scheiben schneiden. Die Erdbeeren kurz abbrausen, entstielen und ebenfalls in Scheiben schneiden. Die Orange oder Clementine schälen, in Spalten teilen und in Stücke schneiden.
2 Das Obst mit dem Zitronensaft und Agavendicksaft in einer Schale mischen. Den Quark und Joghurt verrühren, auf die Früchte geben und sofort servieren.

Genuss-Tipp: *Je nach Saison und Angebot können Sie die Obstauswahl »glyxlich« variieren. Auch Pfirsiche oder Nektarinen, Aprikosen, Feigen, Kirschen und alle Beeren wie Brombeeren, Heidelbeeren und Himbeeren helfen beim Start in den Tag.*

Beeren-dickmilch

Für 1 Portion

200 g Dickmilch | 2 TL Leinöl | 1 TL flüssiger Akazienhonig | 1 TL Zitronensaft | 1 EL Kernemix (z. B. Sonnenblumen-, Pinien- und Kürbiskerne) | 100 g gemischte Beeren (z. B. Himbeeren, Heidelbeeren und Johannisbeeren) | 1 TL getrocknete Soft-Cranberries

Zubereitung:
10 Min.
Pro Portion:
11 g EW, 25 g F, 38 g KH

1 Dickmilch, Leinöl, Honig und Zitronensaft in einer Schale cremig rühren. Die Kerne in einer beschichteten Pfanne ohne Fett goldbraun rösten. Vom Herd nehmen und etwas abkühlen lassen.
2 Die Beeren kurz abbrausen und verlesen. Auf die Dickmilch geben. Die Samen und Cranberries darauf verteilen. Sofort servieren.

Genuss-Tipp: *Zur Abwechslung kann man die Kernemischung durch 1 EL gemischte gehackte Nüsse ersetzen, die ebenfalls angeröstet werden, zum Beispiel Walnüsse, Pekannüsse und Haselnüsse.*

Putenbrust mit Meerrettichquark

Für 1 Portion

2 EL Speisequark | 1 TL geriebener Meerrettich (Glas) | Meersalz | Pfeffer | 2 Tomaten | 3 Scheiben geräucherte Putenbrust (ca. 50 g) | ¼ Bund Schnittlauch

Zubereitung:
10 Min.
Pro Portion:
20 g EW, 6 g F, 7 g KH

1 Den Quark mit dem Meerrettich und 2 Teelöffeln Wasser glatt rühren, mit Salz und Pfeffer würzen.
2 Die Tomaten waschen, abtrocknen, vom Stielansatz befreien und in Scheiben schneiden. Überlappend auf einem Teller auslegen, leicht salzen und pfeffern. Die Putenbrust locker daneben anrichten, den Meerrettichquark in die Mitte geben. Den Schnittlauch abbrausen, trocken schütteln und in feine Röllchen schneiden, obendrauf streuen. Dazu schmeckt 1 Scheibe Roggen-Vollkornbrot (ca. 50 g).

Veggie-Variante: *Den Putenbrustaufschnitt nach Wunsch durch Scheiben von Räucher- oder Tomatentofu ersetzen.*

Gurken-Lachs-Teller

Für 1 Portion

1 TL scharfer Senf | ¼ TL flüssiger Akazienhonig | 2 EL körniger Frischkäse | Meersalz | Pfeffer | 1 Minigurke | 2 Scheiben Graved Lachs oder Räucherlachs (ca. 50 g) | 1 Büschel Kresse

Zubereitung:

10 Min.

Pro Portion:

20 g EW, 12 g F, 6 g KH

1 Den Senf und den Honig mit dem Frischkäse verrühren, mit wenig Salz und mit Pfeffer würzen.

2 Die Gurke waschen, abtrocknen, längs halbieren, entkernen und längs in 1 cm breite Streifen schneiden. Die Gurkenstäbchen und die Lachsscheiben auf einem Teller anrichten, den Senffrischkäse daneben anrichten und mit der Kresse garnieren. Dazu schmeckt 1 Scheibe Vollkornbrot (ca. 50 g), wie die Gurke in ca. 1 cm breite Stäbchen geschnitten.

Veggie-Variante: *Statt Graved- oder Räucherlachs dünne Scheiben Räuchertofu verwenden.*

Tomaten-Rührei

Für 1 Portion

2 Eier (Gr. M) | 2 EL Milch | Meersalz | Pfeffer | 150 g Kirschtomaten | 1 Frühlingszwiebel | 1 EL Olivenöl | 3–4 Basilikumblätter

Zubereitung:

20 Min.

Pro Portion:

17 g EW, 23 g F, 7 g KH

1 Die Eier mit der Milch verquirlen, mit Salz und Pfeffer würzen. Die Kirschtomaten waschen und halbieren. Die Frühlingszwiebel abbrausen, putzen, die weißen und hellgrünen Teile in feine Ringe schneiden.

2 Das Öl in einer kleinen beschichteten Pfanne erhitzen, Tomaten und Frühlingszwiebeln darin 1 Min. anbraten. Die Eiermasse dazugeben und 3–4 Min. bei mittlerer Hitze stocken lassen, dabei die Eimasse vorsichtig vom Rand zur Mitte schieben. Die Basilikumblätter abreiben, grob zerpflücken und obendrauf streuen. Dazu schmeckt 1 Scheibe Pumpernickel (ca. 20 g).

Genuss-Tipp: *Darf es zum Sonntagsfrühstück etwas Besonderes sein? Dann toppen Sie das Tomaten-Rührei mit 40 g Nordseekrabben aus dem Kühlregal. Köstlich!*

Zucchini-Omelett

Für 1 Portion

2 Eier (Gr. M) | 2 EL Milch | Meersalz | Pfeffer | 75 g Zucchini | 30 g Lachsschinken (ohne Fettrand) | 2 TL Olivenöl | 1 kleine rote Spitzpaprika | 1 Handvoll Alfalfa-Sprossen

Zubereitung:

15 Min.

Pro Portion:

22 g EW, 26 g F, 10 g KH

1 Die Eier mit Milch, Salz und Pfeffer verquirlen. Die Zucchini waschen, putzen und grob raspeln. Den Schinken in feine Streifen schneiden. Zucchiniraspel und Schinkenstreifen unter die Eimasse mischen.

2 Das Öl in einer kleinen beschichteten Pfanne erhitzen, die Eimasse hineingießen. Bei kleiner Hitze 2–3 Min. auf einer Seite stocken lassen. Das Omelett wenden und 2 Min. weiterbacken.

3 Die Paprikaschote halbieren, entkernen, waschen und in feine Streifen schneiden. Das Omelett auf einem Teller anrichten, mit den Paprikastreifen und Sprossen bestreuen. Sofort servieren. Wer sich ein paar Carbs erlauben kann, isst dazu 1 Dinkel-Vollkornbrötchen (ca. 45 g).

Grüner Smoothie

**Basisrezept für 2 Gläser
(à 300 ml)**

150 g Obst
¼ Zitrone
150 g grünes Blattgemüse
und/oder Kräuter
evtl. 50–100 g Gemüse
Gewürze, Süßmittel, Öle, Nussmus (je nach Rezept)

Zubereitung:
10 Min.

1 Die Früchte je nach Sorte waschen, putzen oder schälen und grob zerkleinern. Kernobst wie Äpfel und Birnen samt Kerngehäuse verwenden, nur Stiel und Blütenansatz entfernen. Die Früchte in den Mixer geben. Die Zitrone schälen und ebenfalls dazugeben.

2 Blattgemüse, Salate und Kräuter waschen, putzen und verlesen, dann grob zerteilen, Kräuter mit den grünen Stielen verwenden. Gemüse je nach Sorte putzen, waschen oder schälen. Grüne Blätter und Gemüse zum Obst in den Mixer geben. 300 ml Leitungswasser oder stilles Mineralwasser hinzufügen. Den Mixer kurz auf kleiner Stufe starten, dann alles auf höchster Stufe pürieren, bis ein sämiges, aber trinkflüssiges Getränk entsteht.

3 Je nach Rezept Gewürze, Süßmittel, Öle oder Nussmus zugeben und nochmals kurz durchmixen. Ein Glas sofort genießen, den Rest in einer Glasflasche im Kühlschrank aufbewahren. Der Smoothie hält sich 2 bis 3 Tage.

Fruchtiger Popeye-Smoothie: *1 Birne waschen und achteln. 4 Erdbeeren abbrausen, putzen und halbieren. ¼ Zitrone schälen. Alle drei Zutaten in den Mixer füllen. 100 g Baby-Blattspinat waschen und abtropfen lassen. 1 Minigurke waschen und würfeln. Spinat und Gurke mit 300 ml Wasser zufügen und cremig pürieren.*

Wildkräuter-Orangen-Smoothie: *1 kleine Orange und ½ Avocado schälen und klein schneiden. ¼ Zitrone schälen. Obst in den Mixer geben. 100 g Wildkräuter (z. B. Giersch, Löwenzahn, Sauerampfer) und 50 g Feldsalat waschen, verlesen, grob hacken. Zusammen mit 1 Prise Meersalz und 1 EL Zitronensaft in den Mixer geben. 300 ml Wasser zufügen und das Ganze kurz und kräftig cremig pürieren.*

Himbeer-Salat-Smoothie: *100 g Himbeeren verlesen, nur wenn nötig kurz abbrausen. ½ Banane schälen und klein schneiden. ¼ Zitrone schälen. Früchte in den Mixer füllen. 100 g Kopfsalat und 50 g zartes Brennnesselgrün waschen, abtropfen lassen, verlesen und grob hacken. Beides mit 1 EL Zitronensaft und 300 ml Wasser dazugeben und alles kurz und kräftig durchmixen.*

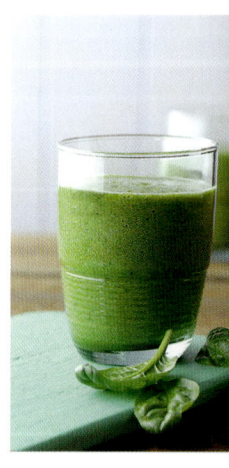

Fatburner-Smoothie

Basisrezept für 2 Gläser (à 300 ml)

250 g frische oder tiefgekühlte Früchte und/oder Gemüse

2 EL frisch gepresster Zitronensaft und evtl. 100 ml frisch gepresseter Grapefruitsaft

200 ml Milchprodukt oder ein veganer Eiweißlieferant

2 TL Leinöl oder Walnussöl oder

1 EL Chia-Samen-Gel

4 TL Hefeflocken

1 EL Süßmittel

Gewürze nach Belieben

Zubereitung:
10 Min.

1 Die Früchte und evtl. Gemüse waschen und putzen, verlesen oder auftauen lassen und je nach Sorte klein schneiden oder ganz lassen. In den Mixer geben. Den Zitronensaft und eventuell Grapefruitsaft dazugeben und alles erst bei niedriger Stufe, dann bei höchster Stufe cremig-fein pürieren.

2 Das Milchprodukt oder den veganen Eiweißlieferanten dazugeben. Lein- oder Walnussöl beziehungsweise Chia-Samen-Gel, Hefeflocken, Süßmittel und evtl. Gewürze zufügen und das Ganze nochmals kurz und kräftig durchmixen.

3 Smoothie in ein großes Glas gießen, mit einem dicken Trinkhalm gleich servieren. Den Rest in eine Flasche füllen und im Kühlschrank aufbewahren.

Praxis-Tipp: *Beim Pürieren von Obst und Gemüse – je nach Menge mit dem Schneidstab in einem Rührgefäß oder in einem Standmixer – planen Sie bitte immer etwa ¼ Liter Füllmenge extra ein – durch das Pürieren steigt die Fruchtmasse nach oben. Ist der Smoothie am Ende zu dickflüssig, verdünnen Sie ihn mit etwas Wasser oder setzen etwas Crushed Ice oder Eiswürfel zu.*

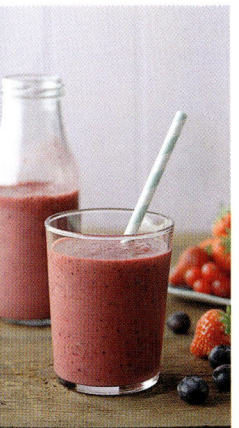

Beeren-Grapefruit-Smoothie: *250 g frische oder tiefgekühlte gemischte Beeren abbrausen und verlesen oder auftauen lassen. In den Mixer geben. Mit dem ausgepressten Saft von 1 kleinen rosa Grapefruit und 2 EL Zitronensaft fein pürieren. Dann 200 ml kalte Buttermilch, 2 TL Leinöl, 4 TL Hefeflocken, 1 EL Agavendicksaft und ¼ TL gemahlene Vanille dazugeben und nochmals 10 Sekunden kräftig durchmixen.*

Nektarinen-Ingwer-Lassi: *1 reife Nektarine waschen, halbieren, Stein entfernen, klein würfeln. 1 Stück Ingwer (ca. 2 cm) schälen und fein reiben. Beides in den Mixer geben, Saft von 1 Limette, 2 TL Leinöl, 4 TL Hefeflocken, 2 EL Sanddorn-Vollfrucht mit Honig und 200 ml Naturjoghurt dazugeben. Das Ganze fein-cremig pürieren. Zum Schluss 100 ml kaltes Wasser oder stilles Mineralwasser zugießen, nochmals mixen.*

Maracuja-Sellerie-Mix: *1 Maracuja halbieren, mit einem Löffel das Fruchtfleisch herauskratzen und samt Kernen in den Mixer geben. 1 Kiwi und 1 kleine Orange schälen und klein schneiden. 1 Stange Staudensellerie waschen, putzen und klein würfeln. Alle vier Zutaten mit 2 EL Zitronensaft in den Mixer geben und cremig-fein pürieren. 200 ml kalten Kefir oder Buttermilch, 2 TL Reissirup, 2 TL Leinöl, 4 TL Hefeflocken und 100 ml kaltes Wasser zufügen und nochmals alles kurz mixen. In Gläser füllen.*

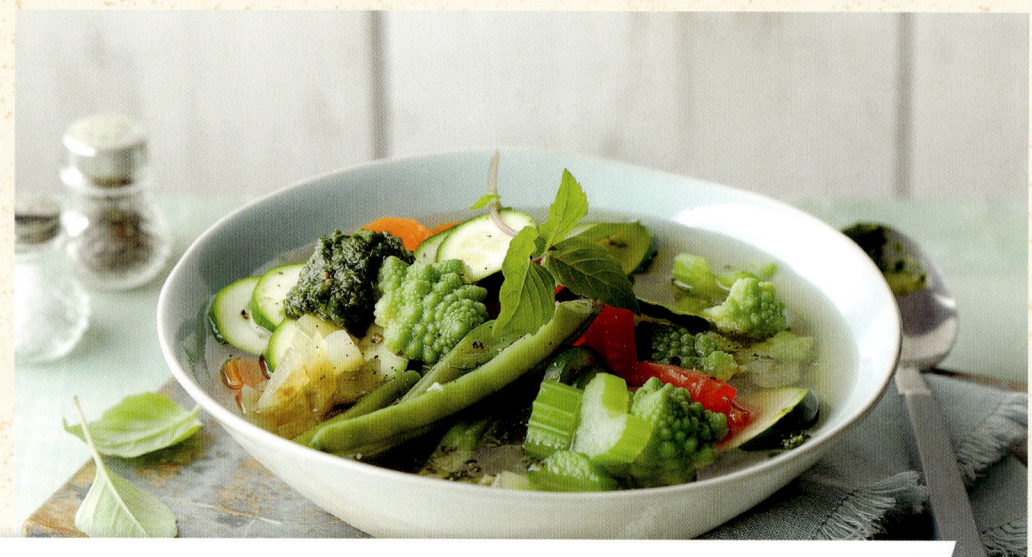

Leckere warme Hauptsachen

Einmal am Tag was Warmes essen bremst den Heißhunger aus. Unsere Stars aus Topf, Pfanne und Ofen spielen ihre Rolle mal No Carb, mal vegan, mal mit Fisch oder Geflügel.

Für die ersten beiden Tage wählt man sich eine der drei Suppen auf den folgenden Seiten aus und kocht einen großen Pott davon. Bitte ohne die im Anschluss an das Rezept erwähnte Einlage! Die kommt an den anderen Tagen dazu, wenn die Suppe zur Hauptsache des Tages wird.

Wer abends die Kohlenhydrate weglassen will, um in eine lange Fastenphase zu kommen, findet hier die köstlichsten No-Carb-Rezepte. Blitzschnell: Bunte Pilzpfanne. Vegan: Lupinenfilet-Geschnetzeltes. Asiatisch: Hähnchen-Wok. Landlustig: Kabeljau auf Lauchgemüse. Modern urban: Gemüse-Fisch, im Päckchen gegart. Einige dieser Rezepte warten mit einer vegetarischen Alternative auf.

Unter den meisten No-Carb-Rezepten stehen Beilagenvorschläge, die das Ganze in ein weniger strenges, aber durchaus wirkungsvolles simple-glyx-Gericht verwandeln können. Das ist wichtig, weil man nicht häufiger als dreimal in der Woche abends die Kohlenhydrate weglassen sollte.

Essen Sie vor dem Hauptgericht einen Salat mit simple-glyx-Vinaigrette oder eine Suppe – Sie können auch eine No-Carb-Vorspeise aus den kalten Köstlichkeiten (siehe ab Seite 146) vorschalten, wenn Sie Lust auf ein Menü haben. Und wenn Sie Gäste haben, hängen Sie an die Vorspeise und den Hauptgang einfach noch ein simple-glyx-Dessert von Seite 154–155 an.

Asiatische Pilzsuppe

1 Die Sprossen verlesen, abbrausen und abtropfen lassen. Zwiebeln und Knoblauch abziehen, Ingwer schälen und alles fein würfeln. Die Chilischoten waschen, putzen und samt Kernen in Ringe schneiden. Die Pilze putzen und abreiben. Von den Shiitakepilzen den Stiel entfernen, die Pilzkappen und die übrigen Pilze vierteln. Die Paprikaschote entkernen, waschen und in kleine Würfel schneiden. Die Frühlingszwiebeln waschen, helle Teile schräg in 3–4 cm breite Stücke schneiden.

2 Das Öl in einem großen Topf erhitzen. Zwiebel, Knoblauch, Chili und Ingwer darin unter Rühren in 3 Min. anbraten. Pilze, Paprika und Frühlingszwiebeln dazugeben, kurz anrösten, dann mit der heißen Brühe auffüllen. Aufkochen und bei milder Hitze 5 Min. köcheln lassen.

3 Die Sprossen in die Suppe geben, kurz erhitzen. Mit Sojasauce und Limettensaft abschmecken. Schnittlauch abbrausen, trocken schütteln und in 4 cm lange Stücke schneiden. Vor dem Servieren aufstreuen.

Sättigende Einlage: *100 g Glasnudeln in Salzwasser 4–5 Min. garen, abgießen und klein schneiden. Mit 400 g gewürfeltem Naturtofu in die Suppe geben, kurz erhitzen.*

NO CARB

Für 4 Portionen

150 g Mungobohnen-sprossen | 2 Zwiebeln

2 Knoblauchzehen

1 Stück Ingwer (ca. 4 cm)

2 rote Chilischoten

500 g gemischte Pilze (z. B. Shiitake, Champignons, Egerlinge)

1 rote Paprikaschote

1 Bund Frühlingszwiebeln

2 EL Olivenöl

1,25 l Gemüsebrühe

2–3 EL Sojasauce

2 EL Limettensaft

1 Bund Schnittlauch

Zubereitung:
35 Min.
Pro Portion:
8 g EW, 6 g F, 11 g KH

NO CARB

Für 4 Portionen

800 g gemischtes Gemüse (Romanesco, Staudensellerie, junge Zucchini, Möhren, grüne Bohnen)

1 Gemüsezwiebel

2 Knoblauchzehen

2 EL Olivenöl

1,5 l Gemüsebrühe

5 Stiele Thymian | 2 Tomaten

Meersalz | Pfeffer

4 TL Basilikumpesto

2 Stiele Basilikum

Zubereitung:
35 Min.
Pro Portion:
4 g EW, 10 g F, 9 g KH

Minestrone mit Pesto

1 Das Gemüse waschen und putzen oder schälen. Romanesco in Röschen teilen. Sellerie und Zucchini in 1 cm dicke Scheiben, Möhren in dünne Scheiben, Bohnen in grobe Stücke schneiden. Zwiebel und Knoblauchzehen fein würfeln.

2 Das Öl in einem großen Topf erhitzen. Die Zwiebeln darin glasig dünsten, den Knoblauch kurz mitdünsten. Mit der Brühe aufgließen, das Gemüse dazugeben und das Ganze langsam zum Kochen bringen. Den Thymian abbrausen, trocken schütteln, die Blättchen grob hacken und dazugeben. Die Suppe zugedeckt bei mittlerer Hitze 10–15 Min. kochen lassen.

3 Tomaten waschen, vierteln, entkernen und würfeln. In die Suppe geben und kurz erhitzen. Mit Salz und Pfeffer abschmecken. Jede Portion mit 1 TL Basilikumpesto anrichten und mit 1–2 Basilikumblättern garnieren.

Sättigende Einlage: *1 Dose weiße Bohnen (Abtropfgewicht 250 g) auf ein Sieb abgießen, kurz abbrausen und gut abtropfen lassen. Bohnen in die Suppe geben und bei milder Hitze 5 Min. mit erhitzen, aber nicht kochen lassen. Bei Bedarf 250 ml Gemüsebrühe zugeben.*

Wirsingsuppe

Für 4 Portionen

500 g Wirsing | 2 Möhren |
1 Stange Lauch | 100 g Knol-
lensellerie | 1 rote Paprika-
schote | 1 Zwiebel | 1 Knob-
lauchzehe | 2 EL Olivenöl |
1 Lorbeerblatt | 5 schwarze
Pfefferkörner | 500 ml Gemü-
sebrühe | 1 Dose geschälte
Tomaten (480 g) | Meersalz
| Pfeffer | 2 EL gehackte
Petersilie

Zubereitung:

45 Min.

Pro Portion:

6 g EW, 6 g F, 12 g KH

1 Den Wirsing putzen, vierteln
und in feine Streifen schneiden. Möhren schälen, Lauch
gründlich waschen, beides
schräg in dünne Scheiben
schneiden. Sellerie schälen,
Paprikaschote halbieren, putzen und waschen, zusammen
in kleine Würfel schneiden.
Zwiebel und Knoblauch ab-
ziehen und fein würfeln.

2 In einem großen Topf das Öl
erhitzen, Zwiebel und Knoblauch darin glasig dünsten.
Gemüse, Lorbeer und Pfef-
ferkörner dazugeben und
alles unter Rühren 2–3 Min.
andünsten. Mit der Brühe ablöschen, Tomaten samt Saft
zufügen und mit einem Kochlöffel zerdrücken. Aufkochen,
salzen, pfeffern und zugedeckt 20 Min. köcheln lassen.

3 Die Suppe mit Salz und Pfef-
fer nachwürzen, auf tiefe
Teller verteilen und mit der
Petersilie bestreut servieren.

Auberginen-Gratin

Für 1 Portion

1 kleine Aubergine | Meer-
salz | 2 Tomaten | 2 TL Oliven-
öl | Pfeffer | 2 TL Thymian-
blättchen | 75 g Feta |
100 g Naturjoghurt | 1 Ei |
3 Stiele Dill

Zubereitung:

25 Min.

(plus 25 Min. Backen)

Pro Portion:

27 g EW, 39 g F, 15 g KH

1 Die Aubergine waschen, abtrocknen, vom Stielansatz
befreien und quer in 1 cm dicke Scheiben schneiden. Die
Auberginenscheiben salzen
und 10 Min. auf Küchenpa-
pier ziehen lassen.

2 Die Tomaten waschen und
in Scheiben schneiden. Eine
Grillpfanne mit Olivenöl ein-
pinseln und erhitzen. Die
Auberginen trocken tupfen,
von jeder Seite 2 Min. kräftig
anbraten, herausnehmen.

3 Eine kleine Gratinform einfetten. Tomaten- und Auberginenscheiben überlappend
hineinlegen, salzen und
pfeffern. Thymianblättchen
darüberstreuen. Den Feta
zerbröckeln, mit Joghurt und
Ei pürieren, leicht salzen und
pfeffern. Die Sauce über dem
Gemüse verteilen. Im Ofen
bei 200 °C ca. 25 Min. backen. Den gehackten Dill vor
dem Servieren aufstreuen.

Bunte Pilzpfanne

Für 1 Portion

250 g kleine Egerlinge oder
Champignons | 1 Stange
Staudensellerie | 2 Früh-
lingszwiebeln | 125 g
Kirschtomaten | 1 kleine
Knoblauchzehe | 1 EL Oliven-
öl | Meersalz | Pfeffer | 1 TL
Basilikumpesto | 80 g Ricotta
| 1 Stiel Basilikum

Zubereitung:

20 Min.

Pro Portion:

17 g EW, 25 g F, 13 g KH

1 Die Pilze putzen, abreiben
und halbieren. Staudensellerie und Frühlingszwiebeln
waschen, putzen und schräg
in 2–3 cm breite Stücke
schneiden. Die Tomaten waschen und halbieren. Die Knoblauchzehe abziehen und in
feine Scheiben schneiden.

2 Das Öl in einer beschichteten Pfanne erhitzen. Frühlingszwiebeln, Sellerie und
Pilze darin bei mittlerer Hitze
unter Wenden 2–3 Min. an-
braten, dann Kirschtomaten
und Knoblauch zufügen und
2 Min. mitbraten. Mit Salz,
Pfeffer und Pesto würzen.
Den Ricotta in Flöckchen auf
dem Gemüse verteilen. Die
Basilikumblätter von den
Stielen zupfen, grob hacken
und vor dem Servieren aufstreuen. Dazu schmecken
40 g (roh) Penne oder Orec-
chiette-Nudeln.

Lupinenfilet-Geschnetzeltes

Für 1 Portion

100 g Lupinenfilet | 1 orange Paprikaschote | 100 g Champignons | 1 kleine rote Zwiebel | 1 EL Olivenöl | Meersalz | Pfeffer | 100 ml Gemüsebrühe | 5 EL Sojasahne | 1–2 TL Zitronensaft | 2 EL gehackte Petersilie

Zubereitung:
25 Min.

Pro Portion:
32 g EW, 34 g F, 20 g KH

1 Das Lupinenfilet in dünne Streifen schneiden. Die Paprika vierteln, putzen, waschen und in feine Streifen schneiden. Die Pilze putzen, abreiben und vierteln. Die Zwiebel abziehen, halbieren, in feine Streifen schneiden.
2 Das Öl in einer Pfanne erhitzen, das Lupinenfilet darin bei mittlerer Hitze 1–2 Min. braten, herausnehmen, mit Salz und Pfeffer würzen. Paprika, Pilze und Zwiebeln in die Pfanne geben und bei mittlerer Hitze 3 Min. braten. Brühe und Sojasahne angießen, 4 Min. unter Rühren bei mittlerer Hitze einkochen lassen. Mit Salz, Pfeffer und Zitronensaft würzen. Das Lupinenfilet dazugeben, kurz erhitzen. Die Petersilie vor dem Servieren aufstreuen. Dazu schmecken 40 g (roh) Naturreis (parboiled).

Ei auf Gemüse

Für 1 Portion

1 kleine Zucchini | 1 kleine gelbe Paprikaschote | 1 kleine Stange Staudensellerie | 1 kleine rote Zwiebel | 1 Knoblauchzehe | 5 entsteinte schwarze Oliven | 1 EL Olivenöl | 1 TL getrocknete Kräuter der Provence | 100 g stückige Tomaten (Dose) | ½ TL Tomatenmark | Meersalz | Pfeffer | 2 Eier

Zubereitung:
30 Min.

Pro Portion:
20 g EW, 26 g F, 14 g KH

1 Zucchini und Paprika waschen, putzen und klein würfeln. Staudensellerie abbrausen und in dünne Scheiben schneiden. Zwiebel und Knoblauch abziehen und fein hacken. Oliven abtropfen.
2 Das Öl in einer beschichteten Pfanne erhitzen, Zwiebeln, Knoblauch und die Kräuter der Provence darin kurz andünsten. Zucchini, Sellerie und Paprika zufügen und unter Rühren 2–3 Min. weiterbraten. Tomaten, Tomatenmark und Oliven unterrühren. Salzen, pfeffern und zugedeckt 10 Min. schmoren.
3 Mit einem Löffel zwei Mulden in das Gemüse drücken. Die Eier aufschlagen, in die Mulde geben, leicht salzen und pfeffern. Zugedeckt in 5 Min. bei milder Hitze stocken lassen. Dazu schmecken 40 g Vollkorn-Baguette.

Kabeljau auf Lauchgemüse

Für 1 Portion

1 schlanke Stange Lauch | 1 kleine rote Paprikaschote | 1 Schalotte | 1 EL Olivenöl | 100 ml Gemüsebrühe | 1 Kabeljaufilet (ca. 175 g) | Meersalz | Pfeffer | ½ EL Zitronensaft | 2 TL Schmand | 1–2 TL Senf

Zubereitung:
25 Min.

Pro Portion:
34 g EW, 17 g F, 11 g KH

1 Den Lauch gut waschen und schräg in 0,5 cm breite Scheiben schneiden. Die Paprikaschote halbieren, putzen, entkernen, waschen und in feine Streifen schneiden. Die Schalotte abziehen und in feine Ringe schneiden.
2 In einer beschichteten Pfanne ½ EL Öl erhitzen. Lauch, Paprika und Schalotte darin 2–3 Min. bei mittlerer Hitze anbraten, Brühe angießen und offen 5–6 Min. dünsten.
3 Den Fisch abbrausen, trocken tupfen, mit Salz, Pfeffer und Zitronensaft würzen und im übrigen Öl in einer zweiten kleinen beschichteten Pfanne beidseitig 2–3 Min. bei schwacher Hitze braten.
4 Den Schmand unter das Gemüse rühren, kurz aufkochen lassen. Mit Salz, Pfeffer und Senf würzen, mit dem Kabeljau anrichten. Dazu schmecken 2 kleine Pellkartoffeln (ca. 100 g).

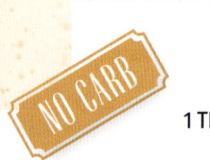

NO CARB

Für 1 Portion:

1 Knoblauchzehe

1 TL abgeriebene Schale
von ½ Bio-Zitrone

Meersalz

Pfeffer

1 küchenfertige Dorade
(ca. 350 g)

1 Bio-Zitronenscheibe

1 rote Zwiebel

1 kleine Zucchini (ca. 125 g)

2 Eiertomaten

½ TL getrockneter Thymian

1,5 EL Olivenöl

Olivenöl zum Einfetten

Zubereitung:

20 Min.

(plus 25 Min. Garen im Ofen)

Pro Portion:

36 g EW, 29 g F, 10 g KH

Mediterrane Dorade

1 Den Backofen auf 220 °C vorheizen. Die Knoblauchzehe abziehen, durch die Presse drücken und mit Zitronenschale, Salz und Pfeffer mischen. Die Dorade waschen, trocken tupfen und auf beiden Seiten je zweimal schräg einschneiden. Innen und außen mit der Zitronen-Knoblauch-Mischung einreiben. Die Zitronenscheibe in die Bauchhöhle stecken.

2 Die Zwiebel abziehen und in dünne Scheiben schneiden. Die Zucchini waschen, putzen und schräg in 0,5 cm dicke Scheiben schneiden. Die Tomaten waschen, vom Stielansatz befreien und quer in 1 cm dicke Scheiben schneiden.

3 Das Gemüse in der Mitte eines gefetteten Backblechs verteilen, mit Salz, Pfeffer und Thymian würzen und mit 1 EL Olivenöl beträufeln. Die Dorade auf das Gemüse legen und mit dem übrigen Olivenöl beträufeln. Im Ofen (unten) 25 Min. braten.

Veggie-Variante: *Statt mit der Dorade das Gemüse mit 3 Ziegenfrischkäse-Talern à 30 g kombinieren und etwa 10 Min. vor Ende der Garzeit über das Gemüse im Ofen krümeln, 30 g schwarze Oliven aufstreuen und beides bis zum Ende mitgaren.*

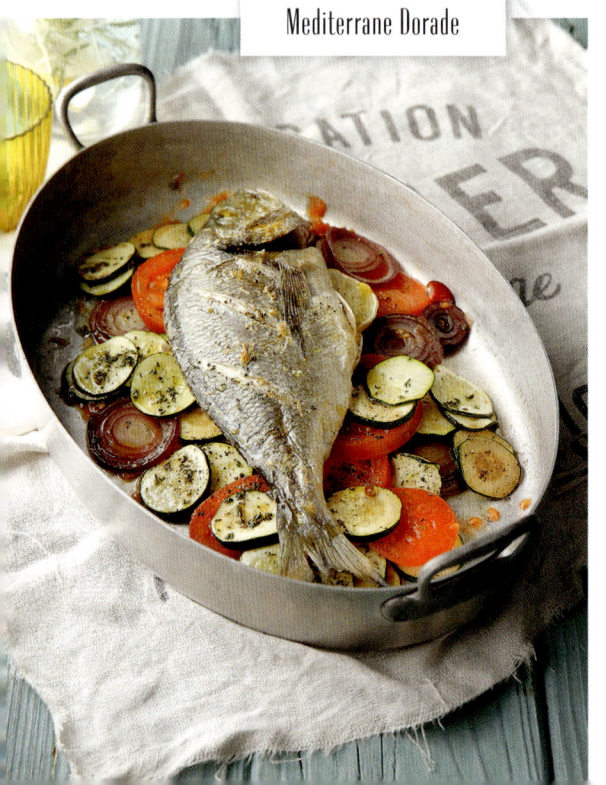

Mediterrane Dorade

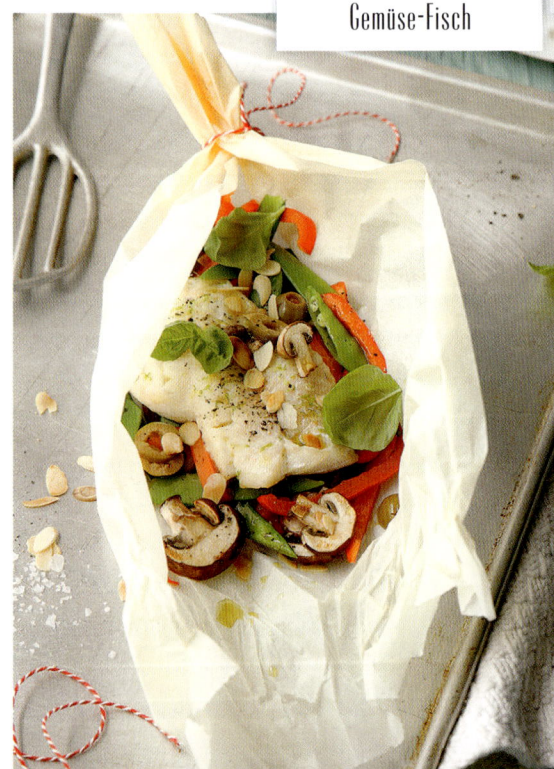

Gemüse-Fisch

Gemüse-Fisch

1 Den Backofen auf 180 °C vorheizen. Die Champignons putzen, abreiben und in Scheiben schneiden. Die Paprikaschote putzen, vierteln, entkernen, waschen und in Streifen schneiden. Die Zuckerschoten abbrausen und diagonal halbieren. Die Oliven in Scheiben schneiden. Die Knoblauchzehe abziehen und fein würfeln. Alles mischen, mit Salz und Pfeffer würzen.

2 Das Fischfilet abbrausen, trocken tupfen, mit Salz, Pfeffer, Limettenschale und Limettensaft würzen. 1 Bogen Backpapier (ca. 30 x 40 cm) auf die Arbeitsfläche legen, Gemüsemix in die Mitte legen. Den Fisch daraufsetzen, mit dem Olivenöl beträufeln. Das Papier über dem Fisch zu einem Päckchen schließen, an den Enden verdrehen und mit Küchengarn zubinden. Im Ofen (unten) auf dem Rost 25 Min. garen.

3 Die Mandeln in einer Pfanne ohne Fett goldbraun anrösten, abkühlen lassen. Das Basilikum abreiben und grob hacken. Das Päckchen öffnen, Fisch und Gemüse mit Mandeln und mit Basilikum bestreut servieren.

Veggie-Variante: *Statt des Fischfilets zwei Scheiben Feta (à 100 g) auf das Gemüse legen und im Papierpäckchen im Ofen garen.*

Für 1 Portion

100 g Champignons

1 kleine rote Paprikaschote

50 g Zuckerschoten

4 paprikagefüllte grüne Oliven

1 Knoblauchzehe

Meersalz | Pfeffer

1 Rotbarschfilet (ca. 175 g)

½ TL abgeriebene Schale und

1 EL Saft von 1 Bio-Limette

1 EL Olivenöl

1 EL gehobelte Mandeln

4 Blätter Basilikum

Zubereitung:

20 Min.

(plus 25 Min. Garen im Ofen)

Pro Portion:

39 g EW, 25 g F, 12 g KH

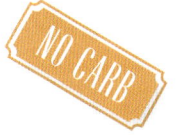

Für 1 Portion

125 g Lachsfilet

(ohne Haut)

1 EL Limettensaft | 2 TL Sojasauce

1 Mini-Blumenkohl (ca. 250 g)

1 kleine Möhre

2 Frühlingszwiebeln

1 EL Olivenöl

1 TL grüne Currypaste

100 ml ungesüßte Kokosmilch

5–6 EL Gemüsebrühe

½ TL pflanzliches Bindemittel

2 Stiele Basilikum

Meersalz | Pfeffer

Zubereitung:

20 Min.

Pro Portion:

32 g EW, 46 g F, 13 g KH

Lachs-Curry

1 Das Lachsfilet waschen, trocken tupfen und in 2 cm große Stücke schneiden. Mit Limettensaft und Sojasauce würzen und 10 Min. ziehen lassen, einmal wenden.

2 Inzwischen den Blumenkohl waschen, putzen und in kleine Röschen teilen. Die Möhre schälen und schräg in ½ cm dünne Scheiben schneiden. Die Frühlingszwiebeln putzen, waschen, weiße und hellgrüne Teile in ca. 2 cm lange Stücke schneiden.

3 In einer beschichteten Pfanne das Öl erhitzen, Blumenkohl und Möhren darin mit der Currypaste 1 Min. bei mittlerer Hitze dünsten. Mit Kokosmilch und Brühe auffüllen, bei mittlerer Hitze ohne Deckel 4 Min. kochen lassen. Den Lachs samt Marinade dazugeben, 5 Min. bei milder Hitze köcheln, die Frühlingszwiebeln 1 Min. vor Garzeitende untermischen und mitgaren. Das Bindemittel einrühren.

4 Das Basilikum abbrausen, abzupfen und grob zerschneiden. Das Curry mit Salz und Pfeffer abschmecken und mit dem Basilikum bestreut servieren.

Veggie-Variante: *Lachsfilet gegen Naturtofu tauschen, Tofu würfeln, marinieren und wie beschrieben verwenden.*

Tatar-Bolognese

Für 1 Portion

1 Bund Suppengrün
½ EL Olivenöl
½ TL getrockneter Thymian
125 g Tatar (Beefsteak)
1 TL Tomatenmark
1 Dose stückige Tomaten (200 g)
3–4 EL Gemüsebrühe
Meersalz
Pfeffer
edelsüßes Paprikapulver
40 g Spaghetti integrale
1 EL geriebener Parmesan

Zubereitung:
35 Min.
Pro Portion:
37 g EW, 11 g F, 40 g KH

1 Das Suppengrün waschen, putzen oder schälen und in kleine Würfel schneiden. Das Öl in einem Topf erhitzen, das Suppengrün darin 2–3 Min. andünsten. Thymian und Tatar untermischen und bei mittlerer Hitze unter Rühren 5 Min. braten, bis das Hackfleisch krümelig ist.

2 Das Tomatenmark untermischen, kurz andünsten. Tomaten und Brühe dazugeben. Die Sauce zugedeckt bei kleiner Hitze etwa 15 Min. schmoren. Mit Meersalz, Pfeffer und Paprikapulver abschmecken.

3 Inzwischen in einem Topf Kochwasser für die Nudeln aufsetzen, salzen. Die Spaghetti darin nach Packungsangabe bissfest kochen, dann abgießen, kurz abtropfen lassen und mit der Bolognese auf einem tiefen Teller anrichten. Mit dem Parmesan bestreut servieren.

Vegan-Variante: *Statt mit Hackfleisch können Sie die Bolognese mit klein gewürfelter Aubergine und Champignons oder mit Soja-Granulat (aus Reformhaus oder Bioladen) zubereiten.*

Hähnchen-Wok

1 Den Spargel waschen, im unteren Drittel schälen, Enden abschneiden, Spargelstangen schräg in 1 cm große Stücke schneiden. Sprossen in einem Sieb abspülen und abtropfen lassen. Chilischote putzen, entkernen und fein würfeln. Hähnchenfilet abbrausen, trocken tupfen, der Länge nach halbieren und quer in 2 cm breite Stücke schneiden.

2 Im Wok oder in einer großen Pfanne beide Öle erhitzen. Fleisch und Chili darin bei mittlerer Hitze unter Rühren 5 Min. braten. Spargel dazugeben und 5–6 Min. mitbraten, Sprossen 1 Min. mitbraten. Mit Sojasauce, Limettensaft und Pfeffer würzen, Brühe angießen. Koriandergrün abbrausen, Blätter abzupfen und hacken, vor dem Servieren aufstreuen. Dazu schmeckt 40 g (roh) parboiled Naturreis.

Veggie-Variante: *Statt Hähnchenfilet können Sie Naturtofu wie beschrieben mit Chili anbraten. Dann aber herausnehmen und erst zum Schluss wieder unter das Spargelgemüse heben.*

Für 1 Portion

NO CARB

250 g grüner Spargel
100 g Mungobohnensprossen
½ rote Chilischote
150 g Hähnchenbrustfilet
2 EL Olivenöl
1 TL dunkles Sesamöl
1–2 EL Sojasauce
1 EL Limettensaft
Pfeffer
5 EL Hühnerbrühe
4–5 Stiele Koriandergrün

Zubereitung:
25 Min.
Pro Portion:
44 g EW, 28 g F, 12 g KH

Gemüse-Kalbsfilet

1 Die Zucchini waschen, putzen, längs halbieren und in 1 cm dicke Scheiben schneiden. Die Paprikaschote vierteln, entkernen, waschen und in 1,5 cm große Stücke schneiden. Die Artischockenherzen abtropfen lassen und vierteln. Die Tomate waschen und in Spalten schneiden. Die Schalotte abziehen und in Streifen, die Knoblauchzehe pellen und in feine Scheibchen schneiden.

2 In einem breiten Topf ½ EL Olivenöl erhitzen, Schalotte darin glasig dünsten. Zucchini, Paprika und Knoblauch dazugeben, 3 Min. mitdünsten. Brühe angießen. Mit Salz, Pfeffer, Kräutern und Zitronensaft würzen. Zugedeckt bei mittlerer Hitze 10 Min. dünsten.

3 Die Kalbsscheiben etwas flachdrücken, trocken tupfen, salzen und pfeffern. Mit je 1 Salbeiblatt belegen und mit einem Holzspießchen feststecken. Das übrige Öl in einer kleinen beschichteten Pfanne erhitzen, Schnitzel auf der Salbeiseite 2–3 Min. anbraten, wenden und weitere 1–2 Min. braten. Tomaten und Artischocken zum Gemüse geben, kurz erwärmen. Mit Salz und Pfeffer würzen. Gemüse mit dem Kalbsfilet anrichten.

Veggie-Variante: *Servieren Sie statt Kalbsfilet eine leicht erwärmte Scheibe Feta zu dem mediterranen Gemüse.*

Für 1 Portion

NO CARB

1 kleine Zucchini

1 kleine gelbe Paprikaschote

2 Artischockenherzen (Dose)

1 Tomate | 1 Schalotte

1 kleine Knoblauchzehe

1 EL Olivenöl

75 ml Gemüsebrühe

Meersalz | Pfeffer

½ TL Kräuter der Provence

2 TL Zitronensaft

2 dünne Kalbsfiletscheiben

(Mittelstück, à ca. 80 g)

2 Salbeiblätter | 2 Holzstäbchen

Zubereitung:

30 Min.

Pro Portion:

36 g EW, 13 g F, 10 g KH

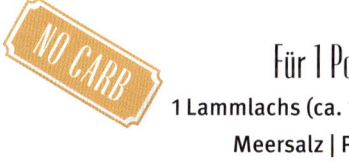

Für 1 Portion

1 Lammlachs (ca. 150 g)

Meersalz | Pfeffer

150 g Pimientos de Padron

(kleine grüne Paprikaschoten)

100 g Kirschtomaten

2 EL Olivenöl

1–2 EL Aceto balsamico

2 Basilikumblätter

Zubereitung:

20 Min.

Pro Portion:

32 g EW, 29 g F, 14 g KH

Lamm-Lachs

1 Das Lammlachs abbrausen, trocken tupfen und rundherum mit Salz und Pfeffer würzen. Die Pimientos waschen und gut abtrocknen. Die Kirschtomaten abbrausen.

2 In einer Pfanne ½ EL Olivenöl erhitzen, das Lammfleisch darin von jeder Seite 2–3 Min. braten, herausnehmen und in Alufolie wickeln.

3 Anschließend das übrige Öl in der Pfanne erhitzen, die Bratpaprika bei mittlerer bis starker Hitze unter gelegentlichem Wenden 4–5 Min. braten, bis die Schoten zusammenfallen und leicht olivbraun zu werden beginnen. Die Kirschtomaten dazugeben und 2 Min. mit erhitzen. Das Gemüse mit Meersalz und Pfeffer würzen und mit dem Aceto balsamico ablöschen. Den gezogenen Fleischsaft vom Fleisch untermischen. Das Fleisch in Scheiben schneiden, mit dem Paprikagemüse servieren. Mit Basilikum garnieren. Dazu schmeckt 1 Scheibe Walnuss-Vollkornbrot (ca. 40 g).

Veggie-Variante: *Das Lammlachs durch eine Scheibe Halloumi (ca. 125 g) ersetzen und in einer geölten Grillpfanne von jeder Seite 2 Min. braten.*

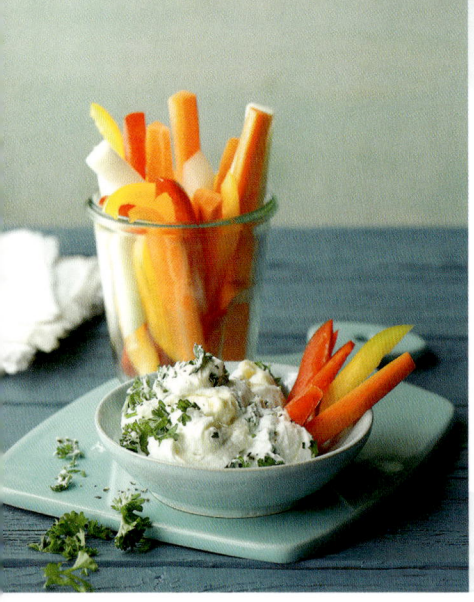

Gemüsesticks mit Petersilien-Mandel-Dip

Für 1 Portion **250 g Gemüse** (z. B. Paprikaschote, Minigurke, Möhre, Kohlrabi, Zucchini) waschen, falls nötig schälen und in gleich große Sticks schneiden. Für den Dip **125 g Magerquark** mit **1,5 TL weißem Mandelmus** (Bioladen, Reformhaus) und **1 EL Wasser** glatt rühren und mit **Meersalz, Pfeffer** und **1 Prise Cayennepfeffer** würzen. **3 Stiele Petersilie** abbrausen, trocken schütteln, Blätter abzupfen, fein hacken und untermischen. Nach Belieben noch **1 kleine zerdrückte Knoblauchzehe** unterrühren. Den Dip zu den Gemüsestreifen servieren.

21 g EW, 10 g F, 14 g KH

Kleine Zwischensnacks

Mozzarella-Tomaten-Spießchen

Für 1 Portion **3 Kirschtomaten** (30 g) waschen und abtrocknen. **3 Mini-Mozzarellakugeln** und **3 schwarze entsteinte Oliven** abtropfen lassen. Die Blätter von **1 Stiel Basilikum** abzupfen und abreiben. Mozzarellakugeln, Basilikumblätter, Kirschtomaten und Oliven im Wechsel auf 3 kleine Holzspieße stecken.

5 g EW, 7 g F, 1 g KH

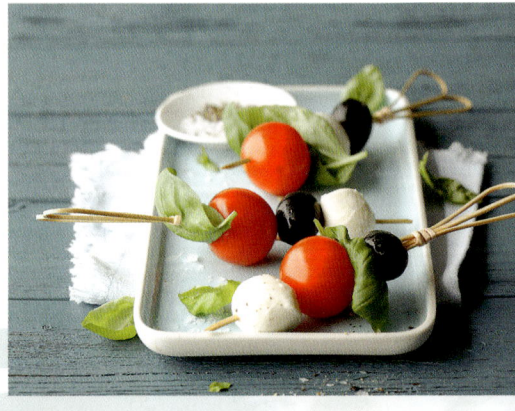

Krabben-Minigurke

Für 1 Portion **1 Minigurke** waschen, abtrocknen, längs halbieren und entkernen. **1,5 EL körnigen Frischkäse** mit **2 TL Sonnenblumenkernen**, **Meersalz** und **Pfeffer** verrühren. **30 g Nordseekrabben** waschen und vorsichtig trocken tupfen. Dillspitzen **von 2 Stielen** abzupfen und fein hacken. Krabben und Dill unter den Frischkäse heben und in die Gurkenhälften füllen.

13 g EW, 8 g F, 4 g KH

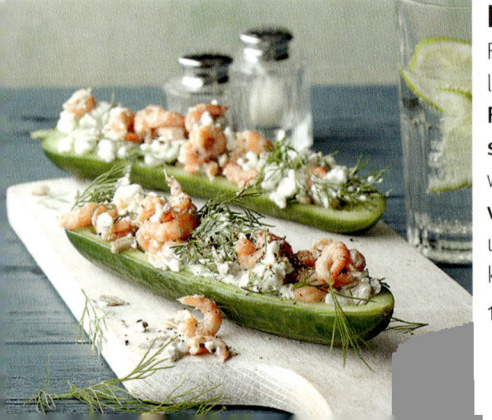

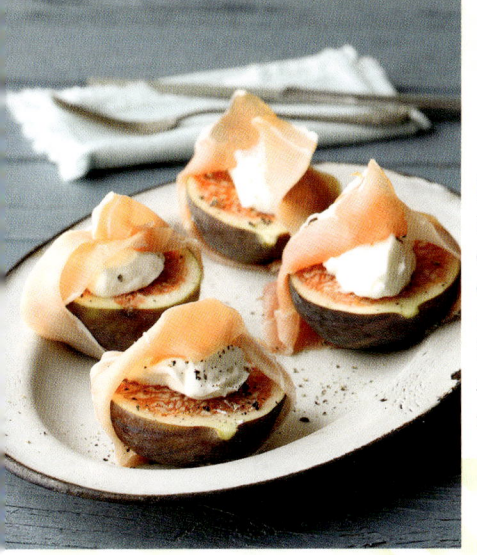

Parmaschinken-Feigen

Für 1 Portion **2 reife blaue Feigen** abbrausen, trocken tupfen, den Stiel entfernen, die Feigen längs halbieren. **Je 1 gestrichenen TL Ziegenfrischkäse** auf die Feigenhälften geben, mit **Pfeffer** übermahlen. **2 Scheiben Parmaschinken** längs halbieren. Je eine Feigenhälfte auf einen Schinkenstreifen setzen und den Schinken locker darüberschlagen.

15 g EW, 9 g F, 8 g KH

Putenröllchen mit Avocadocreme

Für 1 Portion ¼ **reife Avocado** schälen, das Fruchtfleisch mit einer Gabel zerdrücken und mit **1 TL Zitronensaft, Meersalz** und **Pfeffer** würzen. **1 dünne Frühlingszwiebel** waschen, putzen, weiße und hellgrüne Teile in kleine Würfel schneiden und untermischen. **2 Scheiben gekochten Putenbrustschinken** (ca. 15 g) mit der Avocadomasse bestreichen, zu Röllchen formen, mit **je 1 Schnittlauchhalm** zubinden.

5 g EW, 14 g F, 1 g KH

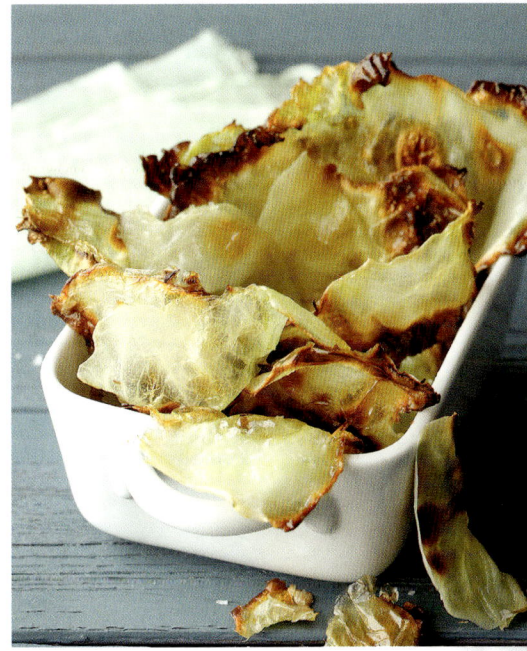

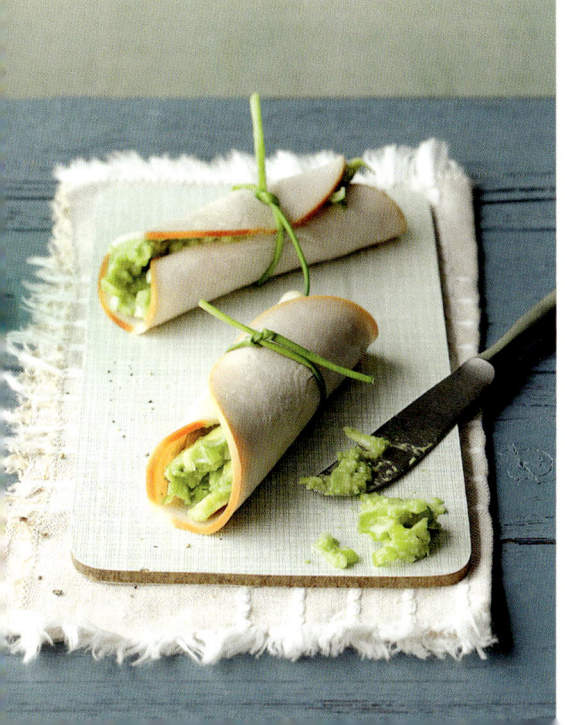

Knusprige Kohl-Chips

Für 2 Portionen **200 g Weiß- oder Grünkohl** putzen, waschen und in Blätter zerlegen. Die Blätter trocken tupfen und auf einem mit Backpapier belegten Backblech ausbreiten. Dünn mit **1–2 EL Olivenöl** bestreichen und mit ½ **TL Meersalz** bestreuen. Im Ofen bei 200 °C in 15 Min. knusprig backen. Zwischendurch wenden. Chips abkühlen lassen und grob zerteilen.

2 g EW, 15 g F, 7 g KH

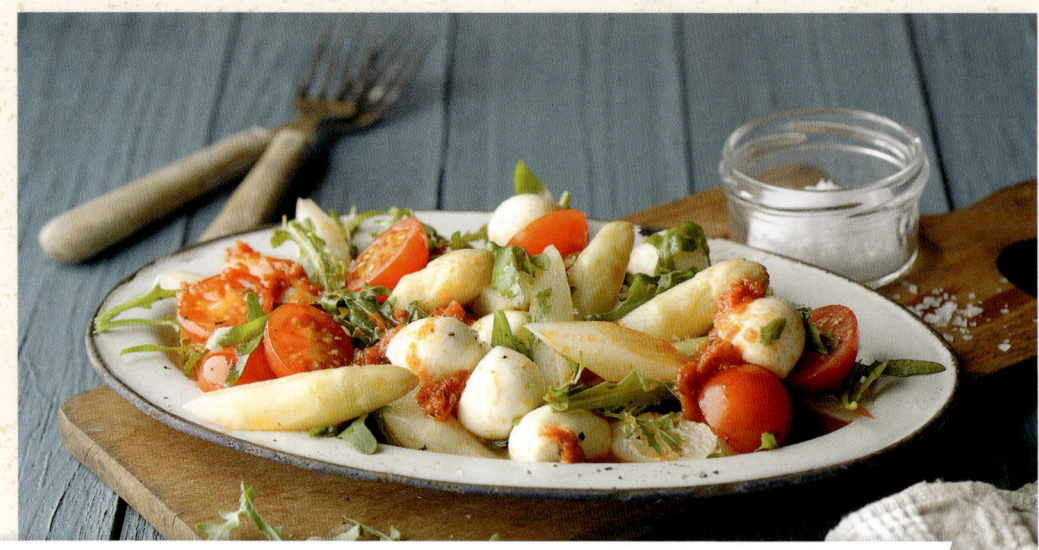

Lauter kalte Köstlichkeiten

Asiatisch – mediterran – vegan – to go ... Auch in unsere kalten Köstlichkeiten fließt der Zeitgeist mit ein, bringt bunte Abwechslung in die simple-glyx-Küche und macht sie bürotauglich.

Am Vorabend zubereiten, über Nacht in den Kühlschrank stellen, am Morgen in die Bento-Box füllen und mit in die Arbeit nehmen. Voila! Das hat nur einen Nachteil: Alle, wirklich alle, möchten probieren: vom veganen Lupinen-Glasnudelsalat, von der Räucherforelle mit Spinatsalat, dem marinierten Roastbeef mit Champignons, den Curry-Garnelen.

Freilich können Sie die kalten Gerichte auch abends essen. Auf den folgenden Seiten finden Sie lauter No-Carb-Angebote, die Sie an den Abenden, die Sie nicht kohlenhydratfrei gestalten, mit einer von uns empfohlenen Beilage in ein simple-glyx-Gericht verwandeln können. Mit nicht mehr als 30 bis 50 Gramm Kohlenhydraten (GLYX-niedrig) sättigt es, ohne dabei den Blutzucker- und Insulinspiegel zu belasten. Sie erinnern sich: In der ersten Fatburner-Woche, in der Sie den Fettstoffwechsel trainieren, sollte eine Mahlzeit nicht mehr als 30 bis 40 Gramm Kohlenhydrate enthalten. Danach nicht mehr als 50. Und nach vier Wochen probieren Sie aus, welche Mengen an Beilagen und Desserts Sie vertragen – ohne dass es auf die Hüfte wandert.

Bitte achten Sie auch immer auf Ihre Eiweiß-Formel (siehe Seite 51). Und lassen Sie Lebensmittel, die Sie nicht vertragen, einfach weg.

Und wenn Sie auf den Geschmack gekommen sind, haben Sie vielleicht Appetit auf noch mehr Rezepte. Die finden Sie im simple-glyx-Kochbuch (siehe Buchtipp auf Seite 157).

Ziegenkäse-Carpaccio

Für 1 Portion

2 TL Pinienkerne

1 grüne oder gelbe Spitzpaprikaschote

2 Tomaten

¼ TL Pulbiber (scharfe Paprikaflocken)

Meersalz

1–2 EL Aceto balsamico

1 EL Olivenöl

75 g Ziegenkäse-Aufschnitt

2 große Basilikumblätter

Zubereitung:

15 Min.

Pro Portion:

11 g EW, 28 g F, 20 g KH

1 Die Pinienkerne in einer kleinen Pfanne ohne Fett goldbraun anrösten, vom Herd nehmen und abkühlen lassen. Die Paprikaschote längs halbieren, putzen, entkernen, waschen und quer in feine Halbringe schneiden. Die Tomaten waschen, vom Stielansatz befreien, vierteln, entkernen und in kleine Würfel schneiden. Tomaten mit dem Pulbiber, Salz, Aceto balsamico und Olivenöl vermengen.

2 Die Käsescheiben in ca. 4 x 4 cm große Stücke schneiden, leicht überlappend auf einem Teller verteilen. Die Paprikastreifen darauf verteilen. Das Ganze mit der Tomaten-Vinaigrette beträufeln und die gerösteten Pinienkerne darauf verteilen. Zum Schluss die Basilikumblätter grob zerpflücken und das Carpaccio damit garnieren. Dazu schmecken 2 Scheiben Vollkornbaguette (ca. 40 g) oder 1 kleines Dinkel-Vollkornbrötchen (ca. 45 g).

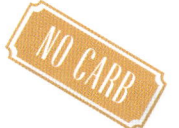

Rucola-Spargel

Für 1 Portion

200 g weiße Spargel

Meersalz

100 g Kirschtomaten

80 g Mini-Mozzarellakugeln

1 Handvoll Rucola

1 EL weißer Aceto balsamico

Pfeffer

1 TL Pesto rosso (aus dem Glas)

1 EL Olivenöl

Zubereitung:

20 Min.

Pro Portion:

20 g EW, 29 g F, 8 g KH

1 Den Spargel schälen, die Enden abschneiden, dickere Stangen längs halbieren und schräg in 3 cm breite Stücke schneiden. Den Spargel in 1 Liter kochendem Salzwasser in 5 Min. bissfest garen, dann abtropfen lassen, dabei 3 EL Kochwasser auffangen. Beides abkühlen lassen.

2 Inzwischen die Kirschtomaten waschen und halbieren. Mozzarella abtropfen lassen. Rucola waschen, verlesen, trocken schleudern und grob zerzupfen. Essig, Spargelkochwasser, Salz, Pfeffer, Pesto und Öl in einer Schüssel verrühren. Spargel, Kirschtomaten, Mozzarella und Rucola untermischen.

Genuss-Tipp: *Wer den Salat raffiniert und ungewöhnlich variieren möchte, ersetzt den Rucola einfach durch Basilikum und die Kirschtomaten durch frische reife Erdbeeren.*

TO GO

Für 1 Portion

20 g Quinoa

125 ml Gemüsebrühe

2 TL helle Misopaste (Bioladen oder Asialaden)

1 EL Weißweinessig

Meersalz

Pfeffer

2 schlanke Frühlingszwiebeln

1 kleine Möhre

5 Radieschen

100 g Naturtofu

2 TL Olivenöl

2 TL Sesam

Zubereitung:
30 Min.

Pro Portion:
18 g EW, 24 g F, 21 g KH

Gemüse-Quinoa

1 Die Quinoa heiß abspülen, abtropfen lassen und in der Brühe zugedeckt bei mittlerer Hitze 18–20 Min. garen. Nach Ende der Garzeit evtl. überstehende Flüssigkeit abgießen, die Quinoa offen abkühlen lassen.

2 Inzwischen die Misopaste mit 2 EL kochend heißem Wasser glatt verrühren. In einer Schüssel etwas abkühlen lassen, dann mit dem Essig, Meersalz und Pfeffer verrühren. Die Frühlingszwiebeln waschen, putzen, weiße und hellgrüne Teile in dünne Ringe schneiden. Die Möhre schälen, in feine Stifte schneiden. Die Radieschen waschen, putzen und in dünne Scheiben schneiden. Alle Zutaten im Miso-Dressing wenden.

3 Den Tofu trocken tupfen, in kleine Würfel schneiden. Das Öl in einer Pfanne erhitzen, die Tofuwürfel darin mit dem Sesam in 3–4 Min. unter Wenden goldbraun braten. Auf dem Salat verteilen. Sofort servieren.

Mitnehm-Tipp: *Der Salat eignet sich prima als Lunch to go für die Mittagspause. Am Vorabend zubereiten und über Nacht in den Kühlschrank stellen.*

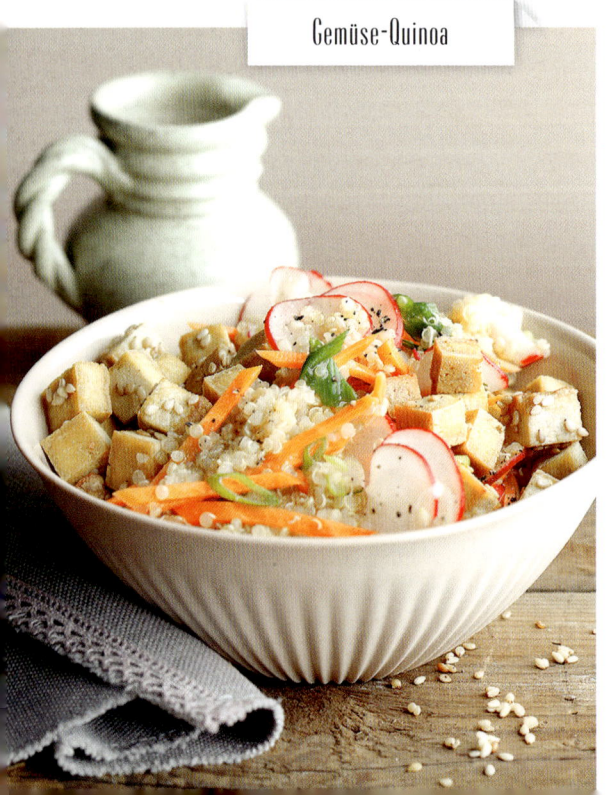

Gemüse-Quinoa

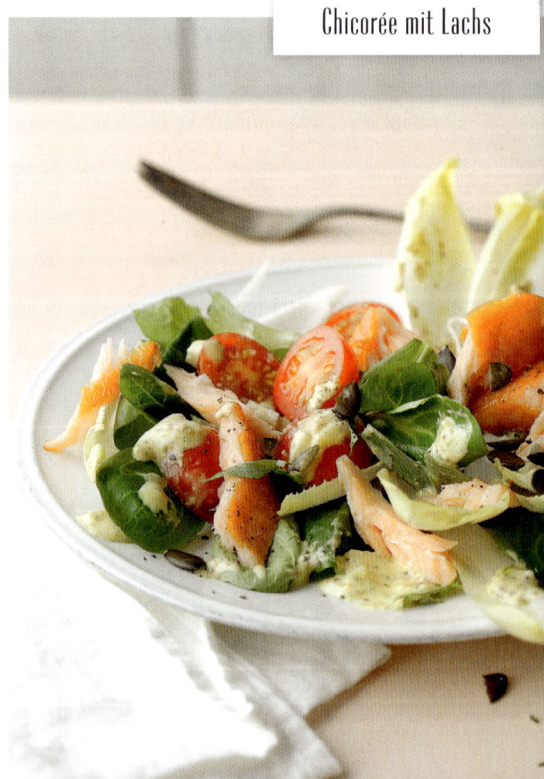

Chicorée mit Lachs

Lupinen-Schnitzel

1 Die Glasnudeln nach Packungsangabe in kochendem Wasser 3–4 Min. köcheln lassen, dann abgießen, abschrecken und mit einer Küchenschere in Stücke schneiden.

2 Die Gurke waschen, abtrocknen, der Länge nach mit einem Sparschäler in dünne Streifen hobeln. Die Frühlingszwiebeln waschen, putzen, das Weiße und Hellgrüne in dünne, schräge Ringe schneiden. Die Erdnusskerne fein hacken. Das Koriandergrün abbrausen, abzupfen und grob hacken.

3 Für das Dressing den Essig, 2 EL Wasser, Meersalz, Pfeffer, Sambal oelek und 1 EL Öl verrühren. Glasnudeln, Gurken, Frühlingszwiebeln und Erdnüsse untermischen.

4 Lupinenfilet in 1 cm dicke Scheiben schneiden, salzen und pfeffern. Restliches Öl in einer kleinen Pfanne erhitzen, Lupinenfilet darin von jeder Seite bei starker Hitze 1–2 Min. braun anbraten. Das Koriandergrün unter den Salat mischen, mit den Lupinenschnitzeln servieren.

Genuss-Tipp: *Wenn es nicht vegan sein soll, können Sie statt des Lupinenfilets auch ein kurz gebratenes Kalbs- oder Putenschnitzel mit dem Glasnudelsalat kombinieren.*

Für 1 Portion

VEGAN

30 g breite Glasnudeln

1 Minigurke (ca. 150 g)

2 Frühlingszwiebeln

2 TL Erdnusskerne

3 Stiele Koriandergrün

1 EL Weißweinessig

Meersalz

Pfeffer

1 TL Sambal oelek

1,5 EL Erdnussöl

100 g Lupinenfilet (Reformhaus oder Bioladen)

Zubereitung:
20 Min.
Pro Portion:
30 g EW, 33 g F, 39 g KH

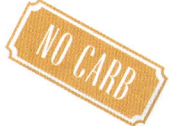

Für 1 Portion

1 Staude Chicorée

50 g Feldsalat | 5 Kirschtomaten

125 g Stremellachs (mit Haut)

3 EL Orangensaft

1 EL Zitronensaft

½ TL körniger Senf

Meersalz | Pfeffer

1 EL Olivenöl | 1 TL Walnussöl

½ kleine Schalotte

1 Stiel Estragon (ersatzweise Petersilie)

1 EL Kürbiskerne

Zubereitung:
20 Min.
Pro Portion:
43 g EW, 47 g F, 12 g KH

Chicorée mit Lachs

1 Den Chicorée waschen, längs halbieren, den Strunk keilförmig herausschneiden, in Blätter teilen. Den Feldsalat waschen, trocken schleudern, putzen und verlesen. Die Tomaten waschen und halbieren.

2 Die vorbereiteten Zutaten auf einem Teller anrichten. Den Lachs von Haut und Gräten befreien und grob zerzupfen, auf dem Salat verteilen.

3 Den Orangen- und Zitronensaft mit Senf, Salz, Pfeffer und Oliven- und Walnussöl verrühren. Schalotte abziehen, fein würfeln und untermischen. Das Dressing über den Salat träufeln. Estragon abbrausen, Blätter abzupfen und fein hacken, die Kürbiskerne grob hacken. Beides aufstreuen. Dazu schmeckt 1 Scheibe Roggenvollkornbrot (ca. 50 g).

Vegan-Variante: *Toppen Sie den Salat mit 2 grob zerzupften Ziegenfrischkäsetalern (z. B. Picandou) statt mit Lachs.*

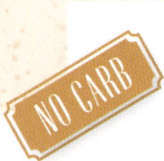

NO CARB

Für 1 Portion

250 g Babyspinat

2 TL Sesam

1 Frühlingszwiebel

2 EL Gemüsebrühe

2 TL helle Sojasauce

¼ TL flüssiger Akazienhonig

1 TL Sesamöl

Meersalz

1 Räucherforellenfilet

(ca. 125 g, ohne Haut)

1 Zitronenspalte

Zubereitung:

15 Min.

Pro Portion:

36 g EW, 16 g F, 7 g KH

Räucher-Forelle

1 Den Spinat verlesen, mit kochendem Wasser übergießen und 1 Min. ziehen lassen, dann in ein Sieb geben, gut abtropfen und abkühlen lassen. Den Sesam in einer Pfanne ohne Fett goldbraun anrösten. Vom Herd nehmen und auf einem Teller abkühlen lassen. Die Frühlingszwiebel waschen, putzen und in feine Ringe schneiden.

2 Die Brühe, Sojasauce, Honig und Sesamöl zu einer Marinade verrühren. Spinat und Frühlingszwiebel dazugeben, alles gut mischen und mit Salz abschmecken.

3 Das Forellenfilet von Gräten befreien, mit dem Spinatsalat auf einem Teller anrichten. Mit dem gerösteten Sesam bestreuen und mit der Zitronenspalte garnieren. Dazu schmecken 2 Scheiben Vollkorn-Baguette (ca. 40 g).

Veggie-Variante: *Die Räucherforelle durch 125 g Räuchertofu ersetzen. In dünne Scheiben schneiden, fächerartig auslegen und mit dem Spinatsalat anrichten.*

Gemüse-Fisch-Ceviche

1 Das Fischfilet kalt abspülen, trocken tupfen und evtl. vorhandene Gräten entfernen. Das Filet in 1 cm große Würfel schneiden und in einer Schüssel mit dem Limettensaft vermischen. Mit Folie abgedeckt im Kühlschrank 3 Std. ziehen lassen, dabei ab und zu umrühren.

2 Inzwischen die Tomate waschen, abtrocknen, vierteln, entkernen und in kleine Würfel schneiden. Den Rettich schälen und fein würfeln. Die Zwiebel abziehen und in feine Streifen schneiden. Das Koriandergrün abbrausen, trocken schütteln und die Blätter abzupfen. Die Chilischote halbieren, entkernen, waschen und in dünne Halbringe schneiden.

3 Den marinierten Fisch mit Tomaten, Rettich, Zwiebeln, Koriandergrün und Chili mischen. Essig und Olivenöl dazugeben und untermischen, mit Salz und Pfeffer würzen. Salatblätter waschen und putzen, Ceviche darauf anrichten. Dazu schmecken 2 Scheiben Vollkorn-Baguette (ca. 40 g).

Vegan-Variante: *Statt des Fischfilets Tofu natur nehmen und in kleine Würfel schneiden, 1 Std. marinieren und mit den übrigen Zutaten wie beschrieben vermischen.*

NO CARB

Für 1 Portion

150 g ganz frisches

Fischfilet (in Sushi-Qualität)

2 EL Limettensaft

1 Tomate | 100 g Rettich

½ kleine rote Zwiebel

3 Stiele Koriandergrün

½ grüne Chilischote

1 TL Weißweinessig

1 TL Olivenöl

Meersalz | Pfeffer

2 Kopfsalatblätter

Zubereitung:

20 Min.

(plus 3 Std. Marinieren)

Pro Portion:

28 g EW, 6 g F, 6 g KH

Curry-Garnelen

1 Den Spitzkohl waschen, putzen, den Strunk herausschneiden, den Spitzkohl in feine Streifen schneiden und in einer Schüssel mit etwas Meersalz mit den Händen 3 Min. kneten. Mit Essig und 1 EL Olivenöl anmachen, mit wenig Salz und mit Pfeffer würzen. Die Physalis aus der Hülle lösen, waschen, halbieren und vorsichtig unter den Spitzkohl mischen. Den Salat 10 Min. ziehen lassen.

2 Inzwischen die Garnelen abbrausen, trocken tupfen, mit Salz, Pfeffer und Currypulver rundherum würzen. Das übrige Öl in einer beschichteten Pfanne erhitzen, die Garnelen darin bei mittlerer bis starker Hitze auf jeder Seite 2 Min. braten.

3 Die Basilikumblätter abzupfen, abreiben, grob hacken und unter den Spitzkohlsalat mischen. Zum Schluss die Curry-Garnelen auf dem Salat anrichten. Dazu schmeckt 1 Dinkel-Vollkornbrötchen (ca. 45 g).

Vegan-Variante: *Curry-Mango-Tofu würfeln, braten und statt der Curry-Garnelen auf dem Spitzkohlsalat verteilen. So wird's auch für Veganer ein Renner!*

Für 1 Portion

200 g Spitzkohl
Meersalz
1 EL Aceto balsamico bianco
1,5 EL Olivenöl
Pfeffer
50 g Physalis
125 g rohe geschälte Garnelen
1 TL mildes Currypulver
2 Stiele Basilikum

Zubereitung:

25 Min.

Pro Portion:

18 g EW, 17 g F, 8 g KH

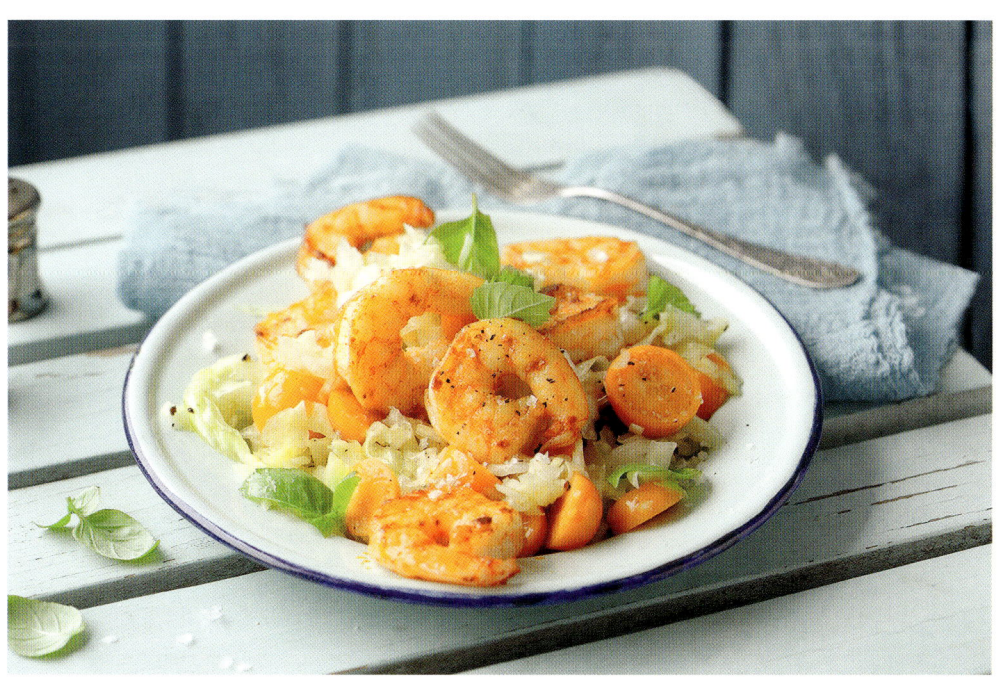

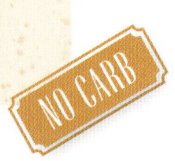

Für 1 Portion

2 TL Pinienkerne

1 Handvoll Babyspinat

6 kleine Champignons

1 EL Zitronensaft

Meersalz

Pfeffer

1 Prise Rohrohrzucker

1 EL Olivenöl

125 g Roastbeef-Aufschnitt

1 EL gehobelter Parmesan

Zubereitung:

15 Min.

Pro Portion:

35 g EW, 22 g F, 6 g KH

Roastbeef mariniert

1 Die Pinienkerne in einer Pfanne ohne Fett anrösten. Vom Herd nehmen und abkühlen lassen. Den Spinat verlesen, waschen und trocken schleudern. Die Pilze abreiben und in dünne Scheibchen schneiden.

2 Für die Vinaigrette den Zitronensaft mit Salz, Pfeffer, Zucker und Olivenöl verrühren.

3 Das Roastbeef auf einen Teller legen, den Spinat und die Champignons darauf verteilen. Mit der Vinaigrette beträufeln und mit dem Parmesan und den Pinienkernen bestreuen. Dazu schmecken 2 Scheiben Vollkorn-Baguette (ca. 40 g).

Veggie-Variante: *Statt Roastbeef dünne Scheiben von Räuchertofu auf einem Teller auslegen und wie beschrieben mit Gemüse und Vinaigrette anrichten.*

Hähnchen mit Salsa

1 Die Hähnchenbrust abbrausen, trocken tupfen, mit Chilipulver und Pfeffer beidseitig würzen. In einer Pfanne ½ EL Öl erhitzen, das Hähnchenfilet auf jeder Seite 5–6 Min. braten.

2 Inzwischen die Paprikaschoten putzen, entkernen, waschen und in ½ cm große Würfel schneiden. Die Avocado entsteinen, das Fruchtfleisch aus der Schale heben und ebenfalls würfeln. Die Frühlingszwiebel waschen, putzen, weiße und hellgrüne Teile in feine Ringe schneiden. Paprika, Avocado und Frühlingszwiebel in einer Schüssel mit Limettensaft, Chilisauce, Salz und übrigem Olivenöl vorsichtig mischen. Das Koriandergrün abbrausen, trocken schütteln, Blätter abzupfen und bis auf ein paar Blättchen unter die Salsa heben.

3 Das Hähnchenfilet aus der Pfanne nehmen, auf beiden Seiten salzen und schräg in Scheiben schneiden. Mit der Paprika-Salsa anrichten und mit dem übrigen Koriandergrün bestreuen. Dazu schmeckt 1 Scheibe Vollkornbrot (ca. 50 g).

Vegan-Variante: *Statt Hähnchenfilet Lupinenfilet wie beschrieben würzen und 2–3 Min. auf beiden Seiten braten. In Scheiben schneiden und mit der Salsa anrichten.*

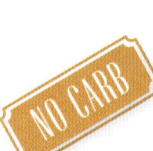

Für 1 Portion

1 Hähnchenbrustfilet (ca. 175 g)

1 TL Chilipulver

Pfeffer

1 EL Olivenöl

je ½ rote und gelbe Paprikaschote

½ reife Avocado

1 dünne Frühlingszwiebel

1 EL Limettensaft

1 TL Chilisauce

Meersalz

3 Stiele Koriandergrün

Zubereitung:

20 Min.

Pro Portion:

45 g EW, 40 g F, 10 g KH

Tatar-Frikadellen

1 Das Tatar in eine Schüssel geben. Die Schalotte abziehen, fein würfeln und dazugeben. Das Tatar mit Eigelb, Senf, Salz und Pfeffer mischen. Aus der Hackfleischmasse mit feuchten Händen zwei kleine Frikadellen formen.

2 Die Tomaten waschen, vom Stielansatz befreien, die Gurke putzen und waschen, beides in Scheiben schneiden und überlappend auf einem Teller auslegen. Essig, Salz, Pfeffer und ½ EL Olivenöl verrühren und über den Tomaten-Gurken-Teller träufeln.

3 In einer Pfanne das übrige Olivenöl erhitzen, die Frikadellen darin auf jeder Seite bei starker Hitze 1 Min. scharf anbraten, dann noch 1–2 Min. bei mittlerer Hitze weiterbraten. Die Frikadellen auf dem Gemüse anrichten, mit der Kresse bestreuen und sofort servieren. Dazu schmeckt 1 Scheibe Walnuss-Vollkornbrot (ca. 50 g).

Veggie-Variante: *Statt Tatar Soja-Granulat für die Frikadellen nehmen oder alternativ 2 Ziegenfrischkäsetaler (z. B. Picandou; à ca. 30 g) mit dem Rohkostteller kombinieren.*

Für 1 Portion:

125 g Rindertatar (Beefsteak)

1 kleine Schalotte

1 Eigelb

½ TL Dijon-Senf

Meersalz

Pfeffer

2 Tomaten

1 Minigurke

½ EL weißer Aceto balsamico

1 EL Olivenöl

1 Büschel Kresse

Zubereitung:

15 Min.

Pro Portion:

31 g EW, 16 g F, 9 g KH

NO CARB

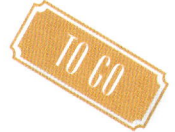

TO GO

Für 1 Portion

100 g grüne Bohnen

Meersalz

1 dünne Stange Staudensellerie

100 g geräucherte Putenbrust (in Scheiben)

¼ Birne (ca. 50 g)

1 EL Apfelessig

2 EL Gemüsebrühe

½ TL scharfer Senf

Pfeffer

1 EL Olivenöl

3 Stiele Petersilie

Zubereitung:

20 Min.

Pro Portion:

24 g EW, 14 g F, 13 g KH

Bohnensalat mit Pute

1 Die Bohnen waschen, putzen und in mundgerechte Stücke schneiden. In kochendem Salzwasser in 8–10 Min. bissfest garen, dann abgießen und abtropfen lassen.

2 Inzwischen den Staudensellerie waschen, putzen und in kleine Würfel schneiden. Den Putenbrust-Aufschnitt in 1 cm breite Streifen schneiden. Die Birne waschen, entkernen und in kleine Stücke schneiden.

3 Für das Dressing Essig, Brühe, Senf, Salz, Pfeffer und Öl glattrühren. Grüne Bohnen, Sellerie, Birnenstücke und Putenbrust gut untermischen. Den Salat mit Salz und Pfeffer abschmecken. Petersilie abbrausen, trocken schütteln, abzupfen und fein hacken. Vor dem Servieren aufstreuen. Dazu schmeckt 1 Dinkel-Vollkornbrötchen (ca. 45 g).

Vegan-Variante: *Die geräucherte Putenbrust durch Lupinenfilet ersetzen. Dazu in Streifen schneiden und in ½ EL Öl in einer Pfanne 1–2 Min. braten. Alternativ können Sie auch Tomatentofu klein würfeln und unter den Salat heben.*

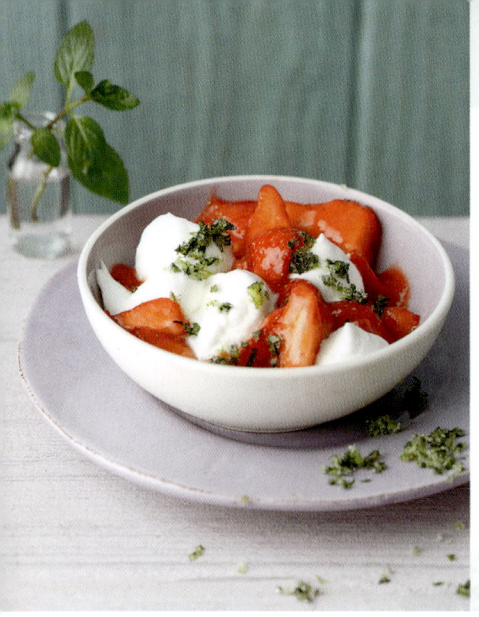

Erdbeeren mit Limetten-Minze-Crunch

Für 1 Portion **150 g Erdbeeren** waschen, putzen und je nach Größe halbieren oder vierteln. Zwei Drittel der Erdbeeren mit **2 TL Limettensaft** und **3–4 Tropfen Stevia** in einem hohen Rührgefäß fein pürieren und unter die restlichen Beeren mischen. Den Erdbeersalat in einer Dessertschale anrichten. **50 ml Sojasahne** mit ¼ TL pflanzlichem Bindemittel steif schlagen, als Wölkchen auf den Erdbeeren verteilen. Für das Topping **2 Minzeblätter** abreiben und fein hacken, mit **1 TL Rohrzucker** und **½ TL abgeriebener Limettenschale** mischen und großzügig über das Erdbeerdessert streuen.

1 g EW, 12 g F, 24 g KH

Süße Dessert träume

Gefüllte Mandel-Feigen

Für 1 Portion **2 reife Feigen** vorsichtig waschen und trocken tupfen. Jeweils einen Deckel abschneiden, das Fruchtfleisch mit einem Teelöffel vorsichtig herauskratzen und mit einer Gabel zerdrücken. **½ TL weißes Mandelmus, 2 EL körnigen Frischkäse, 1 TL flüssigen Akazienhonig** und **1 Msp. Zimt** dazugeben. Die Frischkäsemasse in die Früchte füllen, mit je einem Zitronenmelisseblatt belegen und den Feigendeckel daraufsetzen.

7 g EW, 8 g F, 19 g KH

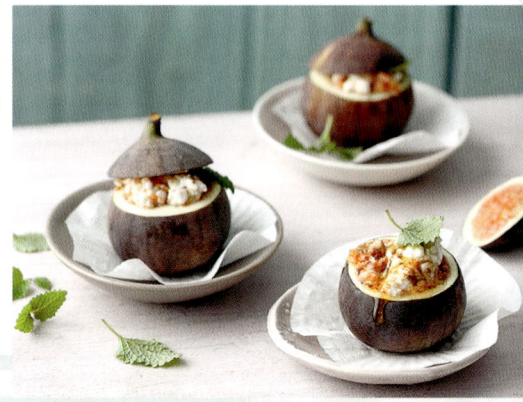

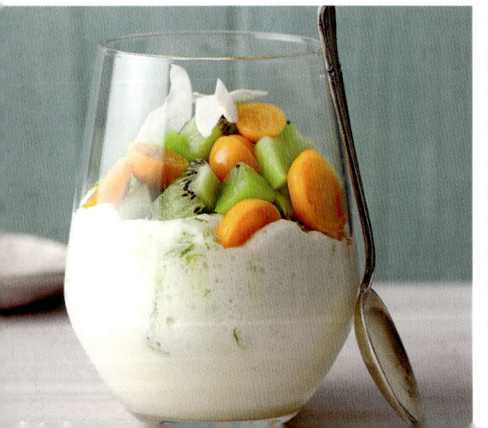

Kokos-Limettencreme mit Physalis

Für 1 Portion **5 EL Kokosmilch** und **2 EL Sahne** mit **½ TL abgeriebener Limettenschale, 1 TL Rohrzucker** und **½ TL pflanzlichem Geliermittel** aufkochen und 2 Min. köcheln lassen. **1 Eiweiß** steif schlagen und unter die abgekühlte Kokosmasse heben. 1 Std. kalt stellen. **1 Kiwi** schälen und würfeln. **10 Physalis** halbieren. Die Früchte auf der Creme verteilen. **2 Kokos-Chips** grob hacken und darüberstreuen.

4 g EW, 25 g F, 16 g KH

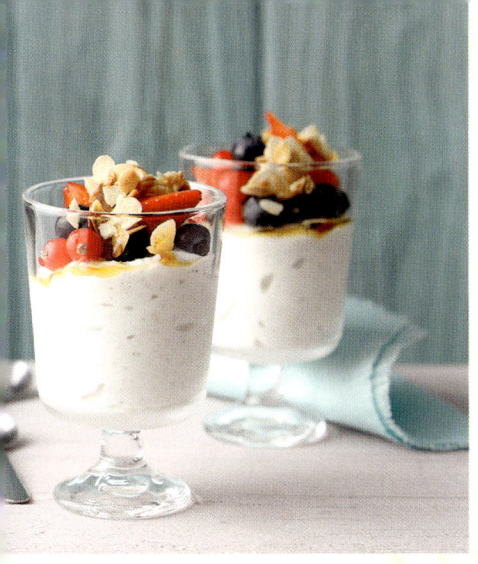

Beeren-Joghurt mit Knuspermandeln

Für 1 Portion **100 g Magerquark** und **50 g Naturjoghurt** mit ¼ TL gemahlener Vanille, **2–3 Tropfen Stevia** und ½ TL pflanzlichem Bindemittel glatt verrühren. Die Masse in eine Dessertschale füllen und abgedeckt kalt stellen. Inzwischen **125 g gemischte Beeren** verlesen, wenn nötig abbrausen und trocken tupfen. **2 TL gehobelte Mandeln** in einer kleinen Pfanne bei mittlerer Hitze goldbraun anrösten. **1 TL flüssigen Akazienhonig** dazugeben, gut untermischen, den Mandel-Mix vom Herd nehmen. Die Beeren auf dem Quarkjoghurt verteilen, mit den Honigmandeln bestreut servieren.

18 g EW, 8 g F, 26 g KH

Himbeer-Joghurt-Eis

Für 1 Portion **80 g TK-Himbeeren** in ein hohes Rührgefäß geben und 10 Min. antauen lassen. **2–3 Minzeblätter** abreiben und hacken, mit **2 TL Zitronensaft, 2 TL Rohrohrzucker** und **3–4 Tropfen Stevia** mischen, zu den Himbeeren geben. **2 EL Joghurt** zufügen und alles mit dem Schneidstab mittelfein zerkleinern. Aus der Masse mit einem Eisportionierer Nocken oder Kugeln abstechen und in einer Dessertschale anrichten. Mit **1 Minzezweiglein** garnieren und sofort servieren.

2 g EW, 2 g F, 16 g KH

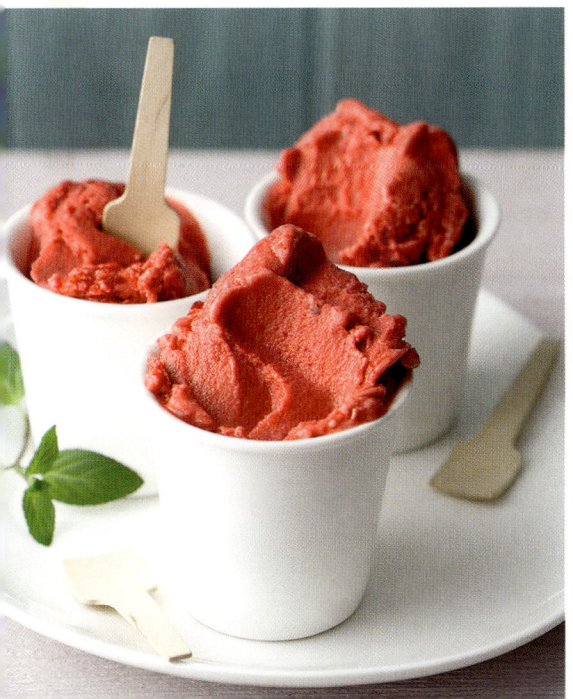

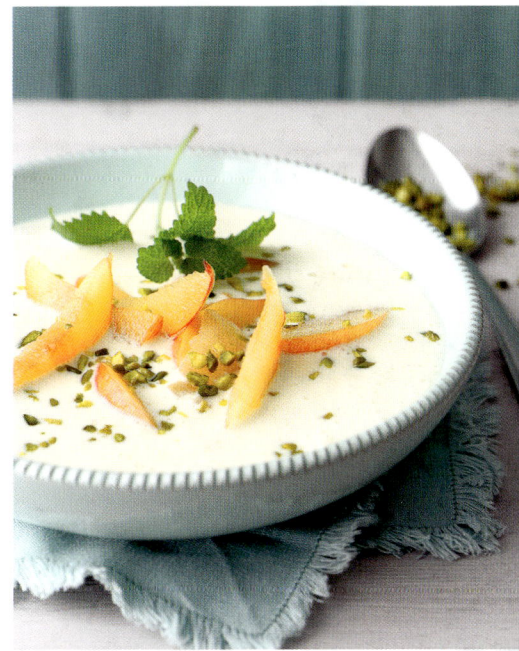

Kefir-Kaltschale mit Pflaumen

Für 1 Portion **3–4 gelbe Pflaumen** waschen, entsteinen, in Spalten schneiden. Die Hälfte mit **150 ml Kefir, 75 g Speisequark, 2 TL Sanddornmark mit Honig** und **3–4 Tropfen Stevia** pürieren. Auf einem tiefen Teller anrichten. Die übrigen Pflaumen mit **2 TL Zitronensaft** und **1 TL Ahornsirup** beträufeln, auf der Schale verteilen, mit **2 TL gehackten Pistazien** bestreuen.

17 g EW, 13 g F, 32 g KH

Sachregister

Rezeptregister

Bücher, die weiterhelfen

- ❖ Bartosch, H.: myBook – Was mich bewegt. Südwest Verlag
- ❖ Grillparzer, M.: Fit und schlank mit dem Minitrampolin. Südwest Verlag
- ❖ Grillparzer, M.: GLYX-Kompass. Gräfe und Unzer Verlag
- ❖ Grillparzer, M.: Hey Heißhunger. Gräfe und Unzer Verlag
- ❖ Grillparzer, M.: Simple Detox. Gräfe und Unzer Verlag
- ❖ Bode, T.: Die Essensfälscher. Fischer Taschenbuch
- ❖ Davis, Dr. med. W: Weizenwampe: Warum Weizen dick und krank macht. Goldmann Verlag
- ❖ Enders, G: Darm mit Charme. Ullstein
- ❖ Gruber, W./Oberhummer, H.: Gedankenlesen durch Schneckenstreicheln. Carl Hanser
- ❖ Guth, C./Hickisch, B./Dobrovicôvá, M.: Grüne Smoothies. Gräfe und Unzer Verlag
- ❖ Hüther, G: Was wir sind und was wir sein könnten. Fischer Verlag
- ❖ Kasper, H: Ernährungsmedizin und Diätetik. Urban & Fischer
- ❖ Kraske, E.-M.: Säure-Basen-Balance. Gräfe und Unzer Verlag
- ❖ Peters, A.: Das egoistische Gehirn. Ullstein
- ❖ Storch, M./Cantieni, B./Hüther, G./Tschacher, W.: Embodiment. Die Wechselwirkung zwischen Körper und Psyche. Huber Verlag
- ❖ Tschirner, Th.: Das 8-Minuten-Workout ohne Geräte. Gräfe und Unzer Verlag

Infos online

GLYX-Tipps

- ❖ Kostenloser GLYX-Letter und GLYX-Magazin: www.mariongrillparzer.de
- ❖ Blog der Autorin: www.xunt.de
- ❖ News, aktuelle GLYX-Termine (Seminare, Ausbildung), und das Forum für Fragen und Erfahrungsaustausch: www.die-glyx-diaet.de

Infos für Verbraucher

- ❖ www.lebensmittelklarheit.de
- ❖ www.foodwatch.de
- ❖ www.glycemicindex.com
- ❖ www.slowfood.de
- ❖ www.bzga-essstoerungen.de
- ❖ www.cinderella-rat-bei-essstoerungen.de
- ❖ www.hungrig-online.de
- ❖ www.msc.org/de

Unsere Experten

❖ Dr. Robert Schleip, www.somatics.de
❖ Dr. med. Dieter Horn,
   www.gemeinschaftspraxis-trudering.de
❖ Dr. Rainer Schregel, r.schregel@me.com
❖ Dr. Tanja Kühne, www.ballance-concepts.de

Ess-Service

❖ Erbsen-Eiweiß-Pulver: www.fidolino.com
❖ Verband bäuerlicher Lieferbetriebe www.oekokiste.de

Zum Bestellen

Bestellen und/oder informieren unter
www.fidolino.com
Telefon: (0049)/ (0) 89/ 40268135
Fax: (0049)/ (0) 89 / 40268134
E-Mail: info@fidolino.com

Fatburner-Trampolin: Der fröhlichste Hometrainer der Welt wurde extra für Marion Grillparzer von einer renommierten deutschen Firma entwickelt, natürlich TÜV- und GS-geprüft. Das langlebige Fatburner-Trampolin gibt es in 4 Gewichtsklassen von 30 bis 180 Kilogramm Körpergewicht (ab 189,– €). Passt zum Training: Flexband in zwei Stärken. Ideal für Büro und Reisen: Der kleine Bruder namens Mini-Jumper (103,50 €).

Galileo, Q-Style: Vibrationstraining für Zeitlose: Mit seitenalternierender Muskelstimulation trainiert man in wenigen Minuten Beine, Bauch und Rücken, stärkt die Knochen, baut Muskeln auf und Fett ab, entspannt den gesamten Körper. Q-Style (790 €), Galileo in 4 Ausführungen (ab 3599 €).

Eiweißformel 7 plus: Für die Autorin entwickeltes Eiweißpulver (fast) ohne Kohlenhydrate mit hoher biologischer Wertigkeit und niedrigem GLYX, dem Fatburner L-Carnitin und Magnesiumcitrat für den Säure-Basen-Haushalt. Hilft, den täglichen Eiweißbedarf zu decken: 10 g Pulver liefern 8 g Eiweiß. Ohne Farb-, Süß- und synthetische Aromastoffe (560 Gramm, 39,– €), gibt´s jetzt auch vegan, aus Erbsen- gemischt mit Haferprotein.

Amino4u: Die rein pflanzlichen Tabletten enthalten alle 8 essenziellen Aminosäuren in quasi vorverdauter Form. Sie gelangen schnell ins Blut, prima, um (halb)leere Eiweißspeicher aufzufüllen. Praktisch für unterwegs (49 €).

PowerLeggs: Kompressions-Leggings verringern den Beinumfang, reduzieren Cellulite, verfeinern das Hautbild, machen formschöne Beine. In veschiedenen Größen (59 €).

GLYXamine: Gegen den Stress. Mehr Energie – weniger Heißhunger. Einzigartiges Granulat mit den Aminosäuren Tryptophan und Glutamin, B-Vitaminen, Biotin, Vitamin D3, Chrom, Carnitin, Grünteeextrakt, Hydroxicitrat, OPC und Ballaststoffen (für 30 Tage 49 €).

All-you-can-eat-Schokolade: Kleine vegane Schokomanufaktur für zu Hause. Mit Agavensirup statt Zucker, Kakaoanteil über 75 Prozent. Das Starterset enthält Formen, Schüsseln, Stövchen und alle Zutaten, um Raw-Schoki selbst zu kreieren (für 79 €). Wer nur die Zutaten braucht, bestellt das Nachfüllset (36 €).

Raw-Geräte: Wir haben die wunderbaren trendigen Dörr-Öfchen – auch in verschiedenen Größen. Wählen Sie aus Excalibur, Sedona und Dörrex (ab 146 €).

Kristall-Base Bittertrunk: Uralte kaukasische Kräuterrezeptur und neueste Erkenntnisse fließen zusammen zu einem einzigartigen Blüten- und Bitterkräutertrunk, einer Basenmineralmischung die auch entsäuert. (19 €)

Power-Mixer: Der Alleskönner ist in der glyx-Küche unverzichtbar! Für Nussmus, Pesto, Smoothies, Säfte, Eis, kalte Suppen und gefrorene Drinks. Die Geschwindigkeit der Messer lässt sich stufenlos von 18 km/h bis 398 km/h einstellen (ab 399 €).

Maxxl: Der Design-Vakuumisolierbehälter mit drei Abteilungen – zum Mitnehmen der simple-glyx-Gerichte auf die Reise, ins Büro (19,90 €).

Auch im Sortiment: Analysewaage, Spirali, Basenbad, glyx-Mühle, Getreide-Flocker, Schrittzähler, Pulsuhr, Flexi-Bar, Schwungmasse-Hanteln, Bücher, E-Books ...

Impressum

© 2015 GRÄFE UND UNZER VERLAG GmbH, München

Projektleitung: Ann-Kathrin Kunz

Lektorat: Barbara Kohl

Rezeptlektorat: Rita Steininger

Bildredaktion: Julia Fell, Nadia Gasmi

Umschlaggestaltung und Layout: independent Medien-Design, Horst Moser, München

Herstellung: Susanne Mühldorfer

Satz: Longo AG, Bozen

Reproduktion: Longo AG, Bozen

Druck und Bindung: Firmengruppe Appl, Wemding

Printed in Germany

ISBN 978-3-8338-4413-3

1. Auflage 2015

Die GU-Homepage finden Sie unter www.gu.de

Bildnachweis

Corbis: S. 8, 28-29; F1Online: S. 30; Food Centrale: S. 76; Fotolia: S. 37, 59, 70; Getty Images: S. 6-7, 13, 18 re., 40, 88, 100; iStockphoto: S. 15, 27, 87; Jalag Syndication: S. 95; Johannes Rodach: S. 121; Kramp & Gölling: S. 11 o., 11 u.; Marcel Weber: S. 5, hintere Außenklappe; Masterfile: S. 78; Mauritius Images: S. 44, 105 u., 108; Mona Binner: S. 2-3; Offset: S. 92; Plainpicture: S. 17, 50, 75, 83, 102, 106-107; Privat: S. 18 li., 19 li., 19 re., 65, 85, 97; Shutterstock: S. 11 Mit-te, U4 Mitte; Stocksy: S. 23, 25, 64, 91, 105 o., 114.

Rezeptfotos: Mona Binner

Illustrationen: Katharina Rocksien

Syndication: www.jalag-syndication.de

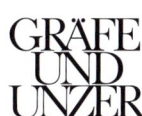

Ein Unternehmen der
GANSKE VERLAGSGRUPPE

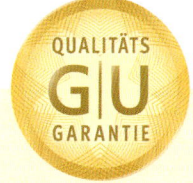

Wichtiger Hinweis

Die Gedanken, Methoden und Anregungen in diesem Buch stellen die Meinung bzw. Erfahrung der Verfas-ser dar. Sie wurden von den Autoren nach bestem Wissen erstellt und mit größtmöglicher Sorgfalt ge-prüft. Sie bieten jedoch keinen Ersatz für persönli-chen kompetenten medizinischen Rat. Jede Leserin, jeder Leser ist für das eigene Tun und Lassen auch weiterhin selbst verantwortlich. Weder Autoren noch Verlag können für eventuelle Nachteile oder Schä-den, die aus den im Buch gegebenen praktischen Hinweisen resultieren, eine Haftung übernehmen.

Umwelthinweis

Dieses Buch wurde auf PEFC-zertifiziertem Papier aus nachhaltiger Waldwirtschaft gedruckt.

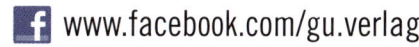

www.facebook.com/gu.verlag

Kleine glyx -Tabelle

Süße & saure Früchte	Eiweiß	Fit-Fett	Ballast-stoffe	GLYX-Carbs
Ananas, frisch (125 g)	1	0	2	15
1 kleiner Apfel (100 g)	0	0	2	10
5 Apfelringe, getrocknet (25 g)	0	0	3	15
2 Aprikosen (50 g)	0	0	1	4
1 Avocado (200 g)	4	47	13	1
1 kleine Banane, etwas grün (100 g)	1	0	2	20
1 kleine Schale Beeren (125 g)	1	1	5	10
1 kleine Birne (100 g)	1	0	3	10
3 Datteln, getrocknet (25 g)	1	0	2	15
1 Kiwi (100 g)	1	1	4	10
1 Pfirsich (125 g)	1	0	2	10
3 Pflaumen (100 g)	1	0	2	10
2 TL Rosinen (15 g)	0	0	1	10
Wassermelone (125 g)	1	0	0	10
Weintrauben (125 g)	1	0	2	20
Zitrusfrüchte (125 g)	1	0	1	10

Gemüse & Hülsenfrüchte	Eiweiß	Fit-Fett	Ballast-stoffe	GLYX-Carbs
Artischocke (150 g)	4	0	16	4
Aubergine (150 g)	2	0	4	4
Gemischte Blattsalate (150 g)	2	0	3	2
Bohnen, weiß (125 g)	11	1	9	20
Bohnen, grün, gegart (125 g)	3	0	4	4
Gemüsemischung (TK) (200 g)	6	1	**	10
Kichererbsen (Dose, 125 g)	9	3	6	20
Kohlgemüse (150 g)	3	0	5	5
Kürbis (200 g)	3	0	2	10
1 Stange Lauch (150 g)	3	1	3	5
Linsen (Dose, 125 g)	7	0	3	15
1 EL Mais (Dose, 15 g)	1	0	1	3

	Eiweiß	Fit-Fett	Ballast-stoffe	GLYX-Carbs
2 Möhren, gegart (150 g)	1	0	4	10
2 Möhren, roh (150 g)	1	0	4	10
Paprika, rot (150 g)	2	1	5	10
4 Pastinaken (200 g)	3	1	8	5
Pilze, frisch (250 g/200 g)*	4	1	10	2
Rote Bete (150 g)	2	0	4	10
Saubohnen, getrocknet (40 g)	9	1	4	15
Sauerkraut (150 g)	2	0	3	4
1 Pfund Spargel, geputzt (350 g)	7	1	5	5
Spinat, Mangold (150 g)	4	0	4	1
Süßkartoffel (150 g)	2	1	5	35
2 Tomaten (150 g)	1	0	1	4
Topinambur (100 g)	2	0	12	4
Zucchini (150 g)	2	1	2	3
Zwiebel (50 g)	1	0	1	2

Eier, Milch- & Sojaprodukte	Eiweiß	Fit-Fett	Ballast-stoffe	GLYX-Carbs
1 Ei, gekocht (60 g)	8	7	0	0
1 kleines Stück Feta (45 %, 30 g)	5	6	0	0
1 EL Frischkäse (15 g)	2	1	0	1
1 kleines Stück Halloumi (30 g)	8	8	0	0
1 EL Parmesan, Pecorino (52 %)	4	3	0	0
1/2 Kugel Mozzarella (60 g)	11	9	0	0
1 Ecke Weichkäse (70 %, 30 g)	4	12	0	0
1 EL Butter (15 g)	0	13	0	0
1 Glas Buttermilch (0,2 l)	7	1	0	10
1 Becher Joghurt (3,5 %, 150 g)	5	6	0	5
1 Becher Joghurt (3,5 %) mit Frucht-zubereitung (150 g)	4	5	1	20
1 Glas frische Milch (3,5 %, 0,2 l)	7	7	0	10
1 EL Sahne (30 %, 15 g)	1	5	0	1